协和
重症护士
值班手册

主 编 夏 莹 马芳芳 蔡 晶

中国协和医科大学出版社
北 京

图书在版编目（CIP）数据

协和重症护士值班手册 / 夏莹，马芳芳，蔡晶主编. 北京：中国协和医科大学出版社，2025. 7.
ISBN 978-7-5679-2705-6

Ⅰ. R459.7-62

中国国家版本馆CIP数据核字第20256SM836号

主　　编　夏　莹　马芳芳　蔡　晶
责任编辑　李元君　杨雪娇
封面设计　邱晓俐
责任校对　张　麓
责任印制　黄艳霞
出版发行　**中国协和医科大学出版社**
（北京市东城区东单三条9号　邮编100730　电话010-65260431）
网　　址　www.pumcp.com
印　　刷　三河市龙大印装有限公司
开　　本　787mm×1092mm　1/32
印　　张　12.875
字　　数　320千字
版　　次　2025年7月第1版
印　　次　2025年7月第1次印刷
定　　价　79.00元

编者名单

主　　编　夏　莹　马芳芳　蔡　晶

副 主 编　余昆容　李尊柱　罗红波　鲁梅珊

编　　者　（按姓氏笔画排序）

马　俊　马　慧　马芳芳　王　颖

王燕燕　刘艳妍　刘慧影　祁继伟

孙艳艳　李尊柱　杨　慧　余昆容

张　岭　张　霞　张馨月　罗红波

胡明宇　夏　莹　曹　萌　续嘉牛

韩明宇　鲁梅珊　谢铃莉　蔡　晶

审　　校　刘淑芬　江　伟　杜　微　李　妍

张　笑　陈　焕　范俊平　柴文昭

赖晋智

前　言

在重症医学领域，每一秒的精准判断、每一次的规范操作，都关乎生命的延续与尊严的守护。作为重症护理工作者，我们既是技术的执行者，也是患者与家属的精神支柱，承载着挽救生命、减轻痛苦、提升照护质量的专业使命。我们精心编纂了这本《协和重症护士值班手册》，它不仅是知识的宝库，更是实践的指南，旨在为临床护理实践提供系统性指引，将科学理念、规范流程与人文关怀深度融合，助力护理团队构建标准化、专业化、人性化的重症照护体系。

本手册立足临床需求，围绕“以患者为中心”的核心原则，系统整合了重症护理的制度规范、技术标准及管理要求。内容涵盖重症患者的基础护理、专科疾病护理、急救流程、仪器操作、感染防控、文书书写等关键环节，同时纳入心理支持、家属沟通、职业防护等现代护理理念，力求实现技术精准与人文温度的双重提升。手册既注重理论依据的严谨性，亦强调实践场景的适配性，通过流程图示、案例解析等形式增强可操作性，为不同层级的护理人员提供可参照的行动框架。

随着医学技术的飞速发展，重症护理的内涵与外延不断拓展。本手册的编写参考了国内外最新循证指南及临床实践经验，结合我国医疗环境特点，力求在规范性与创新性之间取得平衡。我们期待，这本手册能成为重症护理团队日常工作的“工具箱”、疑难处置的“导航仪”、质量提升的“路线图”，助力每一位护理工作者在复杂多变的临床环境中保持专业定力，践行守护生命的誓言。

重症护理之路，虽长且艰，但正是这份艰辛铸就了它的神圣与伟大。让我们携手并进，在这条充满挑战与希望的道路上，不断探索、不断超越，共同书写重症护理事业的新篇章。愿这本《协和重症护士值班手册》成为您职业生涯中最坚实的后盾，陪伴您在救死扶伤的征途上，勇往直前，守护生命，传递温暖。

夏 莹

2025年3月

目　录

第一章
ICU 护士基本技能

第一节 ICU护士的核心能力

随着医疗技术的快速发展和医疗需求的不断增长，尤其是在各种自然灾害及重大公共卫生事件中，重症监护室（ICU）作为医院救治患者的核心场所，其重要性日益凸显。ICU主要收治病情危重、存在生命危险的患者，ICU护士作为团队的重要组成部分，其核心能力的建立与提升与患者的预后、提高患者抢救成活率及提高护理质量密切相关。因此，ICU护士需要具备一系列核心能力，从而保证护士能够在病情危重、病情复杂、突发事件高发的高风险环境中提供高质量护理服务，为急危重患者的结局及康复保驾护航。

一、内涵

1. 专业技能的掌握

丰富的专业知识是ICU护士的基础，护士需要掌握重症患者的生理病理变化、药物治疗、营养支持等方面的知识，以及各类急救技术的应用，如心肺复苏、气管插管护理、吸痰术、动静脉穿刺等。此外，还需要了解各种药物的用法用量、不良反应等知识，在紧急情况下迅速作出反应，为患者提供有效的药物治疗。

2. 病情观察与评估能力的培养

ICU患者的病情往往复杂多变，护士需要密切观察患者的生命体征、意识状态、尿量等指标变化，根据患者的临床表现和监测数据，迅速判断病情的变化趋势及潜在的风险和并发症，为医生提供准确信息。这种敏锐的观察及评估能力需要通过不断的实践和学习来培养。

3. 设备操作能力的提升

ICU内配备了各种先进的医疗设备，如呼吸机、血滤机、心电监护仪、ECMO、IABP等。护士需要熟练掌握这些仪器设备的操作和维护方法，以确保设备的正常运行和患者的安全。

4. 沟通协调能力的提升

ICU护士需要与医生、患者及其家属、其他科室的护士等保持良好的沟通。在紧急情况下，护士需要及时向医生汇报患者病情变化，确保患者得到及时、准确的诊断和治疗。同时，护士还需要与患者及其家属进行有效沟通，解释病情和治疗、护理措施，缓解他们的焦虑情绪。

5. 人文关怀能力的提高

护理学并非纯粹的自然科学，其中也包含了社会及人文科学，护理的本质即为人文关怀，其能力的培养与提升助力了高质量护理发展。ICU护士工作中的人文关怀不仅能促使护士给予患者优质的护理服务，还能提高护士的工作投入程度，改善患者结局，有助于增加患者信任度，促进和谐护患关系的发展，人文关怀意识贯穿ICU护士临床工作中，有助于进一步提升护理质量。

二、相关核心制度

1. 分级护理制度。
2. 交接班制度。
3. 查对制度。
4. 执行医嘱制度。
5. 输血安全制度。
6. 药品管理制度。

第二节　院内常用联系电话

表 1-1　常用联系电话

重要联系人		职能科室	
科主任		医院感染管理处	
护士长		信息中心	
病房值班		医保办	
院总值班		护理部	
内科总值班		医务处	
火警		病案室	
		住院处	
		保卫处	
医技科室及后勤保障		急救相关科室	
药房		急诊CT室	
放射科		急诊B超	
病房B超室		急诊化验室	
总机		麻醉科	
外勤		手术室	
保洁		呼吸中心	
维修处		血库	
租赁中心		急诊药房	

第三节 患者转运与交接

转运是指为了诊疗将患者从医院内的一个部门转运到另一个部门，或院际间的转运。如患者外出检查、科室之间的转科及医院之间的转院。转运后，可涉及各部门间的交接，护士需进行详细的口头、书面、床边交接，保证临床工作的连续性，减少患者转运途中的不安全因素。

危重患者一般指的是那些生命体征不稳定且病情变化快，身体内有两个以上的器官系统功能处于不稳定状态，随时可能会危及到自身生命的患者。这类患者因病情复杂且变化快，为进一步明确诊疗，常面临转运，其中在同一机构科室之间进行转运更为频繁。众所周知，患者病情越重，所涉及的治疗和支持手段越多，转运风险越大。因此，为了提高转运的安全性、减少不良事件的发生，加强对危重患者转运管理，确保危重患者的转运安全，我们应该规范危重患者转运的流程。从转运前的决策和计划、转运过程中的实施和评估及转运后的交接与记录，多环节把控，最终达到患者获益的核心目的。

一、转运前的决策与计划

1. 转运原则

（1）以最大限度挽救患者生命为出发点。

（2）充分评估转运的必要性、转运收益与风险。

（3）患者和/或家属知情同意。

2. 转运决策制定

（1）由转出科室和/或接收科室的专家经过全面评估和

讨论后提出。

（2）根据转运的紧迫性、是否有陪同的医护人员及他们的经验、设备、所需的时间等多方面因素做出是否可以，以及如何转运的决策。

3. 转运前准备与处理

（1）沟通解释

1）与患者家属沟通，取得家属配合。

2）与团队内部沟通，明确职责、相互配合。

3）与接收部门沟通，详细告知患者病情及预计转运时间，做好相应准备工作。

4）必要时与后勤、医务处等其他部门沟通。

（2）患者准备

1）出发前按照转运分级标准（表1-2）再次评估病情（主要包括生命体征、意识状态、呼吸及循环情况等）。

2）检查各种管路及引流固定妥当，确保通畅，尽量在患者病情稳定的情况下转运。

3）保持气道通畅。

4）烦躁患者适当约束。

5）心理护理。对清醒患者做好解释工作，缓解其焦虑、紧张情绪。

6）特殊患者准备。①机械通气的患者出发前应标定气管插管深度并妥善固定，给予适当镇痛、镇静。②换用转运呼吸机，应先观察患者是否能耐受并维持稳定 $PaO_2 \geqslant 60mmHg$、$SaO_2 \geqslant 90\%$。③对大出血患者转运前应保持两条通畅的静脉通路。④低血容量患者，转运前必须控制导致低血容量的病因，进行有效的液体复苏，必要时使用血管活性药物维持患者循环功能稳定。待血流动力学基本稳定后方可转运，即收缩压（SBP）≥90mmHg、平均动脉压（MAP）≥65mmHg。⑤转运前对原发疾病需有针对性地进行处理：肠梗阻——转运前需要放置胃管；长骨骨折——应行夹板固定；创伤患者——使用颈托等保持脊柱稳定；高热惊厥、癫痫——转运前必须控制其发作并预防复发；有胸腔引流指征——在转运前应完成胸腔闭式引流，在转运全程中引流瓶（袋）必须保持在患者身体平面下方。

表1-2 转运分级标准

评估项目	转运分级		
	Ⅰ级	Ⅱ级	Ⅲ级
生命体征情况	在生命支持条件下，生命体征不平稳	在生命支持条件下，生命体征相对稳定	无需生命支持条件下，生命体征尚平稳
意识状态（GCS评分）	昏迷，GCS评分<9分	轻度昏迷，GCS评分9～12分	GCS评分>12分
呼吸支持情况	人工气道，呼吸支持条件高，PEEP≥8cmH_2O，FiO_2≥60%	人工气道，呼吸支持条件不高，PEEP<8cmH_2O，FiO_2<60%	无人工气道，可自主咳嗽
循环支持情况	泵入2种及以上血管活性药物	泵入1种及以上血管活性药物	无需血管活性药物
临床主要问题	急性心肌梗死、严重心律失常、严重呼吸困难、反复抽搐、致命创伤、夹层、主动脉瘤等	ECG怀疑心肌梗死、非COPD患者SaO_2<90%，外科急腹症、剧烈头痛、严重骨折、持续高热等	慢性病
转运时间	≥20min	≥10min且<20min	<10min

注：前5项为主要评估项目，依据5项中的最高级别进行分级；转运时间为次要指标，可依据实际情况进行相应调整；1cmH_2O＝0.098kPa。

（3）人员准备：一般由至少两名有丰富重症患者救护、

转运经验的专业人员进行护送。按照转运分级人员配备标准要求选定相应的医护人员，然后做好转运人员分工，明确职责。

（4）物品准备与调试：重症患者转运的物品准备必须做到少而精（图1-1）。①所有转运设备都必须能够通过转运途中的电梯、门廊等通道。②转运人员须确保所有转运设备正

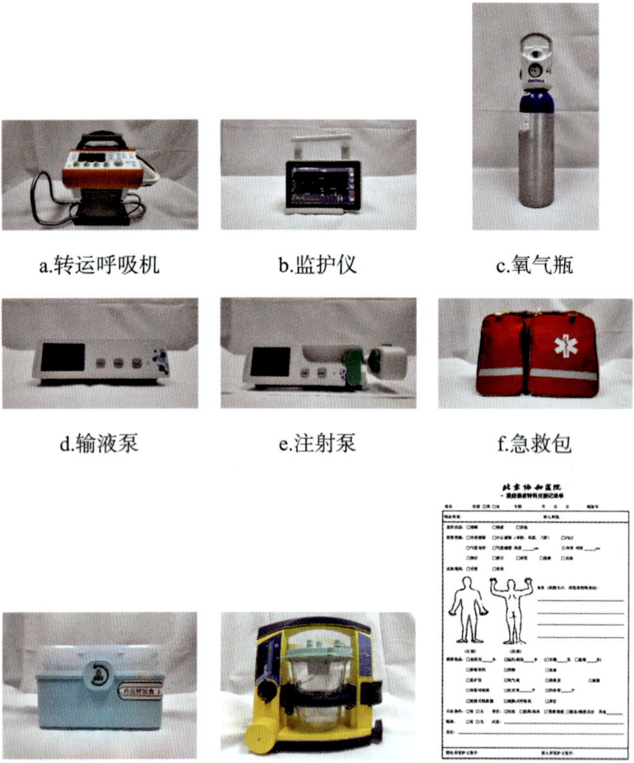

a.转运呼吸机　b.监护仪　c.氧气瓶

d.输液泵　e.注射泵　f.急救包

g.转运药品盒　h.负压吸引装置　i.转运交接单

图1-1　转运准备用物

常运转并满足转运要求。③所有电子设备都应能电池驱动并保证充足的电量。④要使用符合要求的重症转运床（能够携带监护仪、呼吸机、输液泵、储氧瓶、负压吸引设备、药品等）。⑤院内转运患者转运时必须配备便携式监测仪（如果条件允许，配备的监护仪应该具有储存功能，以便回顾转运过程中患者的资料）。⑥输注血管活性药物应配备注射泵。⑦院内转运需配备简易呼吸器、负压吸引装置、充足的氧气。⑧接受呼吸支持的患者应配备便携式呼吸机。⑨转运途中常规配备型号相符的简易呼吸器。

出发前务必再次评估患者A-B-C-D-E，包括气道（Airway）、呼吸（Breath）、循环（Circulation）、药物（Drugs）及设备（Equipment）。

二、转运的实施（表1-3）

1. 搬运

（1）转运团队的负责人负责患者搬运全过程的掌控。

（2）负责人应当对患者搬运的准备工作及时给予明确的指示：建议要求所有人员等待口令，数1、2、3。

（3）指定专门人员（通常为转运团队负责人）负责控制患者头部、气道及各种管路等。

（4）各种管路和血管通路分配专人负责。

2. 密切观察患者病情变化，观察生命体征，重视患者主诉。

3. 保持患者呼吸道通畅。

4. 保持各种管路通畅，妥善固定，防止感染。

5. 做好保暖及安全防护。

6. 加强清醒患者的心理护理工作，改善其焦虑、紧张情绪。

表1-3 转运过程中各管路的状态及应急处理

管路类型	转运前	转运中	转运后	发生滑脱的处理
胃管和胃造瘘	除特殊患者需持续胃肠减压外，用温水20ml冲管后夹闭	夹闭	根据医嘱夹闭或开放	确保患者无误吸
气管插管和气切	妥善固定，连接便捷式呼吸机	保持管路通畅、在位	接病房呼吸机	开放气道，简易呼吸器给氧，必要时重新置管
深静脉置管	除必须携带通路外，其他管腔予封管夹闭	保持管路通畅、在位	连接输液及泵入药	立即压迫穿刺点，防止空气栓塞或污染穿刺点，必要时建立外周静脉
动脉管路	妥善固定，压力换能器平心脏水平，连接转运监护仪，归零，调整波形	保持通畅	连接病房监护仪	立即压迫穿刺点，止血，防止污染穿刺点
伤口引流管	搬运时夹闭，以防反流	打开，保持通畅	搬运时夹闭，完毕后打开，保持通畅	立即以纱布覆盖伤口
胸腔闭式引流管	搬运时两个卵圆钳反向夹闭	打开，保持通畅	搬运时两个卵圆钳反向夹闭，搬运好后打开	立即封堵伤口，防止气体进入胸腔产生气胸
导尿管	清空尿袋，搬动时夹闭	开放	搬运时夹闭，完毕后打开，保持通畅	检查有无尿道损伤

三、转运患者的交接规范

1. 正确识别患者身份，保证患者身份准确无误，确认患者方法如下。

（1）意识清楚患者：由患者自行叙述其年龄、姓名，并确认其叙述与腕带记录符合。

（2）新生儿/儿童/虚弱/危重病/智力不足/意识不清等无法应答的患者，由家属/陪伴者叙述其年龄、姓名，并确认其叙述与腕带记录符合。

2. 给身份不明的患者戴上腕带并注明：姓名（无名＋日期）、性别（男/女）、年龄（不详）、门诊号等。

3. 注意患者转运过程中的安全。

（1）烦躁不安的患者会影响转运的安全，应通知医生根据病情用约束具约束等处理。

（2）平车转运时必须拉上两侧护栏，途中注意观察病情变化，注意安全。

4. 交接内容包括：患者病史、重要体征、实验室检查、简单治疗经过，以及转运中有意义的临床事件。

（1）床头交接内容：①神志、生命体征；②体位、伤口敷料、各种管道（包括引流管、胃管、尿管、气管切开等）的护理情况；③各种监护治疗设备（如监护仪、输液泵等）的数据指标和仪器使用情况；④输液肢体、穿刺部位、静脉通道、持续静脉滴注液体及治疗药物；⑤口腔、皮肤及易受压部位；⑥饮食、服药、睡眠及二便；⑦护理记录单的填写；⑧需要交接的其他情况。

（2）床头交接顺序：以患者主诉或疾病需要为重点，一般“自上而下”进行，按照头部→颈部→胸部→腹部→会阴部→下肢→骶尾部顺序进行。重症患者体检整个交接过程由接班护士实施，交班护士协助，避免所有护士一起交接，造成交班混乱及给患者带来不适。接班时发现的问题由交班护士负责，接班后因交接不清发生的差错事故或物品遗失等问题由接班护士负责。接班无误后在转运记录单上签字确认，转运记录单由转出科室存档备案二年。

第二章

病情监测

第一节 血流动力学监测

血流动力学监测（hemodynamics monitoring）是指依据物理学的定律，结合生理和病理生理学概念，对循环系统中血液运动的规律进行定量、动态、连续地测量和分析，并将这些数据反馈用于对病情发展的了解和对临床治疗的指导。血流动力学监测是反映心脏、血管、容量、组织的氧供、氧耗等方面功能的指标，为临床监测与临床治疗提供数字化的依据。

一般可将血流动力学监测分为无创伤性和有创伤性两大类。无创伤性血流动力学监测（noninvasive hemodynamic monitoring）是指应用对机体没有机械损害的方法而获得各种心血管功能的参数，使用安全方便，患者易于接受；有创伤性血流动力学监测（invasive hemodynamic monitoring）是指经体表插入各种导管或探头到心腔或血管腔内，而直接测定心血管功能参数的监测方法，该方法能够获得较为全面的血流动力学参数，有利于深入和全面地了解病情，尤其适用于重症患者的诊治，根据患者的病情与治疗的需要考虑具体实施的监测方法。

一、有创动脉血压监测

（一）有创动脉血压监测的概念

有创动脉血压（arterial blood pressure，ABP）监测是经体表插入各种导管至动脉血管腔内，通过测压管连接换能器，利用监护仪进行直接测压的监测方法。与临床常见的无创血压监测相比，有创血压可以提供连续、可靠、准确的动脉收缩压、舒张压及平均动脉压的监测数据，同时能绘制动脉压力曲线，可随时发现动脉压力变化，还可取动脉血做动脉血气分析，是危重患者监测的重要方法。桡动脉、尺动脉、肱动脉、股动脉、足背动脉等为常见的动脉置管穿刺部位。目前证据总结推荐桡动脉是导管插入的首选部位。

（二）有创动脉血压监测的应用

1. 连续监测动脉血压

有创动脉血压监测多用于重大手术中、严重合并症、预计血管穿刺困难时，或病情危重、需要调整血管活性药物剂量时。

2. 识别异常动脉血压波形

动脉血压波形的形成机制是收缩期左心室向主动脉射血，然后舒张期血液分流到外周动脉，可根据动脉波形变化来判断、分析心肌的收缩能力。

3. 评估动脉血压波形随呼吸时相的变异度，预测容量反应性

可以目测或手动计算收缩压变异度或脉压变异度。

4. 频繁采血

可以避免反复采集动脉血气标本，以减少患者痛苦。

（三）有创动脉血压监测的适应证与禁忌证

1. 适应证

（1）接受复杂、重大手术，如体外循环下心脏直视手术或肝移植手术，需持续监测血压变化者。

（2）血流动力学不稳定的患者，如严重创伤、多脏器功能衰竭和各类休克患者。

（3）术中需进行血液稀释、控制性降压的患者。

（4）无法测量无创血压者。

（5）需指导心血管活性药物使用及持续血药浓度监测的患者。

（6）需反复抽取动脉血行血气分析等检查的患者。

（7）在采血困难时，需用此法获取大量血标本者。

（8）需通过动脉压力波形获得诊断信息的患者。

（9）需根据收缩压变异度评价容量治疗反应的患者。

2. 禁忌证

（1）改良Allen试验阴性者。

（2）穿刺部位或附近存在感染、外伤者。

（3）凝血功能障碍或机体高凝状态者。

（4）有出血倾向或抗凝治疗期间者。

（5）合并血管疾病如脉管炎等的患者。

（6）手术操作涉及同一范围部位的患者。

（四）有创动脉穿刺前评估（以桡动脉为例）

1. 定位

腕部桡动脉在桡侧屈腕肌腱和桡骨下端之间纵沟内，桡骨茎突上下均可摸到搏动。

2. 改良Allen试验（图2-1）

患者先将手举高，同时握紧拳头。检查者用两根拇指对其桡动脉和尺动脉同时用力按压。这可使血液从手部排走。然后患者将手放低，松开拳头（手掌会呈白色）。应避免手掌过伸或手指张开，因为这可能导致假阴性结果。释放尺动脉的压力而维持桡动脉闭塞。手掌通常应在6s内恢复粉色，这提示尺动脉畅通且掌浅弓完好。虽然手掌恢复循环的时间差别很大，但是如果手部颜色需10s或以上才恢复，则通常考虑该检测结果为异常。

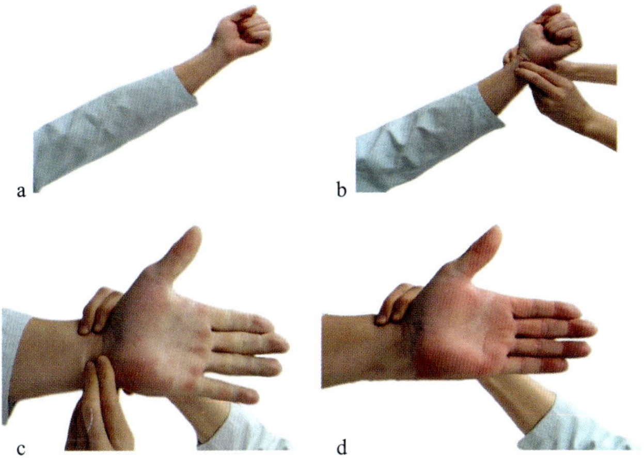

图2-1 改良Allen试验

注：a.抬高被检查的手紧握拳头；b.同时压迫桡动脉和尺动脉阻断血液；c.将手放低张开手掌，正常时手掌仍发白；d.继续压迫桡动脉的同时松开尺动脉，正常时手掌应迅速充血变红。

3. Allen试验（图2-2）

Allen试验（改良Allen试验是从其发展而来）的操作相同，除了这些步骤需实施2次：一次解除对尺动脉的压力而维持对桡动脉的闭塞，另一次解除对桡动脉的压力而维持对尺动脉的闭塞。

4. 指脉氧监测下的Allen试验（图2-3）

患者双手自然平伸，将指脉氧探头固定于受试侧拇指前端。待其显示波形稳定后，术者于腕横纹上2cm处同时压闭一侧桡、尺动脉，观察并记录从解除该侧尺动脉压迫到指脉氧波形恢复的时间，若10s内指脉氧波形恢复，则记为Allen试验阳性；若恢复时间大于10s，则记为Allen试验阴性。

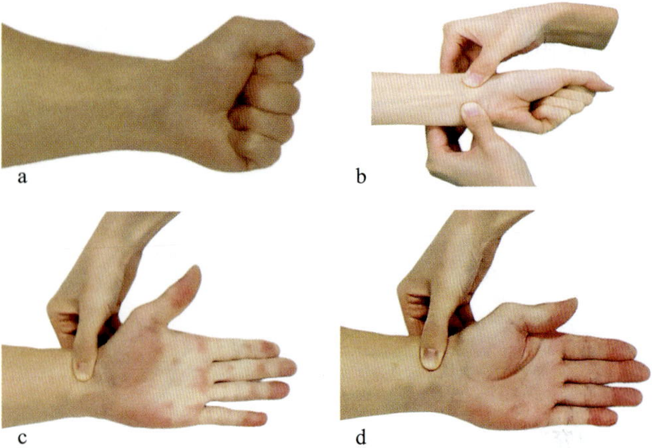

图2-2　Allen试验

注：a.被检查的手紧握拳头；b.同时按住桡动脉和尺动脉阻断血液；c.继续压迫桡动脉的同时松开尺动脉；d.正常时发白的手掌应迅速充血变红。

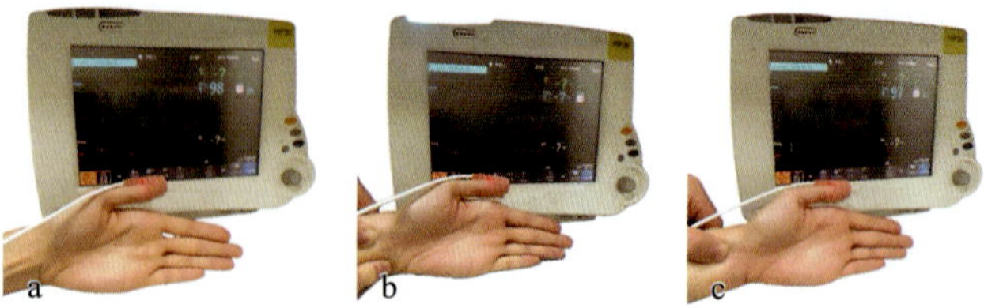

图2-3　指脉氧监测下的Allen试验

注：a.平举被检查侧手，拇指前端连接氧饱和度指套，记录基础氧饱和度数值和波形；b.同时压迫尺动脉和桡动脉，使屏幕显示氧饱和度波形为直线，数值测不出后，再观察5s；c.松开尺动脉，分别记录氧饱和度波形和数值恢复基础值的时间，大于10s提示血管可能存在问题。

（五）有创动脉血压监测的操作流程（以桡动脉为例）

1. 准备工作

（1）动、静脉留置针，成人选用18～20G（小儿22G，婴儿24G）。选择动脉穿刺导管，置管成功率较高。

（2）固定前臂用的托手架及垫高腕部用的专用纱布卷等。

（3）皮肤消毒剂、无菌洞巾。

（4）无菌肝素冲洗液（含1～2U/ml肝素）。警惕血小板减少症。若有肝素诱导血小板减少症病史的患者选择生理盐水冲洗液。

（5）测压装置及测量工具，包括三通开关、压力换能器和监测仪等。

2. 具体操作

患者常采用仰卧位，左上肢外展于托手架上，穿刺者位于穿刺侧，患者手臂平伸外展20°～30°，手掌朝上，手指指向穿刺者，将纱布卷放置患者腕部下方，使腕关节抬高5～8cm，并且保持腕关节处于轻度过伸状态。穿刺时将穿刺者左手的示指、中指、环指自穿刺部位由远心端至近心端依次轻放于患者桡动脉搏动最强处，指示患者桡动脉的走行方向，示指所指部位即为穿刺的“靶点”。穿刺点一般选择在桡骨茎突近端0.5cm即第二腕横纹处。三指所指线路即为进针方向。动脉穿刺点再次消毒后用敷料妥善固定动脉留置针，防止脱出。压力传感器与压力导线连接后调整心电监护仪通道、标名与标尺。将压力传感器置于患者第4肋间腋中线水平，将压力传感器与大气压相通，归零后关闭大气压端。正确读取有创动脉血压数值。

（1）直接穿刺法：确定动脉的搏动部位和走行，选好进针点，用20G留置针进行桡动脉穿刺。针尖指向与血流方向相反，针体与皮肤夹角依据患者胖瘦程度而异，一般为30°～45°，缓慢进针，当发现针芯有回血时，压低穿刺针并再向前推进2～3mm，针芯仍有回血，略退针芯，仍见持续回血，可向前推送外套管，随后撤出针芯，此时套管尾部应向外搏动性喷血，说明穿刺置管成功。

（2）穿透法：进针点、进针方向和角度同上。当见有回血时再向前推进1～2mm（撤出针芯无回血即可），然后撤出针芯，将套管缓慢后退，当出现喷血时停止退针，并立即将套管向前推进，送入时无阻力感且持续喷血，说明穿刺成功。

（3）B超引导下桡动脉穿刺置管术：床旁超声技术的诊断及操作准确度较高，能减轻患者焦虑及不适，减少操作相关并发症。与盲法下穿刺置管相比，超声引导下桡动脉穿刺置管穿刺尝试次数少，节省时间且成功率更高。为便于评估血管，超声探头的频率范围保持在5～13MHz。

1）消毒超声探头：一人用蘸有消毒剂的无菌纱布擦拭超声探头，另一人在不污染无菌手套的情况下，用内侧底部涂有无菌凝胶的透明袋接过并包裹探头。将包裹探头的透明袋中空气挤出，以免影响成像。

2）穿刺部位的选择：①保证探头在5～13MHz的频率下开始评估血管。确保探头左侧所处部位的显影在屏幕左侧。自腕部起，对前臂侧面进行横向扫描，在桡骨茎及桡侧腕屈肌之间确定桡动脉及伴随静脉。必要时应用光压鉴别动脉及静脉（静脉是塌陷的，而动脉是充盈的）。②确定桡动脉后，进一步调整探头，使血管与周围组织对比更分明。调整探头深度，使桡动脉成像处于屏幕中央位置，使血管清晰可见。从腕部扫描至肘窝，注意观察是否存在动脉迂曲及钙化。穿刺部位选在血管直径最大及钙化程度最低部位。优先选择近腕部、远肘部的位置穿刺。

3）横断面定位下置管：①确定穿刺点后，移动探头位置使桡动脉成像处于屏幕中央位置。对穿刺部位皮肤进行局部麻醉后，以45°～60°插入留置针。轻微挑动留置针，并调整探头保证针头在屏幕上清晰显影。②针尖向动脉推进过程中，注意倾斜探头，保证针尖一直可见。每隔一定时间确定针尖位置，保证其一直位于动脉血管上方。留置针插入血管腔后，检查其反应，或有无血液回流，确定针尖位置正确。调整留置针至水平，以再次确定针尖位于血管内。保持留置针内细针位置不变，将套管继续向前推进，随后撤出留置针内细针，并将压力传感器与留置针套管连接。

4）纵向定位下置管：①纵向定位的情况下也可进行置管。超声探头纵向确定血管位置。桡动脉成像处于屏幕中央位置后，旋转探头90°。在屏幕中央可见动脉，并确定长轴及血管最大直径处。②以15°～30°进针，使针尖与血管长轴保持平行向前推进。如果屏幕上不见针头显影，其可能是在血管壁或血管外，回撤留置针，但不完全撤出，只调整角度使针尖显影可见于屏幕。再次向前推进针尖，直至其进入管腔，并见回血。保持留置针内细针位置不变，将套管继续向前推进，其后撤出留置针内细针，并将压力传感器与留置针套管连接。

3. 注意事项

（1）穿刺前应评估近端动脉搏动以证实没有血栓形成。

（2）确定穿刺部位是操作成功的关键，末梢循环不良时，应更换穿刺部位。

（3）注意无菌操作，管理好动脉通道，尽量减轻动脉损伤，经常用无菌生理盐水冲洗动脉（或用无菌生理盐水加压至300mmHg持续冲洗），发现凝血块应抽出，不可注入。

（4）测量取血时应避免空气进入连接管路和血样；若有少许空气进入，要立即排尽。

（5）注意观察，及时发现血管痉挛、血栓、巨大血肿等并发症，一旦发现血栓形成和远端肢体缺血时，必须立即拔除测压导管，必要时可手术探查取出凝血块，挽救肢体。

（六）有创动脉血压监测的波形

1. 有创动脉血压波形的意义（图2-4）

（1）升支：表示心室快速射血进入主动脉，至顶峰为收缩压。

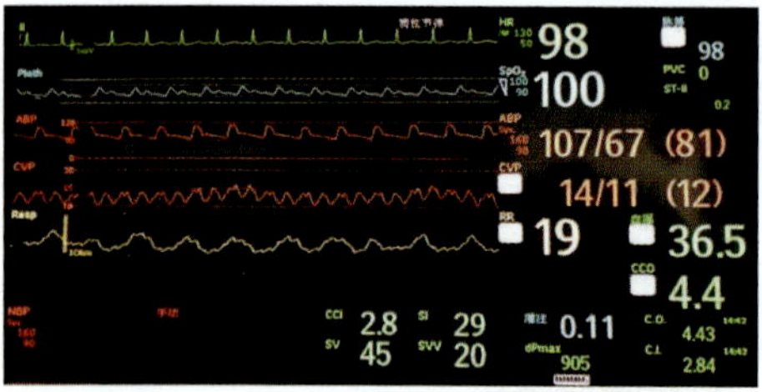

图2-4　监护仪中的有创动脉血压波形

（2）降支与重搏波：表示血液经大动脉流向外周，当心室内压力低于主动脉时，主动脉瓣关闭与大动脉弹性回缩同时形成重搏波，然后动脉内压力继续下降至最低点，为舒张压。

2. 异常波形

（1）圆钝波：波幅中等度降低，上升和下降缓慢，顶峰圆钝，重搏迹不明显；见于心肌收缩力降低、血容量不足、套管针堵塞等（图2-5）。

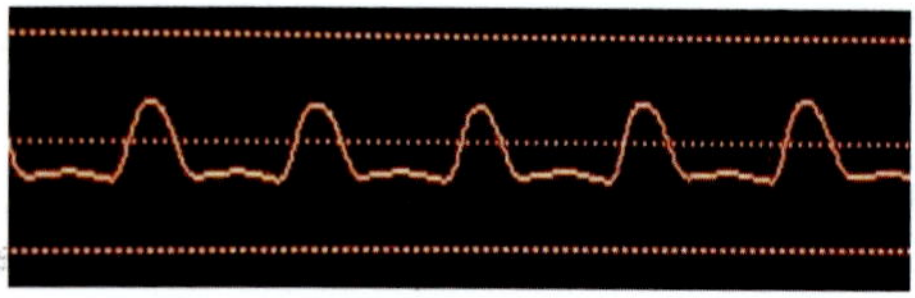

图2-5　圆钝波

（2）低平波：波幅低平，上升和下降支缓慢严重低压；见于低血压休克和低心排综合征（图2-6）。

（3）高尖波：波幅高耸，上升支陡，重搏切迹不明显，舒张压低，脉压宽；见于高血压、主动脉瓣关闭不全、贫血、甲亢等（图2-7）。

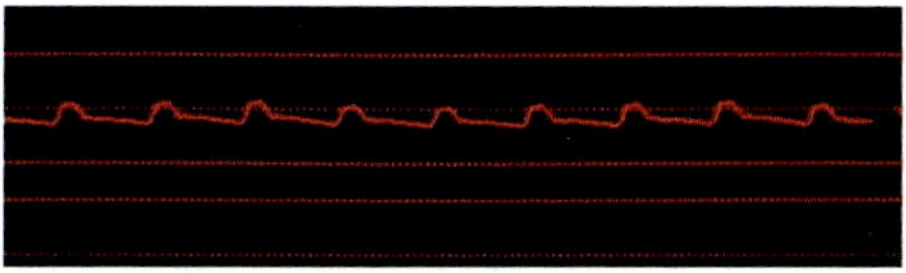

图2-6 低平波

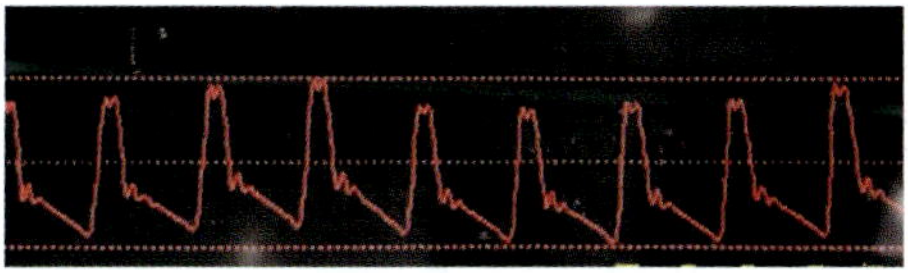

图2-7 高尖波

（4）不规则波：波幅高低不等，形态不一，波形间距不等；见于心律失常（图2-8）。

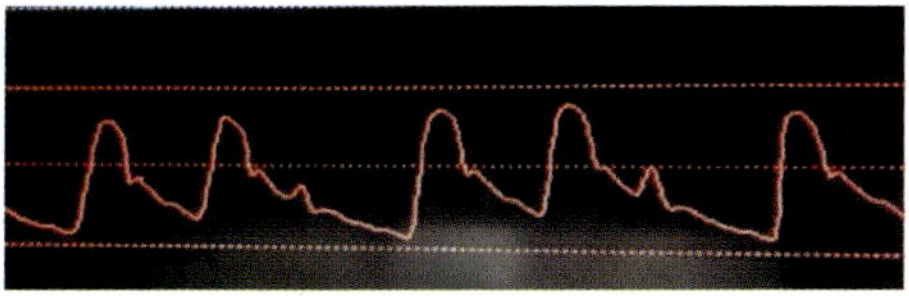

图2-8 不规则波

3. 压力传感器的位置

（1）有创动脉血压监测时，压力传感器应平齐第4肋间腋中线水平，与右心房在同一水平。

（2）当压力传感器低于心脏时，收缩压、舒张压均升高。

（3）当心脏跳动频率一定时，血压的升高与高度差成正比；当压力传感器高于心脏时，收缩压、舒张压均下降。

（七）有创动脉血压监测的操作护理要点

（1）严格遵循无菌操作原则，测压管路系统始终保持无菌状态，穿刺部位干燥、清洁，覆盖无菌透明敷料，有渗血、敷料卷边及时更换。

（2）保持管路通畅，保证测压管的各个接头紧密连接，妥善固定动脉留置针、延长管及测压肢体，防止动脉留置针及测压管脱落。

（3）使用无菌生理盐水连接的测压装置，应用加压输液袋，压力为300mmHg，以3ml/h的速度维持管路通畅，并随时检查加压输液袋的压力；如见回血应及时冲洗管腔并检查各管路接口是否松动脱开，以预防管路堵塞。

（4）持续有创动脉血压监测时要严密观察动脉血压波形变化，如遇波形不准应及时冲洗管腔，调整插管及插管处肢体位置。

（5）用动脉留置针通过压力传感器密闭系统进行采血时，必须严格七步洗手法洗手，无针密闭接头要用力擦拭并待干大于15s，采集血标本后必须反复冲洗保证压力传感器密闭管路中无血渍残留，避免导管堵塞。

（6）动脉管路中严禁气泡，严禁给药。

（7）妥善固定动脉插管，以预防插管脱出。

（8）每48h更换敷料1次，观察穿刺处皮肤情况有无红肿、渗血；更换贴膜时，注意不要将导管带出体外。

（9）换药时用消毒剂擦拭后充分待干（消毒面积大于敷料面积），透明贴膜平铺，穿刺点位于贴膜中心，使贴膜充分粘贴于皮肤上，如有污染、潮湿、贴膜脱落，穿刺点渗血应及时更换。

（10）置管侧肢体监测远端动脉搏动及皮温，当发现有缺血征象如肤色苍白、发凉及有疼痛感等异常变化，应及时拔管。

（11）拔除动脉插管后，局部压迫止血3～5min。有出血倾向的患者适当延长按压时间，如遇出血应继续按压或加压包扎（按压时间重新计算）。

（八）有创动脉血压监测的常见并发症及处理

1. 血栓形成和栓塞

穿刺、监护、拔管后均可发生；需密切注意穿刺点的情况，及时更换渗血敷料，定时检查动脉测压管道的各个接头是否松动，管道内是否有气泡和血液，防止出血和空气栓塞，持续冲洗装置可减少栓塞的机会。一旦发现管道堵塞，及时抽出血栓，严禁推入引起动脉栓塞，若无法抽出，及时拔除导管。

2. 局部出血和血肿形成

穿刺置管成功后拔除穿刺针，局部压迫止血3～5min。

3. 感染

在测压系统抽取动脉血气时要严格消毒，防止污染，并及时冲洗管道。如管道外附有血迹，用无菌纱布消毒剂清理干净；如有污染，须更换整个管道。测压系统应始终保持无菌状态。密切观察局部是否出现红、肿、热、痛等感染征象。一般保留3～4天应拔除测压套管，术后发现局部有炎症表现时，应及时拔除，如有异常及时通知医生。

4. 肢体远端肿胀

导管留置过程时观察肢体远端皮肤颜色、温度及血运情况，并与对侧肢体进行比较，股动脉置管还要观察足背动脉搏动情况，以防发生急性手部或下肢肢体缺血和急性腕管综合征及动静脉瘘。穿刺侧肢体禁止使用袖带监测无创压，防止肢体受压，减少肿胀发生。另外，应随时评估管路留置的必要性，及时拔除。拔除导管时严格消毒穿刺部位，以防局部感染和败血症发生。

二、中心静脉压监测

（一）中心静脉压的概念

中心静脉压（central venous pressure，CVP）是指血液流经右心房及上、下腔静脉胸腔段压力。正常参考值为2～8cmH_2O。

（二）中心静脉压的适应证

中心静脉压监测适用于危重患者以评估血容量、心脏前负荷及右心功能。在左心功能良好的情况下，中心静脉压能提示机体血容量的多少，也可用于危重患者静脉输入营养和提供静脉通路等。故中心静脉压应用于危重患者的抢救，对维护其循环系统的稳定具有重要的临床意义。

（三）中心静脉压的正常波形

正常中心静脉压波形组成（图2-9），5个相位，3个正向波：a、c、v，2个负向波：x、y，c波可能看不见，a波通常是最大的波。

1. a波

心房收缩，位于ECG的P波之后，反映右心房收缩功能。

2. c波

三尖瓣关闭，位于ECG上的R波之后。

3. v波

三尖瓣关闭时心房充盈，相对应于ECG的T波之后。

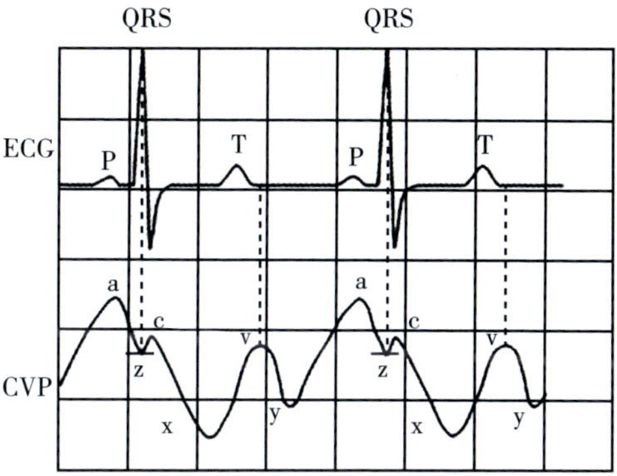

图 2-9　正常中心静脉压波形组成

4. x波

在c波之后，随着右心室的继续收缩，右心房开始舒张，使右心房压快速下降所致，形成心房压力的X谷，又称心房收缩期萎陷。

5. y波

位于v波之后，是由于三尖瓣开放，右心房血快速排空所致，形成心房压力的Y谷，又称心房舒张期萎陷。

（四）中心静脉压的异常波形

1. a波增大

a波增大见于右心力衰竭、三尖瓣狭窄。

2. a波消失

a波消失见于心房颤动、异搏心律、起搏心律。

3. v波增大

v波增大见于三尖瓣反流。

4. x倾斜、y倾斜同时消失

x倾斜、y倾斜同时消失见于心脏压塞。

（五）中心静脉压的测量（图2-10）

（1）将心电图波形、呼吸波形、CVP波形调整至同一界面，调整波形速度相同，通常为25mm/s，结合心电图识别CVP波形。

（2）冻结波形，确定呼气末，移动光标，寻找c波，读取c波起点前，c波无法识别时，a波终点最接近，读数。

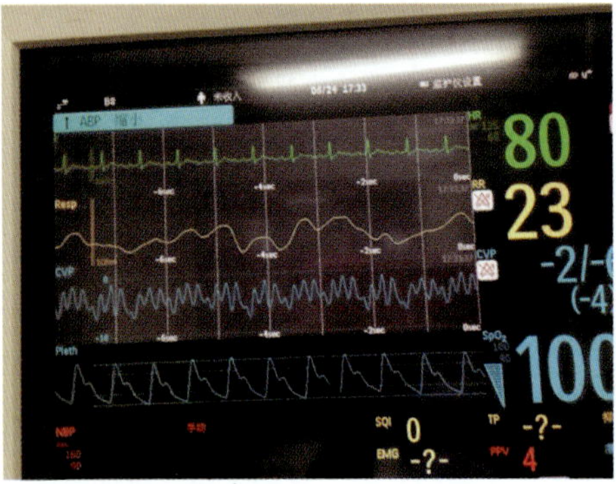

图2-10 监护仪中的CVP读数

（六）中心静脉压测量的护理操作要点

1. 预冲

预冲要求没有气泡，因为气泡可增加气栓的风险，增大系统衰减、降低自然频率、造成伪差。

2. 方波试验（square wave testing）（图2-11）

（1）方波试验衰减适当（图2-12）。

1）快速冲洗产生的方波应迅速恢复基线水平。

2）方波恢复初始波形前应该有1个或2个反跳波。

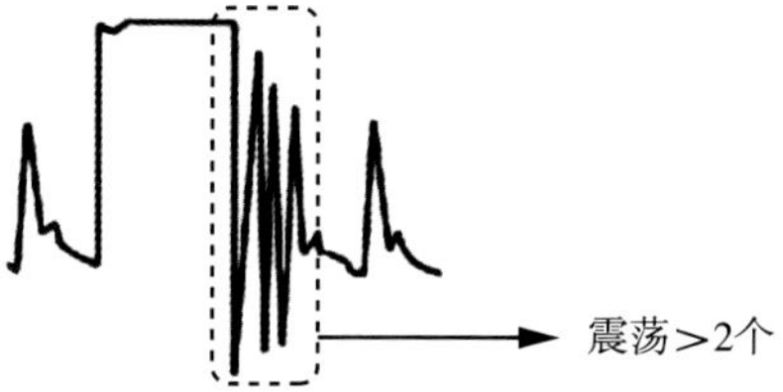

图2-11　方波试验

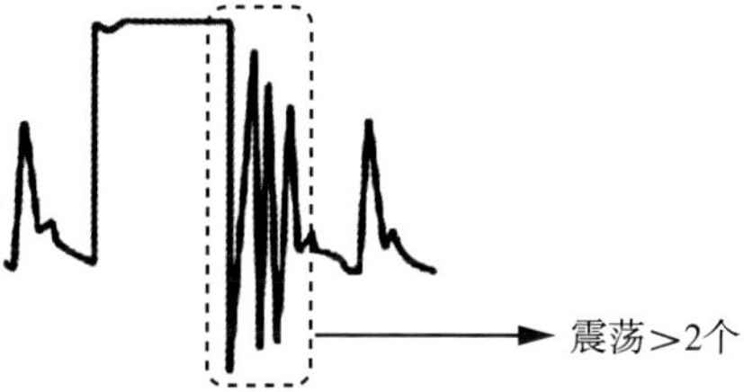

图2-12　衰减适当

3）第二个反跳波应≤第一个反跳波的1/3。

4）若反跳波间距＞2小格，无论波幅如何，系统缺乏正确性。

（2）方波试验衰减不足（图2-13）。

1）反跳波间距＞2小格。

2）第二个反跳波与第一个高度近似。

3）系统衰减不足，压力高估。

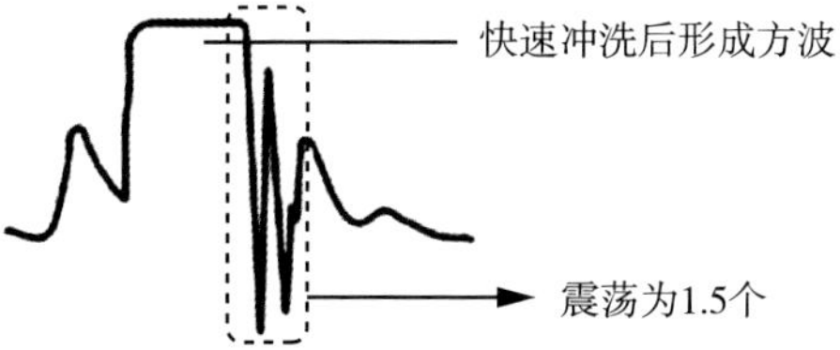

图2-13　衰减不足

4）常见原因：小气泡，管路过长，三通连接过多。

（3）方波试验衰减过度（图2-14）。

1）没有反跳波。

2）逐渐降低到基线水平。

3）系统过度衰减，压力低估。

4）常见原因：密闭性差，血栓，大气泡，管路打折。

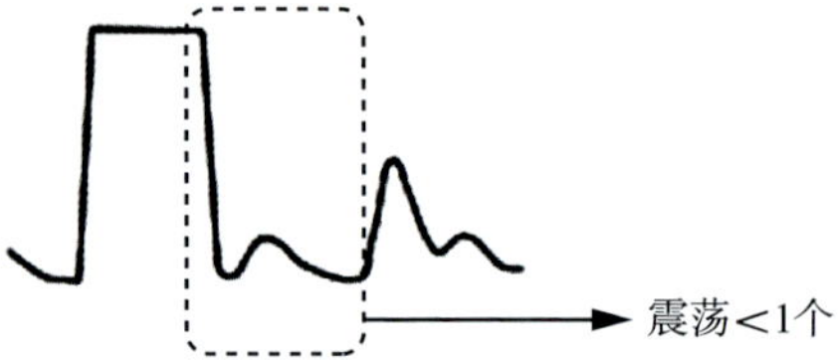

图2-14　衰减过度

3. 参考平面

传感器的首选位置应与右心房的顶部水平，垂直于胸骨角下5cm。平卧位常用位置为第4肋间、腋中线水平。

4. 传感器校零

将大气压作为零点，消除外界大气压和静水压的影响。

（1）识别波形：①确定呼气末；②结合心电图识别CVP波形。

（2）读数：①寻找c波，读取c波起点前；②c波无法识别时，a波终点最接近。

（七）中心静脉压测量的操作流程

1. 用物准备

治疗车、无菌治疗巾、安尔碘、棉签、5ml注射器、肝素盐水、250ml无菌生理盐水、输液卡、加压装置，压力传感器、压力监测模块及导线。

2. 心理护理

清醒患者在操作前需向患者解释监测中心静脉压的必要性、体位及操作过程，以取得患者配合，消除恐惧，并协助患者平卧位。

3. 具体操作

（1）保持病室内清洁，尽量避免人员走动，减少人员数量，双人核对医嘱，将输液卡上写清床号、姓名、日期、时间、用途，粘贴于生理盐水250ml液体上。

（2）备齐用物，戴口罩、帽子，至患者床旁，六步洗手法洗手，深静脉置管外露部分下垫无菌治疗巾，检查中心静脉位置及外露长度，中心静脉封管，双腔是否通畅，有无回血及血栓。

（3）将测压管道系统末端放在无菌治疗巾内，上端与无菌生理盐水及加压装置相连接并加压（压力为300mmHg），排气，挂在输液杆上。

（4）再次洗手，用生理盐水冲洗测压管道系统管腔，取下深静脉主腔端肝素帽并消毒，连接测压管道系统，并保证连接紧密。另一人协助连接压力监测导线。

（5）将压力传感器置于与右心房同一水平处（第4肋腋中线），另一人协助校准压力零点（使测压管道系统与大气相通，三通off指向压力传感器相反方向）后，开始测压，待数值保持稳定即完成测压过程。

（6）测量时应选择患者呼气末读数，因呼气末时呼吸肌松弛且胸腔内压稳定于静息水平，当胸内血管外压力等于零时，CVP（胸腔内的大血管内压力）等于跨膜压，否则影响结果。测量时，注意观察CVP波形有无异常，若有异常，应立即判断管路是否通畅，可先抽管路回血再用肝素盐水进行正压脉冲式冲洗后再次测量，若显示压力波形仍不正常则立即通知医生，给予相应处理。

（7）测量过程中严格无菌操作，并防止空气进入。

（8）测量完毕后及时记录测量结果，测压系统勿脱出治疗巾外，并妥善固定，避免牵拉保证测压管路的安全，再次测量时须重新校对零点。

（9）收拾用物，整理患者床单位，洗手。

（八）并发症

1. 感染

中心静脉置管时应严格消毒皮肤、严格无菌操作。

2. 心律失常

中心静脉导管置入过深，其顶端会进入右心房或右心室，对心肌造成机械性刺激而诱发心律失常。

3. 血管损伤

中心静脉导管的硬度、导管顶端在血管腔内的位置及穿刺部位是影响血管损伤的重要因素。

4. 空气栓塞

导管连接不紧密、排气不充分。

5. 形成血栓

长期置管、高凝状态可致血栓形成。

（九）影响中心静脉压的因素

影响中心静脉压的因素包括：病理因素、神经体液因素、药物因素、其他因素。

（十）注意事项

1. 测量CVP时应严格无菌操作。

2. 测压管的零点必须与右心房在同一水平面，体位变化时应注意调整。

3. 保持静脉导管通畅。

4. 咳嗽、咳痰、呕吐、躁动、抽搐等会影响CVP数值，应安静后10～15min测量。

5. 呼吸对CVP数值会产生影响，为尽量减少呼吸的影响，应在呼气末测定血流动力学压力，因为此时呼气末胸腔内压力最接近于零。

6. CVP数值升高常见于：容量负荷过多、右心室功能衰竭、三尖瓣狭窄及反流、心脏压塞、限制性心包炎、肺动脉高压、慢性左心室功能衰竭。

7. CVP数值降低常见于低血容量。

8. 中心静脉压与血压同时检测，比较其动态变化，更有意义。

9. CVP降低常见于血容量不足、使用血管扩张药等。

10. CVP升高常见于容量负荷过重、胸腔压力增加、腹腔压力增加、使用血管活性药等。

三、脉搏指示剂连续心排血量监测

（一）脉搏指示剂连续心排血量的定义

脉搏指示剂连续心排血量（pulse indicator continuous cardiac output，PiCCO）是一种脉搏轮廓连续心排血量与经肺温度稀释心排血量联合应用技术。PiCCO技术在热稀释测量的同时，分析动脉脉搏轮廓并计算出主动脉顺应性，根据校正动脉脉搏轮廓公式，计算个体化的每搏输出量、连续心排血量和每搏量变异，以达到多数据联合应用监测血流动力学变化的目的。该监测技术只需配置中心静脉及动脉导管，采用热稀释方法测量单次的心输出量（pulse contour cardiac output，PCCO），并通过分析动脉压力波形曲线下面积来获得连续的PCCO，可同时监测PCCO和容量指标，并可监测血管阻力变化。

（二）脉搏指示剂连续心排血量监测的特点

PiCCO监测特点：简便、安全、快速、直观、准确。

（三）脉搏指示剂连续心排血量的原理

1. 脉搏轮廓心排血量法

脉搏轮廓心排血量法以动脉压力波形计算心搏量，认为心搏量同主动脉压力曲线的收缩面积成正比（图2-15），压力依赖于顺应性及其系统阻力，经过对压力、心率、年龄等影响因素校正后该法得到认可，并逐步转向临床。PiCCO则采用连续三次热稀释法测量的心排血量平均值作为校正主动脉阻力。在监视器上所显示的脉搏轮廓心排血量值是前30s逐次每搏量的平均值。PiCCO还要采集监护仪上的ABP、CVP用来计算SVR。

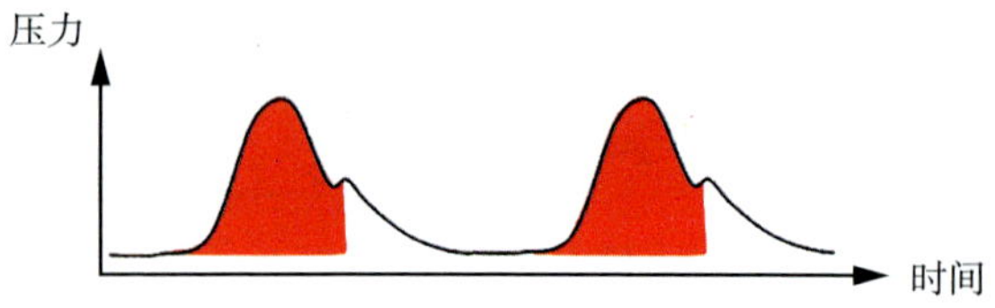

图2-15 动脉脉搏轮廓波形

2. 经肺热稀释法

PiCCO中单一温度热稀释心排血量技术就是由温度－染料双指示剂稀释心排血量测定技术发展而来。即从中心静脉导管注射室温水或冰水，在大动脉内测定心排血量的方法（图2-16、图2-17）。

3. 具体操作方法

置入1根中心静脉导管和1根股动脉导管，随时监测患

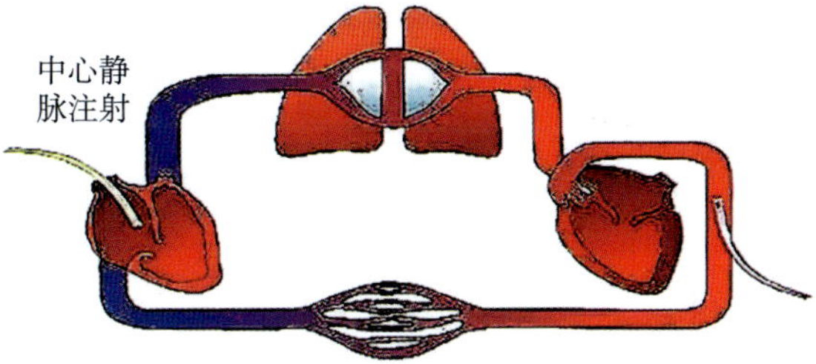

图2-16 全身血液循环

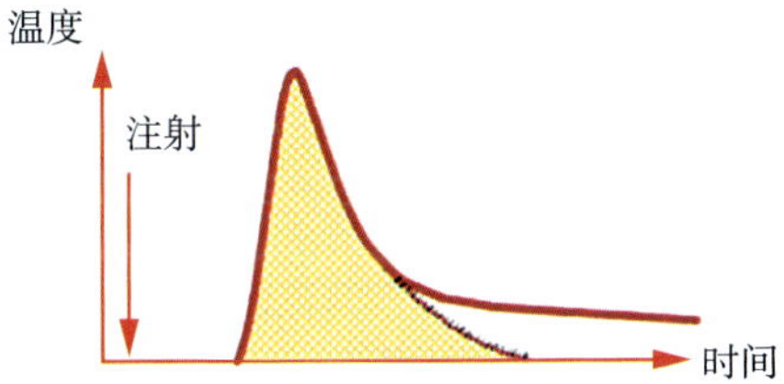

图2-17 热稀释曲线

者血温且保持在温度＞30℃，0.9%氯化钠注射液或5%葡萄糖注射液10～15ml，一般温度＜8℃，注入中心静脉后，容积和温度很快弥散至心脏及肺内，当动脉热敏探头探测到热量信号时，即可识别温度差，并汇成曲线，计算机自行对该曲线进行分析得出单次心输出量（使用Stewart-Hamilton公式），并结合PiCCO导管测得的股动脉压力波形，得出一系列具有特殊意义的重要临床参数：心脏指数、动脉压、血管外肺水、肺水指数等。

4. 注意事项

PiCCO技术是指结合经肺热稀释法和动脉脉搏轮廓分析法对血流动力学和容量进行监护管理。PiCCO技术显示的参数并不都是实时的，打一次冰水得到一次参数。那么根据动脉脉搏轮廓分析法得到的参数，顾名思义，患者的脉搏是连续不断的，所以这一部分的参数是实时连续的。与此同时，PiCCO plus系统使用改进的动脉脉搏轮廓分析法推算PCCO。脉搏轮廓心输出量（PCCO）通过经肺热稀释法进行校正。一般每6～8h通过热稀释法对动脉脉搏轮廓分析法进行校正，每次校正前须调零。

（四）脉搏指示剂连续心排血量监测的主要测量参数

1. 热稀释参数（单次测量）（表2-1）

表2-1　热稀释参数

心输出量	CO/CI
全心舒张末期容积	GEDV
胸腔内血容积	ITBV
血管外肺水	EVLW/EVLWI
肺毛细血管通透性指数	PVPI

2. 脉搏轮廓参数（连续测量）（表2-2）

表2-2　脉搏轮廓参数

脉搏连续心输出量	PCCO/PCCI
每搏量	SV/SI
动脉压	MAP、APsys、APdia
全身血管阻力	SVR
每搏量变异	SVV

（五）适应证

适用于需要监测心血管和循环容量的患者。例如，在外科、内科、心脏科和烧伤科特殊监护病房中的患者，其他特殊监护病房中需要进行心血管监护的患者，以及被施行较大手术而需要进行心血管方面监护的患者，休克、ARDS、急性心力衰竭、严重创伤、大手术等。

（六）禁忌证

1. 由于测量方式是有创的，因此如果患者的动脉置管部位不适合置管，则不能使用。

2. PiCCO只应该用于预期结果与风险相比是值得的患者。接受主动脉内球囊反搏治疗（IABP）的患者，不能使用本设备的脉搏轮廓分析方式进行监测。

3. 出血性疾病、主动脉瘤。

4. 大动脉炎。

5. 动脉狭窄，肢体有栓塞史。

6. 肺叶切除，肺栓塞，胸内巨大占位性病变。

7. 体外循环期间。

8. 体温或血压短时间变异过大。

9. 严重心律失常。

10. 严重气胸、心肺压缩性疾病、心腔肿瘤、心内分流。

（七）脉搏指示剂连续心排血量的护理

1. 插管前护理

（1）心理护理：向患者及家属作解释，说明行PiCCO监测的意义、方法及配合要求，消除患者恐惧、害怕心理，取得理解和合作，建立静脉通路，躁动患者按医嘱用镇静剂。

（2）用物准备：1副细双腔或细三腔中心静脉导管，1套PiCCO专用套装（内含股动脉穿刺热稀释导管和温度传感器），压力传感器2套，PiCCO模块或PiCCO监测仪，导线，低温生理盐水（一般小于8℃），NS 500ml 2袋和加压袋2个，穿刺消毒物品，抢救物品及药品备用。

（3）人员准备：护理人员均在PiCCO监测技术开展前，进行PiCCO监测技术及操作流程培训，基本掌握PiCCO导管护理、校正及监测等各项护理操作，了解PiCCO监测主要参数的正常参考值及临床意义。

2. 插管中配合

（1）患者取去枕平卧位、头侧向穿刺对侧。

（2）遵医嘱使用镇静剂。

（3）正确连接各种管道，压力传感器排气备用。

（4）穿刺过程中连续监测患者生命体征变化。

（5）穿刺成功后中心静脉导管主腔接三通后分别接温度传感器测温和接换能器测压，股动脉热稀释导管连接压力传感器，再连接监护PiCCO模块，保持管路通畅，校正PiCCO。

3. 插管后护理

（1）密切观察患者生命体征，意识变化。补液过程中严密观察中心静脉压（CVP）和PiCCO的监测结果，根据观察结果指导24h出入量，调整血管活性药物的使用。

（2）保证监测的准确性，每次PiCCO定标至少3次以上；定标的液体一般为冰NS 15ml，4s内均匀注入。

（3）保证导管通畅：连接通畅，避免打折、扭曲，妥善固定；导管内无血液反流，保证持续压力套装的压力维持在300mmHg以上；及时冲洗管道，严防空气进入，避免动脉栓塞。

（4）抗凝治疗：观察局部切口或穿刺部位有无出血、渗血及血肿。

（5）防止感染：严格无菌操作；观察穿刺处有无红肿、渗血，一般PiCCO导管留置时间可达10天，如患者发生高热、寒战，应立即拔除导管，并留取导管尖端做细菌学培养。

（6）并发症护理：密切观察患者术后足背动脉搏动，皮肤温度及血液供应情况；测量腿围，观察有无肢体肿胀和静脉回流受阻，以便尽早发现下肢有无缺血情况；一旦发现异常，立即采取保温、被动活动肢体等措施。

（7）拔管护理：患者病情稳定，血流动力学各项指标正常，可考虑拔管，动脉导管拔除后按压30min加压包扎，用1.0～1.5kg沙袋压迫6～8h，同时观察肢体温度、颜色及足背动脉搏动情况。

（8）基础护理：做好生活护理，保证患者皮肤及床单位的清洁；股动脉导管置入侧肢体制动，保持伸直，严禁弯曲，必要时用约束带保护。

四、肺动脉漂浮导管的护理

（一）肺动脉漂浮导管的概述

肺动脉漂浮导管（Swan-Ganz导管）是由Jeremy Swan和William Ganz等设计并引入临床应用，所以称之为Swan-Ganz导管。

Swan-Ganz导管不仅使对肺动脉压和肺动脉嵌顿压的测量成为可能，而且可以应用热稀释方法测量心输出量和抽取混合静脉血标本，有些改良型的Swan-Ganz导管增加了进行心脏起搏、计算心室容积或记录心内电图等功能。

（二）肺动脉漂浮导管的构造（图2-18）

1. 第一腔（黄色）远端接头，通过Swan-Ganz导管的顶端，用来测定肺动脉压力及肺动脉楔压。

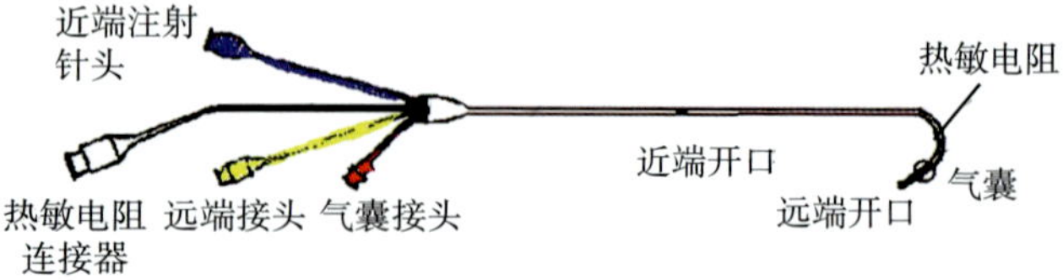

图2-18 肺动脉漂浮导管的构造

2. 第二腔（蓝色）近端注射针头接头，用来测右房压及注射冰盐水，用以测定心排血量。

3. 第三腔（红色）气囊接头，与导管的小球囊相通，气囊可充气1.2～1.5ml。

4. 第四腔为实心部分（白色）与导管顶端4cm的侧孔内所嵌入的微小热敏电阻相连，用于测定肺动脉血温。

（三）肺动脉漂浮导管的应用指征

Swan-Ganz导管适用于对血流动力学指标、肺脏和机体组织氧合功能的监测。所以，一般来说，对任何原因引起的血流动力学不稳定及氧合功能改变，或存在引起这些改变的危险因素的情况，都有指征应用Swan-Ganz导管。

（四）肺动脉漂浮导管的置管术前准备

1. 用物准备

Swan-Ganz导管静脉穿刺针、引导钢丝、扩张器、三通管、监护仪消毒用物等。

2. 药物准备

急救药、麻醉药、抗凝药。

3. 仪器准备

心电监护仪、除颤器、气管插管物品等。

4. 患者准备

平卧头偏一侧，插管部位清洁，监测生命体征。

（五）肺动脉漂浮导管的常见并发症及其防治

1. 心律失常

据报道，应用Swan-Ganz导管时心律失常的发生率可达30%以上，主要发生在插管的过程中。防治方面应注意插管手法轻柔、迅速，导管顶端进入右心室后应立即将气囊充气，以保护导管顶端，减少导管对心室的刺激。如果出现心律失常，应立即将导管退出少许，心律失常一般可以消失。

2. 导管打结

Swan-Ganz导管打结常见原因是导管在右心室或右心房内缠绕所致。插管时应注意避免一次将导管插入过多，注意导管的插入深度应与压力波形所提示的部位相吻合。

3. 肺动脉破裂

肺动脉破裂的主要原因是导管插入过深，以致导管的顶端进入肺动脉较小的分支，此时如果给气囊充气或快速注入液体则容易造成肺动脉破裂。

4. 肺栓塞

Swan-Ganz导管引起肺栓塞的主要原因包括：导管所致深静脉血栓形成、右心房或右心室原有的附壁血栓脱落、导管对肺动脉的直接损伤和导管长时间在肺动脉内嵌顿。

5. 感染

导管相关性感染是重症患者发生院内获得性感染的常见原因之一，防止感染应注意与导管相关的操作，应严格遵守无菌原则。

（六）肺动脉漂浮导管的主要测量参数（表2-3）

表2-3　肺动脉漂浮导管的主要测量参数

直接指标	间接指标
右室舒张末容积（EDV）	平均动脉压（MAP）
右室射血分数（RVEF）	心排指数（CI）
右室收缩末容积（ESV）	每搏输出量（SV）
右心房压力（RAP）	每搏指数（SVI）
肺动脉压力（PAP）	外周血管阻力（SVR）
肺动脉嵌入压力（PAWP）	肺血管阻力（PVR）
心输出量（CO）	每搏做功量（LVSWI，RVSWI）
心脏指数（CI）	混合静脉血氧饱和度（SvO_2）

（七）肺动脉漂浮导管的临床意义

1. 评价左、右心室功能。主要反映左心室前负荷和右心室后负荷。
2. 鉴别诊断心源性水肿和非心源性水肿。
3. 指导临床用药和补液疗法。
4. 提示肺动脉高压临床信息。
5. 提供机体组织氧供与氧需平衡情况。

（八）肺动脉漂浮导管的使用注意事项

1. 防止损坏导管

取导管时应纵向剥开其塑料外套，注意不要损坏导管和气囊。

2. 防止栓塞和感染

连续监测时间不宜过长，如时间超过48h，应预防性使用抗凝剂和抗生素。

3. 保证管道通畅

设置肝素冲洗装置，每小时冲洗各管腔一次，在每次测全套血流动力学数据时也应冲洗一次。

4. 置管时限

一般为3～5天，最佳时间为48～72h。也可保留9天或更长。出现并发症应立即拔出。

第二节　呼吸监测

一、有创机械通气

（一）有创机械通气的适应证

1. 急性呼吸功能衰竭。
2. 慢性呼吸功能衰竭急性加重。
3. 昏迷。
4. 神经肌肉疾病。
5. 人工气道。

（1）气管插管。

（2）气管切开。

（3）经鼻气管插管。

（二）有创机械通气的目的

1. 改善气体交换。
2. 增加患者舒适性。
3. 加速自主呼吸的恢复。

（三）有创机械通气的常用通气模式

1. 辅助控制

辅助控制（assist control，AC）是一种常用的通气模式，患者接受相同的呼吸，每次呼吸的参数与临床医生设定的相同。他们可能会进行额外的呼吸，或者过度呼吸，但每次呼吸都会交付相同的设定参数。

2. 同步间歇指令通气

同步间歇指令通气（SIMV）是一种间歇指令通气，即IMV。设置的参数类似于AC，设置可以是容量控制（SIMV-VC）或压力控制（SIMV-PC）。与AC类似，SIMV中的每个强制呼吸将提供相同的设置参数。但是，在额外的自主呼吸中，患者将只接受压力支持或CPAP。

3. 压力调节容量控制

压力调节容量控制（PRVC）是将容量控制和压力控制的最佳属性结合在一起的辅助控制通气模式。临床医生选择设定所需的潮气量，呼吸机在尽可能低的压力下给予每次呼吸以达到目标潮气量。如果压力过高且达到预定的最高水平，呼吸机将停止送气并切换进入呼气阶段，以防止气道压力过高而导致肺损伤。

4. 压力支持

压力支持（PS）是对患者触发的每一次呼吸给予部分压力进行支持的通气模式，其间患者除了接受固定的压力（如呼气末正压），还接受了额外的支持压力。采用这种通气模式的患者必须能够自主呼吸。

5. 持续气道正压通气

持续气道正压通气（CPAP）是一种部分支持通气模式，患者在整个呼吸周期内接受恒定的气道压力。吸气峰流速、呼吸频率和潮气量都是不固定的，这取决于患者的呼吸能力。因此，在这种通气模式下，患者必须清醒，最低限度镇静，并能自主呼吸。

6. 双水平气道正压通气

双水平气道正压通气（bilevel positive airway pressure，BPAP或BiPAP）是一种部分支持通气模式，患者在整个呼吸周期中接受了两个水平不同的气道压力。高吸气压力（iPAP）与气道峰压设置相似。低呼气压（ePAP）与PEEP相似，临床上主要作用在呼气末期，有助于维持肺泡膨胀。在这种通气模式下，患者必须清醒，最低限度镇静，并能自主呼吸。

（四）呼吸机报警的处理

1. 低压报警

当呼吸机压力降低时，会出现低压报警。从呼吸机到肺这个回路中任何环节的中断都可能出现低压报警，可能的原因如下。

（1）呼吸机管路和气管内导管（ETT）的连接中断。

（2）患者做功增加——缺氧，呼吸过程中的“吸入”。

（3）ETT移位或脱出——也可能ETT的尖端正好位于声门水平，无法满足患者通气。

（4）ETT接头漏气，空气逸出。

（5）呼吸回路的某处破损，但这种可能性极小。

2. 高压报警

从患者到呼吸机任何一处出现问题也会导致高压报警。

（1）机械通气患者出现人机对抗或“呛咳”时，气道峰压升高。

（2）autoPEEP升高。

（3）任何造成气流受阻的因素，如气管导管插入一侧主支气管、支气管痉挛、气胸或痰液/血液堵塞ETT或气道，都会造成气道高压。

（4）ETT损坏，如可能出现扭曲或咬管等。

3. 如何应对呼吸机报警

（1）立即断开呼吸机同时通知医生，将带有储氧袋（含氧100%）的简易呼吸器与患者相连，由其提供通气。

（2）在ETT中插入吸痰管，检查ETT有无阻力，是否开放。

（3）若怀疑气胸，可行床旁胸片/超声评估。

（五）有创机械通气的护理要点

机械通气是重症患者重要的生命支持手段，维持呼吸肌的正常工作状态，从而改善患者的缺氧和二氧化碳潴留状况，以减少并发症，降低死亡率。

（1）呼吸机在使用前应由呼吸治疗中心检查工作性能及运转情况，用模肺与呼吸机连接试行通气，保证呼吸机处于正常备用状态。

（2）呼吸机各管路、接头、湿化器等使用前均应经呼吸治疗中心统一清洗、消毒。正确连接呼吸机管路，呼出端安装呼吸过滤器，湿化罐内应用密闭输液器添加无菌灭菌注射用水，输液器每周更换一次（随呼吸机管路更换）。

（3）将呼吸机置于患者床头，呼吸机下准备500ml容积的小桶，内放置250mg健之素2片（用少量水溶解），用于倾倒积水瓶内的水，每日夜班倾倒、更换消毒溶液。

（4）接通压缩空气气源和氧气气源，开启主机和湿化装置，由医生预设呼吸机的呼吸模式及各参数，并再次确认呼吸机工作正常。

（5）与患者的人工气道正确连接，同时开启加温装置，并妥善固定呼吸机管路，给患者头部活动留有余地，防止管路牵拉，保证患者人工气道安全。

（6）注意使呼吸机管路的位置低于人工气道，且回路端的集水罐处于最低位置，以进行有效的冷凝水引流，及时倾倒集水罐中的冷凝水，以减少呼吸机相关性肺炎的发生。

（7）护士应及时准确记录呼吸机的工作参数，密切观察呼吸机的工作状态，确保其工作状况正常。

（8）监测患者生命体征的变化，特别是呼吸情况和SpO_2的变化。

（9）报警信号就是呼救，呼吸机报警后要立即了解报警原因并做出相应的处理，同时将信息及时有效地传递给医生。

（10）护士要随时进行两侧肺部呼吸音听诊，注意呼吸情况及肺部痰液情况，以便于及时处理。

（11）护士要随时保持呼吸道的通畅，及时为患者吸痰，严格按照吸痰程序进行操作。

（12）除吸痰时护士需调节吸入氧浓度外，呼吸机的工作参数必须由医生设定及调节，若参数有变动时医生要立即通知护士记录。若参数有变动时应及时向医生求证并记录。

（13）在治疗过程中遵医嘱正确抽取动脉血进行血气分析，以了解患者的气体交换功能是否改善。

（14）床旁备有简易呼吸器及氧气吸入装置，病房应备有一定数量的备用呼吸机。

（15）若呼吸机突然发生故障，应立即将患者的人工气道与呼吸机脱离，用简易呼吸器为患者进行人工呼吸，通知医生检查处理故障或更换备用呼吸机。

（16）应在建立人工气道前向患者或家属解释使用呼吸机的目的及安全性，以取得配合和合作，必要时采取适当而必要的约束措施，保证治疗的有效性及患者的安全。

（17）护士应采取一些有效的交流方式和示意方法，如写字板、认字板、图示，以方便患者表达自己的想法和要求，实现护患间的有效沟通交流。

二、无创机械通气

（一）无创机械通气的定义

无创正压通气（non-invasive positive pressure ventilation，NIPPV）是指不需要侵入性或有创性的气管插管或气管切开，只是通过鼻罩、口鼻罩、全面罩或头罩等方式将患者与呼吸机相连接进行正压辅助通气的技术。本节中“无创机械通气”均指“无创正压通气”。

（二）适应证

1. 患者基本条件

（1）较好的意识状态。

（2）咳痰能力。

（3）自主呼吸能力。

（4）血流动力学稳定。

（5）无面部创伤畸形等，能良好地配合NIPPV的能力。

2. 无创机械通气的适应证

NIPPV主要适用于轻至中度呼吸衰竭的早期救治；也可用于有创-无创通气序贯治疗，辅助撤机。

（1）患者状况：神志清醒，能自主清除气道分泌物；呼吸急促（频率＞25次/分），辅助呼吸肌参与呼吸运动。

（2）血气指标：海平面呼吸室内空气时，动脉血氧分压（PaO_2）＜60mmHg（1mmHg＝0.133kPa）伴或不伴二氧化碳分压（$PaCO_2$）＞45mmHg。

（三）禁忌证（表2-4）

表2-4　无创机械通气的禁忌证

绝对禁忌证	相对禁忌证
心跳呼吸停止	气道分泌物多/排痰障碍
自主呼吸微弱、昏迷	严重感染
误吸可能性高（颅内高压）	极度紧张
合并其他器官功能衰竭（血流动力学不稳定，消化道大出血/穿孔，严重脑部疾病等）	严重的低氧血症（$PaCO_2$ ＜45mmHg）/严重酸中毒（pH＜7.2）
面部创伤/术后/畸形（正压通气）	近期上腹部手术后（尤其是需要严格胃肠减压者）
胸腹部手术后创伤（胸外负压通气）	严重肥胖
不合作	上气道阻塞

（四）无创呼吸机的使用注意事项（表2-5）

1. 按照说明书连接好呼吸机、加湿器、鼻面罩。

2. 将鼻罩或口鼻罩戴好，调整好头带的松紧度，一般以面罩对患者没有压迫感，同时也不产生漏气为准。

3. 加用纯净水或蒸馏水进行湿化。

4. 使用过程中，患者如需暂时脱离机器，最好先关掉机器，摘掉鼻罩或口鼻罩后，再离开。

5. 注意面罩管路的清洁保养，每天更换加湿器中的水，以不超过水位线为宜。

表2-5 NIPPV常用通气参数的正常参考值

参数	常用值
潮气量	7～15ml/kg（标准体重）
备用呼吸频率	10～20次/分
吸气时间	0.8～1.2s
吸气压力	10～30cmH_2O
呼气末正压（PEEP）	依据患者情况而定（常用：4～8cmH_2O，Ⅰ型呼吸衰竭时需要增加6～12cmH_2O）
持续气道正压通气（CPAP）	6～15cmH_2O

注：男性标准体重＝50＋0.91【身高（cm）−152.4】；女性标准体重＝45.5＋0.91【身高（cm）−152.4】。

（五）无创机械通气的护理

1. 体位

一般采取半卧位或坐位，头稍后仰，保持呼吸道通畅，膈肌下移，使双肺达到有效通气。

2. 气道管理

保持呼吸道通畅，协助患者翻身，拍患者，有效咳嗽排痰，必要时行协助吸引，痰液黏稠者可加强雾化吸入，鼓励多饮水，及时补充湿化罐内灭菌水。

3. 严密观察病情

定期行血气分析，了解患者PaO_2及$PaCO_2$动态变化情况，如患者行无创通气治疗后，症状仍未缓解，呼吸仍快，气道分泌物增多，并出现心率、心律的变化等严重情况，则应及时通知医生，考虑建立人工气道，改行有创机械通气。

4. 并发症的护理

（1）口咽干燥不适：因无创通气送气量大，流速快，气体干燥，患者常出现口咽干燥。间歇取开面罩饮水，加强口腔护理，加强湿化罐管理。无创呼吸机湿化温度设定以低于体表温度2℃为最佳温度。

（2）压力性损伤：压迫性损伤的发生率为7%～27%。可在患者面部与面罩接触处预防性垫用纱布或纸巾，每隔2～4h放松面罩1次，每次10～15min，可有效预防压力性损伤。

（3）胃肠胀气：腹胀是使用无创呼吸机患者最常见的并发症，发生率在21%～46%，由于患者在行无创通气时配合不好，或张口呼吸造成气体咽入胃肠道引起，可指导患者闭口用鼻吸气。若已发生胃肠胀气，应及时行胃肠减压或肛管排气。

（4）误吸：口咽部及呼吸道分泌物或呕吐物误吸可导致吸入性肺炎，甚至窒息。在无创通气治疗中，应加强气道管理，进食饮水时防止呛咳，保持气道通畅。

（5）刺激性角膜炎：注意防漏气刺激眼部，造成角膜炎发生。

三、氧疗技术

氧气吸入疗法（oxygen therapy）通过吸入高于空气氧浓度的气体，以提高动脉血氧分压、血氧饱和度及氧含量，纠正低氧血症的治疗方法，简称氧疗。目的在于纠正低氧血症或可疑的组织缺氧；降低呼吸功；缓解慢性缺氧的临床症状；预防或减轻心肺负荷。

（一）氧疗装置的分类

1. 低流量氧疗

吸入氧浓度取决于氧气流速、患者的潮气量、储氧袋的大小和呼吸频率；简单、舒适、经济。

2. 高流量氧疗

提供的气体流速可以满足患者吸入的需要，患者的通气方式对 FiO_2 基本没有影响。

（二）氧疗装置的选择

1. 双鼻导管

（1）适应证

1）肺泡通气降低者，此时多有 CO_2 潴留，注意氧疗同时改善通气。

2）通气/血流比例失调者，正常时此比例约为0.8，比例升高即由右向左分流，降低即有肺泡塌陷，都会造成临床低氧血症。

3）弥散功能降低者，吸氧可增加肺泡内氧含量，从而增加肺泡氧的弥散。

4）其他情况：心排血量减少、严重贫血、CO中毒、休克、代谢紊乱等。这些疾病的动脉 PaO_2 可能正常，或由于血液携氧能力下降，或循环周期缓慢，或组织利用氧能力下降，发生了组织缺氧。但临床缺乏反映组织缺氧的理想指标，对氧疗的疗效也较难评价。

（2）优缺点（表2-6）

表2-6 双鼻导管的优缺点

优点	缺点
简便、快捷、价廉	吸入氧浓度不稳定，受潮气量、呼吸频率等因素影响
满足大部分轻症患者需要	不能提供高浓度氧
耐受性相对好，不影响患者进食和语言表达	长时间或5L/min流量以上时湿化不足，耐受性变差

（3）注意事项

1）氧流量最大5～6L/min。

2）如需氧流量＞5L/min，应更换其他吸氧装置进行氧疗。

3）可能引起皮肤刺激或破溃，应避免固定过紧并检查鼻孔或耳郭有无压迫。

4）使用湿化瓶可使患者感觉舒适。

2. 普通面罩

（1）适应证

1）Ⅰ型呼吸衰竭。

2）无法经鼻呼吸或鼻黏膜损伤、不能经鼻导管吸氧者。

（2）优缺点（表2-7）

表2-7 普通面罩的优缺点

优点	缺点
简便、经济	幽闭感，影响进食和语言表达
能利用呼出气体的湿热提供较好的湿化	有误吸风险
适用于缺氧严重而无CO_2潴留的患者	氧流量＜5L/min会导致CO_2重复吸入

（3）注意事项

1）注意氧气的加温与湿化。

2）注意观察患者氧饱和度、面色、呼吸情况。

3. 储氧面罩

（1）适应证：氧饱和度＜90%的患者，常见有休克、昏迷、Ⅰ型呼吸衰竭、急性呼吸窘迫综合征等。

（2）优缺点（表2-8）

表2-8 储氧面罩的优缺点

优点	缺点
提供更高浓度氧，适用于严重缺氧患者	幽闭感，影响进食和语言表达，有误吸风险
	若氧流量不足，非重复呼吸面罩会增加吸气负荷
	部分重吸面罩可能导致CO_2重复吸入，加重CO_2潴留

（3）注意事项

1）任何时候储气囊必须保持充满状态。若吸气时发现储气囊塌陷超过1/2，则应增加吸入氧流量，直至观察到吸气时仅有少量放气。

2）注意防止气囊打折。

3）应随时保持气囊自由膨胀。

4）确保面罩与患者面部贴合良好，单向瓣工作正常。

4. 文丘里面罩

（1）文丘里（Venturi）面罩的概述：根据Venturi原理制成，通过Venturi气流动力学原理来调节吸入氧浓度和氧流量的精准给氧装置。

（2）Venturi原理：氧气经狭窄的孔道进入面罩，产生喷射气流使面罩周围产生负压，与大气的压力差促使一定量的空气流入面罩。随着供氧流速的增加，进入面罩内的空气流速也相应增加，且喷射入面罩的气流通常大于患者吸气时的最高流速要求，因此吸氧体积分数恒定。此外，高流速的气体不断冲刷面罩内部，呼出气中的CO_2难以在面罩潴留，故无重复呼吸（图2-19）。

（3）Venturi面罩组成：一般由面罩、氧气引入管、Venturi装置、混合气体输送管（螺纹管）4个部件构成。

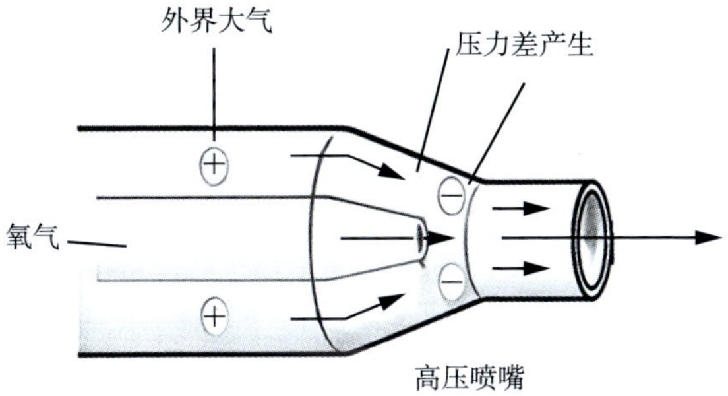

图2-19　文丘里（Venturi）面罩原理

①Venturi面罩可提供24%、28%、31%、35%、40%和60%浓度的氧气。②由于Venturi面罩内的气体流速大于患者吸气时的最高流速和潮气量，所以它不会受患者通气量变化的影响，吸氧浓度恒定，不受张口呼吸的影响。

（4）氧浓度与氧流量的关系（表2-9）

以Venturi面罩为例。

表2-9　氧浓度与氧流量的关系

氧流量（L/min）	输送氧浓度（%）
蓝色-2	24
白色-4	28
橙色-6	31
黄色-8	35
红色-10	40
绿色-15	60

（5）高流量吸氧装置特点

1）流量高：大于患者流量需求。

2）氧气浓度相对固定。

3）恒定氧流量≠恒定氧浓度。①低流量≠低浓度；②高流量≠高浓度。

（6）影响吸入氧浓度的因素：Venturi装置上已标出混合后氧浓度与氧流量的对应关系，吸入氧浓度与射流孔的口径、空气流入口及氧流量大小有关。

（7）适应证：①Venturi面罩适用于需严格控制的持续中、低浓度吸氧。②Venturi面罩可以实现高流量、低浓度给氧，适合伴高碳酸血症的低氧患者，使用Venturi面罩时，首先设定患者的吸入氧体积分数，其次根据患者的呼吸情况决定面罩提供的气体流量，最后调节氧源的给氧流量。

（8）不良反应：包括面部不适、恐惧、紧张、心率加快、口鼻干燥、面部皮疹等。

（9）使用注意事项：①应先设定吸氧浓度，再调节氧流量，氧流量与Venturi装置标记一致，才能保证FiO_2准确。②使用Venturi面罩时，应置于患者面部，将系带放于枕后，松紧适宜，保持面罩与面部贴合。③使用Venturi面罩时，首先设定患者的吸入氧体积分数，其次根据患者的呼吸情况决定面罩提供的气体流量，最后调节氧源的给氧流量。④不论采取何种湿化方式，均要求吸入氧气的相对湿度为100%，温度为37℃。⑤湿化液应使用无菌蒸馏水或灭菌注射用水，并严格无菌操作。⑥宜使用一次性湿化装置。重复使用的湿化装置，其湿化液和湿化瓶的清洁、消毒与更换，应遵循WS/T510—2016规定。

（10）优缺点（表2-10）

表2-10 Venturi面罩优缺点

优点	缺点
精确给氧，流量高	价格相对贵
患者呼吸模式不影响吸氧体积分数	湿化能力一般

续 表

优点	缺点
面罩不必与面部紧密接触，相对舒适	氧体积分数有限
基本无CO_2重复吸入，适于低氧伴CO_2潴留的患者	氧流量与氧体积分数之间需匹配

（三）简易呼吸器

1. 简易呼吸器

简易呼吸器又称人工呼吸器或加压给氧气囊，是进行人工通气的简易工具。与口对口呼吸比较，供氧浓度高，且操作简便。尤其是病情危急来不及气管插管时，可利用加压面罩直接给氧，使患者得到充分氧气供应，改善组织缺氧状态。

（1）简易呼吸器的组成（图2-20）：①四大部分包括球体、面罩、储氧袋、氧气连接管；②阀包括单向阀（鸭嘴阀）、进气阀、呼气阀、压力安全阀、储气阀、储氧安全阀。

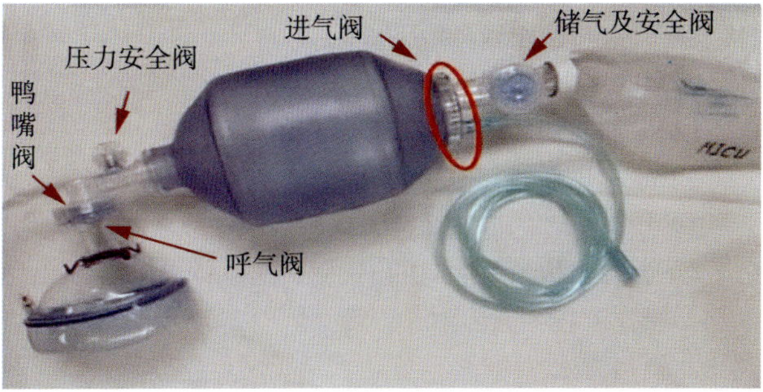

图2-20 简易呼吸器的组成

（2）简易呼吸器的工作原理：氧气进入球形气囊和贮氧袋，通过人工指压气囊打开前方活瓣，将氧气压入与患者口鼻贴紧的面罩内或气管导管内，以达到人工通气的目的。

（3）简易呼吸器的吸气呼气动作流程：①当挤压球体时，产生正压，将进气阀关闭，内部气体强制性推动鸭嘴阀打开，并堵住出气阀，球体内气体即由鸭嘴阀中心切口送向患者。如用氧气，则氧气随球体复原吸气动作暂存于球体内，在挤压球体时直接进入患者体内；②将被挤压的球体松开，鸭嘴阀即刻向上推，并处于闭合状态，以使患者吐出的气体由出气口放出；与此同时，进气阀受到球体松开所产生的负压，将进气阀打开，储氧袋内氧气送入球体，直到球体完全恢复挤压前的原状。

2. 适应证

（1）人工呼吸：各种原因所致的呼吸停止或呼吸衰竭的抢救及麻醉期间呼吸管理。

（2）运送患者：适用于机械通气患者做特殊检查，进出手术室等情况。

（3）临时替代：遇到呼吸机故障、停电等特殊情况时，可应用简易呼吸器替代。

其中氧气储气阀及氧气储氧袋必须与外接氧气组合，如未接氧气时应将两组组件取下。

3. 目的

（1）增加或辅助患者的自主通气。

（2）改善患者的气体交换功能。

（3）纠正患者的低氧血症，缓解组织缺氧状态。

（4）为临床抢救争取时间。

4. 操作流程（图2-21）

5. 使用方法

（1）双手挤压呼吸囊的方法：两手捏住呼吸囊中间部分，两拇指相对朝内，四指并拢或略分开，两手用力均匀挤

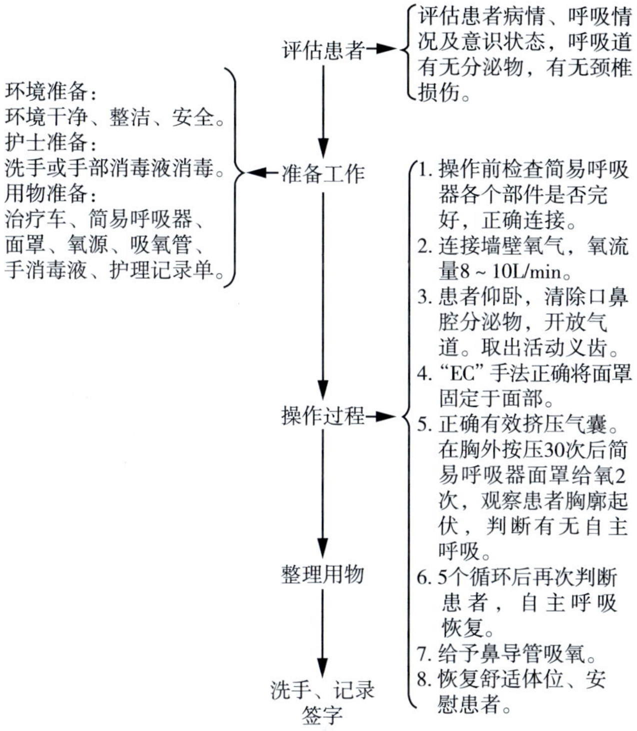

图2-21 简易呼吸器的操作流程

压呼吸囊，待呼吸囊重新膨起后开始下一次挤压，应尽量在患者吸气时挤压呼吸囊。

（2）单手挤压呼吸囊的方法：用左手拇指、示指固定面罩，并紧压使患者口鼻与面罩紧合，其余三指放在颏下以维持患者头呈后仰位。用右手均匀挤压、放松呼吸球，使呼吸瓣恢复原形，患者呼出气体经阀门排出。重复挤压动作。

6. 注意事项

呼吸囊要定时检查、测试。

（1）压力安全范围：40 ～ 60cmH_2O。①每次使用前要检查压力安全阀，依患者情况合理选择输送气体压力，成人有加装压力安全阀设计；②当球内压力成人达到60cmH_2O，儿童及婴儿球内压力达到40cmH_2O时，压力安全阀会自动开启，以保护肺部免于受到高压力之伤害；③当婴儿及小孩使用简易呼吸器时，应具备安全阀装置，自动提供调整压力，以保障患者安全；④如果需要较高的压力，请将压力阀向下压，使安全阀暂时失效。

（2）简易呼吸器的检测（图2-22）：①挤压球体，球体易被压下，鸭嘴阀张开；将手松开，球体很快自动弹回原状，说明鸭嘴阀、进气阀功能良好。②将出气口用手堵住并打开压力安全阀，挤压球体时，有气体自压力安全阀溢出，说明压力安全阀功能良好。③将单向阀接上球体，并在患者

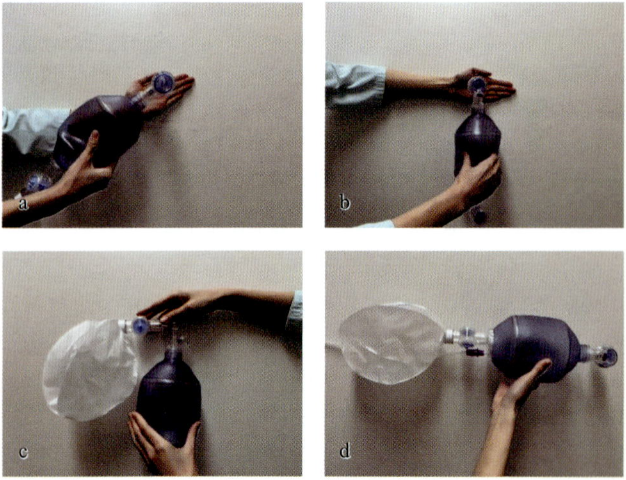

图2-22 简易呼吸器的检测

注：a.挤压球体；b.将出气口用手堵住并打开压力安全阀；c.检查储氧袋密闭性；d.先连接氧气并使储氧袋充分充盈。

接头处接上储氧袋，挤压球体，单向阀会张开，使得储氧袋膨胀，如储氧袋没有膨胀，请检查是否组装正确。④将储气阀和储氧袋接在一起，将气体挤入储气阀，使储氧袋膨胀，将接头堵住，挤压储氧袋气体自储气阀溢出。如未能察觉溢出时，请检查安装是否正确。⑤为保证呼吸过程中呼吸的氧浓度相对恒定，应先连接氧气并使储氧袋充分充盈，再连接患者。

（3）选择适当的通气量及呼吸频率。①球囊容积：成人球囊容积一般为1500ml，双手捏到底压缩气体量可达1350ml；挤压呼吸囊时，压力不可过大，亦不可时快时慢，以免损伤肺组织，造成呼吸中枢紊乱，影响呼吸功能恢复；成人正常呼吸潮气量400～600ml就足以达到通气目的，所以，平时抢救或转运时只需单手捏到底即可，约挤压呼吸囊的1/3为宜（气体量为400～500ml）；双手挤压呼吸囊的1/2～2/3（气体量为600～800ml）；通气量以见到胸廓起伏即可；儿童及婴儿的球囊通气也同理，只是因为选择球囊型号不同而有所区别；现在一般儿童、婴儿的球囊容积/最大压缩气体量分别为：550/350ml；280/100ml。②使用简易呼吸器通气的频率。无人工气道：成人10～12次/分（相当于5～6s送气1次），儿童及婴儿12～20次/分（每3～5s送气1次）。有人工气道：8～10次/分（相当于6～8s送气1次），选择适当的呼吸频率，吸呼时间比成人一般为1∶1.5～2；慢性阻塞性肺疾病、呼吸窘迫综合征患者吸呼比为1∶2～3；如果患者尚有微弱呼吸，应注意挤压球囊的频次和患者呼吸的协调，尽量在患者吸气时挤压气囊；当然，在心肺复苏时，应按指南里面的30∶2给予通气。

（4）“EC”手法：固定面罩，保证有效通气。

（5）根据患者选择合适的面罩，面罩固定时不可漏气，同时避免损伤患者皮肤黏膜。①面罩内充气量为2/3～3/4，目的是确保与面部皮肤密闭，无漏气；②成人面罩充气

110～120ml，小儿面罩充气50～60ml。

（6）辅助呼吸过程中注意观察患者的面色及呼吸恢复情况；发现患者有自主呼吸时，应按患者的呼吸动作加以辅助，与自主呼吸同步。

（7）如果在呼吸过程中阻力太大，应当清除口腔和咽喉的分泌物或异物，并确认气道是否充分开放。密切注意患者自主呼吸情况及生命体征变化，使用时注意潮气量、呼吸频率、吸呼比等。

（8）如果操作中单向阀受到呕吐物、血液等污染时，请依照下面步骤自患者处移开并取下单向阀加以清洗。①用力挤压球体数次，将积物清除干净；②将单向阀卸下用水清洗干净；③心肺复苏时使用简易呼吸器操作流程中应加心肺复苏的判断（摇肩、呼救、“视听感触”、摆放体位、畅通呼吸道），简易呼吸器使用8～10次/分或与胸外心脏按压比率2∶30，每5个循环重新评估一次，尽快建立人工气道。

（9）简易呼吸器使用后应严格消毒，消毒后的部件应完全干燥，检查无损坏后，将部件依顺序组装好备用。①简易呼吸器应由专人负责，集中管理有利于清洗消毒灭菌质量的保证，能减少医院感染隐患。每周保养并检测一次，各部件是否齐全、有无老化、各连接口有无松动，面罩与呼吸器应配套，面罩充气，弹性良好，呼吸囊不漏气，各阀门性能良好，活瓣不失灵，氧气接头与吸氧管对接牢固，确保设备处于良好的备用状态。②简易呼吸器用后处理：简易呼吸器使用后可放至盒内，送消毒供应中心处理。无条件者可在病房处置室处理，其方法如下：操作者戴一次性手套在流动水下冲净分泌物，松解各部件，并充分浸泡于含有效氯500～1000mg/L的消毒剂中30min，取出后在流动水下反复冲洗；储氧袋采用含有效氯500～1000mg/L的消毒剂擦拭消毒，然后在流动水下冲净，各部件均干燥后保存于清洁盒内。储氧袋严禁浸泡消毒。③简易呼吸器用环氧乙烷灭菌对呼吸器无损伤，湿球比率低，保存时间长，临床使用方便，因此，有条件的医院宜用此法灭菌。④消毒后的部件应完全干燥，检查无损后，将部件依顺序组装备用。⑤做好测试工作，备用。

7. 禁忌证

（1）中等以上活动性咯血。

（2）急性心肌梗死。

（3）未经减压及引流的张力性气胸，纵隔气肿。

（4）大量胸腔积液。

（5）严重误吸引起的窒息性呼吸衰竭。

（6）重度肺囊肿、肺大疱等。

（四）经鼻高流量湿化氧疗

1. 概述

经鼻高流量湿化氧疗（high flow nasal cannula oxygen therapy，HFNC）：是指一种通过高流量鼻塞持续为患者提供可以调控并相对恒定吸氧浓度（21% ～ 100%）、温度（31 ～ 37℃）和相对湿度的高流量（8 ～ 80L/min）吸入气体的治疗方式。该治疗设备主要包括空氧混合装置、湿化治疗仪、高流量鼻塞及连接呼吸管路。HFNC不仅能提供稳定的FiO_2，还解决了吸入气体的温化湿化问题。

（1）HFNC装置的功能组成：鼻导管吸氧系统（加温湿化器，封闭式呼吸管路，双鼻塞导管）和空氧混合器。

（2）HFNC按其结构特点可分为3大组成部分：①气体的空氧混合部分：其作用是将空气和氧气按预设氧浓度在涡轮前进行混合；②气体的加温湿化部分：其作用是将空氧混合后的气体进行加温湿化；③气体的输送部分：其作用是保证已完成加温湿化的空氧混合气体以恒温、恒湿、恒流速的方式输送至患者端。高流量湿化氧疗仪与患者连接部分为高流量鼻塞，高流量鼻塞的尖端呈斜面形的出口，质地柔软，用一个具有弹性可调节的过耳头带固定于患者面部。

2. 作用原理

（1）精准给氧：提供稳定的吸入氧浓度（FiO_2），避免空气混入，尤其适用于高呼吸频率患者。

（2）加温湿化：气体温度可达37℃，湿度100%，保护气道黏膜，促进分泌物清除。

（3）减少无效腔通气：高流量气体冲刷鼻咽部，减少CO_2重复吸入，增加肺泡通气效率。

（4）产生气道正压：闭口呼吸时，高流量气体可产生一定的呼气末正压，改善氧合和肺复张。

（5）降低呼吸功：通过减少吸气阻力和改善肺顺应性，缓解呼吸肌疲劳（图2-23）。

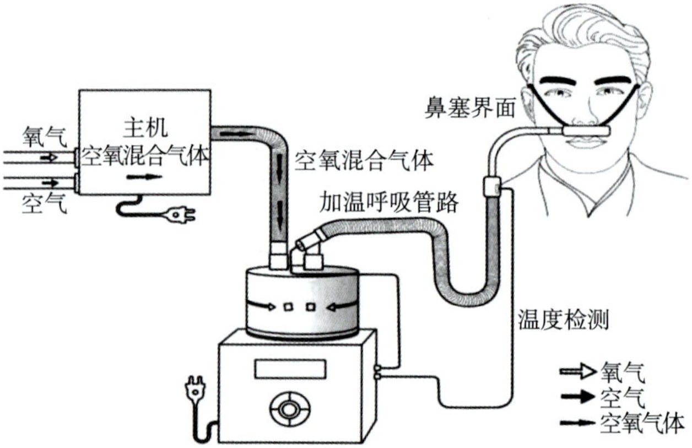

图2-23　经鼻高流量湿化氧疗作用原理

3. HFNC临床操作

$$FiO_2 = \frac{\text{氧气流量}+\text{空气流量}\times 0.21}{\text{总气体流量}}$$

（1）HFNC参数设置及撤离标准

1）HFNC参数设置：①Ⅰ型呼吸衰竭。气体流量（Flow）初始设置30～40L/min；滴定FiO_2维持脉氧饱和度（SpO_2）在92%～96%，结合血气分析动态调整；若没有达到氧合目标，可以逐渐增加吸气流量和提高FiO_2最高至100%；温度设置为31～37℃，依据患者舒适性和耐受度，以及痰液黏稠度适当调节。②Ⅱ型呼吸衰竭。气体流量（Flow）初始设置20～30L/min，根据患者耐受性和依从性调节；如果患者CO_2潴留明显，流量可设置在45～55L/min甚至更高，达到患者能耐受的最大流量；滴定FiO_2维持SpO_2在88%～92%，结合血气分析动态调整；温度设置为31～37℃，依据患者舒适性和耐受度，以及痰液黏稠度适当调节。

2）HFNC撤离标准：原发病控制后逐渐降低HFNC参数，如果达到以下标准即可考虑撤离HFNC。吸气流量＜20L/min，且FiO_2＜30%。

4. 优点与缺点（表2-11）

表2-11 HFNC优点与缺点的比较

优点	缺点
精确给氧	价格昂贵
良好湿化、温化	需要专门设备和导管
舒适度高、依从性好	不适用于气道分泌物过多患者
应用范围广，降低呼吸功，低水平气道正压	气道正压有限，不适合严重呼吸衰竭，依赖患者自主呼吸

5. 适应证与禁忌证（表2-12）

表2-12 HFNC临床应用适应证及禁忌证

适应证	轻至中度Ⅰ型呼吸衰竭（$100mmHg \leqslant PaO_2/FiO_2 < 300mmHg$） 轻度呼吸窘迫（呼吸频率＞24次/分） 轻度通气功能障碍（pH≥7.3） 对传统氧疗或无创正压通气不耐受或有禁忌证者
相对禁忌证	重度Ⅰ型呼吸衰竭（$PaO_2/FiO_2 < 100mmHg$） 通气功能障碍（pH＜7.30） 矛盾呼吸 气道保护能力差，有误吸高危风险 血流动力学不稳定，需要应用血管活性药物 面部或上呼吸道手术不能佩戴HFNC者 鼻腔严重堵塞 HFNC不耐受
绝对禁忌证	心跳呼吸骤停，需紧急气管插管有创机械通气 自主呼吸微弱、昏迷 极重度Ⅰ型呼吸衰竭（$PaO_2/FiO_2 < 60mmHg$） 通气功能障碍（pH＜7.25）

6. 注意事项

（1）上机前应和患者充分交流，说明治疗目的的同时取得患者配合，建议半卧位或头高位（＞20°）。

（2）选择合适型号的鼻塞，建议选取小于鼻孔内径50%的鼻导管。

（3）选择中心供氧，保证供氧充足，在高流量氧气湿化治疗仪治疗过程中要检查各个端口有无漏气的情况，给氧导管是否良好，氧气表是否正常，保持供氧顺畅。要选择适宜的氧导管，保护患者皮肤，固定的时候要注意松紧。

（4）严密监测患者生命体征、呼吸形式运动及血气分析的变化，及时作出针对性调整。

（5）张口呼吸患者需嘱其配合闭口呼吸，如不能配合者且不伴有二氧化碳潴留，可应用转接头将鼻塞转变为鼻/面罩方式进行氧疗；若患者鼻唇部结构存在异常或不能保持口唇闭合，将影响氧疗效果。

（6）避免湿化过度或湿化不足，密切关注气道分泌物性状变化；医务人员要指导患者呼吸，帮助患者排痰；或按需吸痰，防止痰堵窒息等紧急事件的发生。

（7）注意管路积水现象并及时处理，警惕误入气道引起呛咳和误吸，应注意患者鼻塞位置高度高于机器和管路水平，一旦报警，应及时处理管路冷凝水。

（8）如若出现患者无法耐受的异常高温，应停机检测，避免灼伤气道。

（9）注意调节鼻塞固定带松紧，避免固定带过紧引起面部皮肤损伤。

（10）使用过程中如有机器报警，及时查看并处理，直至报警消除。

（11）使用过程中出现任何机器故障报错，应及时更换并记录报错代码提供厂家售后，严禁报错机器继续使用。

（12）感染预防控制：为避免交叉感染，每次使用完毕后应为HFNC装置进行终末消毒，HFNC消毒连接仪器自带的消毒回路进行仪器内部消毒即可。HFNC的表面应用75%酒精或1000mg/L含氯消毒剂进行擦拭消毒，HFNC鼻导管、湿化罐及管路为一次性物品，按医疗垃圾丢弃。HFNC的空气过滤纸片应定期更换，建议3个月或1000h更换1次。

第三节　出入量监测

一、出入量的概述及监测范围

（一）概述

出入量监测是指对患者的每日液体摄入量和排出量进行监测和记录，旨在评估患者的液体平衡状态、及时发现液体紊乱、及时采取干预措施，以达到维持体内正常液体平衡的目的。在临床护理工作中，出入量监测是非常重要的一个环节，对于患者的康复及治疗效果起着重要的作用。

（二）哪些患者需要出入量监测

不能进食而需要通过补液维持生命的重症患者，以及液体调节功能紊乱的患者或需严格控制液体输入量的患者。如重症监护室的危重患者；外科大手术、休克、大面积烧伤、脓毒血症的患者；肾功能不全、肾脏透析的患者；心功能不全、心力衰竭的患者；肝硬化腹水、腹膜透析的患者；肺动脉高压合并水肿、急性呼吸窘迫综合征、慢性阻塞性肺疾病、Ⅱ型呼吸衰竭的患者等。

二、出入量监测的内容

（一）入量

入量即进入人体内的所有液体。①包括饮水量、食物中含水量、输液量、输血量、灌肠液量、膀胱冲洗液量等。②肌内注射、皮下注射不算入量，静脉注射只写溶质名称，如粉剂的话只算溶剂的入量，不算粉剂。

（二）出量

出量即从体内排出的所有液体。包括显性失水和非显性失水。

1. 显性失水

显性失水包括尿量、粪便含水量、超滤量、咳出物量（咯血、咳痰）、出血量、呕吐量、胃肠减压引流量、穿刺抽出液体量（如胸腔积液、腹水）、各种引流量（如尿液、胸腔闭式引流、心包纵隔引流）、创面渗液量等。

2. 非显性失水

（1）对于成人来说，非显性失水每天约850ml/d，包括汗液、呼吸道失水（约350ml）、经皮肤蒸发水分（约500ml）。

（2）还要考虑体温的影响：体温每升高1℃，皮肤蒸发水分增加3～5ml/kg，大量出汗湿透一套衣服估计丢失1000ml体液。

（3）疾病的影响：如烧伤、大汗、深而快的呼吸、发热、食欲缺乏、气管插管或切开，上呼吸机患者，均非显性失水相应增加，可依据患者的实际情况进行相应折算或测算。例如，正常成人每天呼吸道失水约350ml，如有气管插管、切开或上呼吸道感染患者则失水量应增多，为800～1200ml。

3. 注意

出量记录除记录量外，还应观察其颜色、性质等并记录。

三、出入量监测的意义

临床患者的出入量监测是反映机体水、电解质、酸碱平衡的重要指标，可以协助临床医生了解病情、协助诊断、指导治疗，是协助临床诊治的重要依据。

（一）评估患者的液体平衡状态

通过监测患者的出入量，可以评估患者是否处于正常液体平衡状态。患者处于正常液体平衡状态时，水分的进出相等，能保持机体的稳定。如果出现液体过多或者过少的情况，可能会引起水电解质紊乱，甚至严重危害患者的生命健康。

（二）监测病情的变化

通过监测患者的每日液体入量和排出量，可以及时发现患者病情的变化。例如，患者的排尿量明显减少可能是肾功能不全的表现，而患者的尿量增加可能是尿路感染等病情变化。及时发现这些变化，可以提醒医护人员采取相应的干预措施，有助于病情的控制和治疗。

（三）评估治疗效果

一些药物和治疗措施可能会影响患者的液体平衡，通过监测患者的液体出入量，可以评估治疗措施的效果。例如，利尿剂的使用可能导致患者尿量增加，而输液的使用可能会使患者液体输入增加。通过监测出入量的变化，可以客观地评估治疗是否有效，及时调整治疗方案。

四、出入量具体计算方法

1. 固体食物和流质食物的计量

依据食物含水量换算表格进行记录。

2. 饮水量的计量

标准刻度的水杯及20ml和/或50ml注射器。

3. 穿刺等引流液的计量

标准刻度的量杯或量桶。

4. 小便的计量

标准的子母式集尿袋、标准刻度的尿壶或量筒。量筒放置平面上，视线与刻度在同一水平面上进行计量。

5. 大便的计量

注意大便性状，询问同时排尿情况。

6. 出汗的计量

称量衣服。

7. 渗出液的计量

敷料纱布称重法。

8. 膀胱冲洗引流或腹腔内冲洗引流的计量

冲洗液的进量和出量差来测算体液出入量。

9. 特别提醒

（1）还应对大便中的水分特别关注：正常排便含水量为20%～30%，便秘含水量为5%～15%，糊状含水量为50%～80%，稀便和大便失禁含水量＞80%。

（2）卧床不起的患者给予便盆或尿垫上称重，根据大便含水量计算；腹泻给予肛门袋收集称重，根据大便含水量计算；大便自理的患者用一次性大便袋收集称重，根据大便含水量计算。

（3）临床上常使用的一次性尿袋和引流袋或尿壶，虽然标有刻度，但是实际容量与引流袋所指刻度的量存在较大差异，有时误差可高达10%。

（4）如果持续膀胱冲洗的患者，建议每小时动态观察出入量，及时纠正出入量不平衡。

五、如何进行出入量管理

（一）评估与监测液体潴留情况

1. 了解患者病史，密切监测临床症状

临床症状包括既往史、服药情况、出汗、呼吸情况、发热、食欲缺乏、突发液体丢失情况（如腹泻，呕吐）等。

2. 完善体格检查

体格检查包括生命体征，患者的意识，皮色、皮温、皮肤弹性，颈静脉充盈度，评估外周水肿情况，是否存在端坐呼吸，目前液体摄入量，患者的尿量、体重、腹围等。

患者容量不足的临床表现有：脉搏细速、血压下降、皮肤湿冷、毛细血管充盈差。患者容量过多的临床表现有：血压增高、肺部湿啰音、呼吸困难、血氧饱和度降低。

3. 关注实验室及影像学检查

实验室检查：血常规、血生化、尿素、肌酐、尿比重。

影像学检查：胸部X线、心脏超声、CT。

（二）液体出入量平衡管理

1. 公式

（1）出入量平衡＝24h入量−24h出量

（2）正平衡：24h入量＞24h出量

（3）负平衡：24h入量＜24h出量

2. 出量大于入量

出量大于入量常见于尿崩症、休克、过度使用利尿剂、

大量呕吐、腹泻、过度通气等。注意观察有无低血容量休克表现、意识、瞳孔变化、生命体征、末梢循环情况等。

3. 出量小于入量

出量小于入量常见于肾功能不全、肾衰竭。注意观察有无心力衰竭、水肿发生，有无呼吸困难、颈静脉怒张、咳出粉红色泡沫样痰等。

（三）利尿剂治疗动态调整

1. 利尿剂使用时需要持续密切监测患者本身的服药依从性、对利尿剂的反应、电解质、肾功能、血尿酸等指标。

2. 当患者出现淤血症状时，应根据患者反应调整利尿剂的用量，避免利尿剂抵抗的发生。每日袢利尿剂的剂量不超过80mg，以体重每天减轻0.5～1.0kg为宜。

3. 临床工作中，动态观察出入量平衡很重要，负平衡太多时除了考虑甘露醇、呋塞米等脱水利尿药品使用情况以外，还要防止病情变化出现尿崩症等情况，关注生命体征如心率、血压变化。

（四）体重管理

1. 每日监测体重是检查体内液体潴留状况的一个简单易行的方法。

2. 测体重时间：晨起、排尿后、进餐前。

3. 异常情况：如在3天内体重突然增加2kg以上，应考虑患者已有水钠潴留（隐性水肿）。如发生体重持续、快速地增加，则是心力衰竭加重的一个重要证据。

（五）健康教育

1. 为患者及家属讲解出入量监测的必要性，以及注意事项。

2. 了解患者生活方式，通过健康教育改变其原有的不健康饮食习惯等。

第四节　血糖监测

重症患者中高血糖的发生率为40%～60%，在接受过心脏手术的患者中高达60%～80%。强化胰岛素治疗是控制重症患者高血糖的重要治疗方法，但存在低血糖风险，相对低血糖（血糖较入院前水平降低≥30%）和轻度低血糖（＜3.9mmol/L）的发生率达到34%～45%。高血糖和相对高血糖是危重患者死亡率增加的独立危险因素，也是住院患者短期和长期预后不良的重要预测因素。因此，加强危重患者的血糖管理十分重要。

一、重症患者的血糖监测意义、方法及监测频率

1. 重症患者血糖监测的意义

病理性的应激常导致重症患者出现高血糖、低血糖等血糖异常及血糖变异性增加，导致患者预后不良。因此，有必要进行适当的监测、管理，控制血糖水平，并预防与低血糖相关的不良事件。

2. 重症患者血糖监测的方法

（1）如果有动脉导管，首选动脉血来监测血糖。

（2）如果没有可用的动脉导管，建议从静脉导管采血。

（3）对于病情相对较轻无需进行有创血管内监测的患者可采用毛细血管血样（针刺法）。

（4）连续血糖监测可用于血糖偏移较大的重症患者。在重症患者中，血糖监测采血的优先级是动脉＞静脉＞毛细血管。

3. 重症患者血糖监测的频率

（1）对于新入院的重症患者，建议血糖监测间隔不应超过1h，并持续输注胰岛素直至葡萄糖水平和胰岛素注射速率稳定。

（2）当血糖水平和胰岛素注射率稳定后，增加间隔时间到每2～4h 1次。如果发生低血糖，应每15min监测1次，直至血糖水平稳定。

二、各种疾病危重患者的目标血糖水平

1. 糖尿病/非糖尿病患者的血糖管理

一些糖尿病患者长期处于高血糖水平，其调节糖代谢的机制与非糖尿病患者不同。特别是在重症糖尿病患者中，高血糖可能具有不同的生物学和临床意义。因此，在有和没有糖尿病的危重患者中，血糖的控制应该不同。

（1）建议将非糖尿病危重患者的血糖水平维持在6.1～7.8mmol/L。

（2）对于糖尿病危重患者，建议进行较宽松的血糖控制（6.1～11.1mmol/L）。

（3）需注意，患有糖尿病的危重患者比非糖尿病患者更容易发生低血糖，这会使死亡风险增加近3倍。因此，密切监测血糖控制情况尤为重要。

2. 严重脑损伤患者的血糖管理

严重脑损伤主要包括创伤性脑损伤和卒中（出血性和缺血性）。高血糖是严重脑损伤患者的常见并发症，也是脑损伤恶化、临床预后不佳和死亡率高的独立危险因素。

（1）对于无糖尿病史的严重脑损伤患者，建议尽早检测空腹血糖和糖化血红蛋白（HbA1c）水平，以筛查糖尿病或糖尿病的前期状态。

（2）对于严重脑损伤患者，不建议通过强化胰岛素方案把血糖控制在4.4～6.0mmol/L。相反，建议把血糖水平控制在6.1～10.0mmol/L。

3. 脓毒症患者的血糖管理

（1）脓毒症患者血糖的目标上限为10.0～11.1mmol/L。

（2）脓毒症患者血糖的目标下限为3.9～4.4mmol/L。

4. 重症急性胰腺炎患者的血糖管理

重症急性胰腺炎患者的胰岛B细胞的绝对数量或功能性胰岛B细胞的数量可能会减少，从而加重胰岛B细胞损伤，影响葡萄糖稳态的调节。适当控制血糖水平对于重症急性胰腺炎管理至关重要。

（1）重症急性胰腺炎患者的目标血糖水平为7.8～10.0mmol/L，建议血糖≥10.0mmol/L时开始胰岛素治疗。

（2）胰岛B细胞损伤会影响血糖调节并增加高血糖的风险，因此重症急性胰腺炎患者的血糖控制应与糖尿病患者类似。

5. 大手术后重症监护病房患者的血糖管理

大手术后危重患者经常出现血糖水平升高，尤其是胸部和腹部手术，这与创伤、手术相关因素和压力有关。对于大手术后的危重患者，需要严格控制血糖水平。

（1）建议控制高血糖，同时避免低血糖，降低大手术后非糖尿病危重患者的血糖变异性。

（2）建议非糖尿病危重患者大手术后将血糖维持在

7.8 ～ 10.0mmol/L。

6. 严重烧伤患者的血糖管理

严重烧伤的患者存在严重应激，常导致应激性高血糖。这反过来又增加了并发症和死亡的风险。对于严重烧伤患者，建议及时干预血糖，并采取有效措施控制高血糖，并且应避免血糖波动过大。

建议将严重烧伤患者的随机血糖水平维持在6.1 ～ 7.8mmol/L。严重烧伤患者的血糖控制目标应与其他重症患者的目标水平相同或更低。

7. 药物性高血糖的血糖管理

对于接受糖皮质激素治疗的住院患者，建议设定较宽松的血糖目标。糖皮质激素常用于治疗急性呼吸窘迫综合征和感染性休克等疾病，这类药物可使糖尿病和非糖尿病患者出现高血糖。使用糖皮质激素治疗的患者，应接受血糖监测，必要时使用胰岛素。应根据糖皮质激素剂量的变化调整降糖治疗。

三、重症患者血糖的安全控制与营养原则

1. 重症患者血糖管理中的胰岛素使用

（1）建议配备溶液的胰岛素浓度为1U/ml。

（2）建议在停止静脉输注胰岛素后转为皮下注射胰岛素，以维持血糖稳定。

（3）在持续胰岛素输注结束后，过渡到皮下注射方案可以减少反跳性高血糖。胰岛素过渡方案应个体化和细化，以避免危重患者的血糖发生较大变化。

2. 重症患者血糖管理中降糖药的应用

当重症患者出现胰岛素抵抗时，建议二甲双胍与胰岛素联合使用。二甲双胍被称为“胰岛素增敏剂”，在发生胰岛素抵抗的情况下，二甲双胍联合胰岛素治疗是安全有效的。

3. 严重高血糖患者的营养治疗原则

（1）对于伴有高血糖的重症患者，建议进行肠内营养治疗，首选糖尿病专用配方。糖尿病专用配方可通过减缓碳水化合物的吸收和减少吸收总量来帮助控制血糖，从而降低进食后的峰值血糖水平。

（2）高血糖重症患者使用肠外营养时，建议葡萄糖输注速率不应超过5mg/（kg·min）。建议危重患者肠外营养治疗期间碳水化合物的总量不应超过5mg/（kg·min）。重症患者对葡萄糖输注的耐受性低于其他患者。

4. 重症患者肠外营养中应如何配制胰岛素

建议在重症患者进行肠外营养治疗期间，单独使用静脉注射胰岛素来控制高血糖。

四、重症患者低血糖的监测与控制

1. 重症患者低血糖发作的早期识别

（1）对于意识障碍或镇痛镇静下接受机械通气的重症患者，当出现心率加快、血压下降、脉压增宽、出汗等不能用其他原因解释的症状时，应考虑低血糖的可能。应立即进行血糖检测以确认诊断。

（2）危重患者的低血糖症状、体征可能被掩盖。即使在没有特定临床体征的情况下，如果危重患者出现肾上腺素样反应和/或中枢神经系统功能不全症状，也应尽早考虑低血糖的可能性。

2. 重症患者的低血糖治疗策略

（1）对于低血糖高危的重症患者，应每1～2h检测1次血糖水平；对于已发生低血糖的重症患者，应在给予治疗后15min内检测1次血糖水平，直到血糖稳定在目标范围内。

（2）需注意，在接受外源性胰岛素治疗的危重患者中，低血糖的持续时间可能会有所不同。例如，肾衰竭会延长胰岛素的半衰期，导致胰岛素积累并延长低血糖的持续时间。

（3）对于胰岛素使用过程中出现低血糖的患者，应立即停止胰岛素输注，静脉注射葡萄糖15～20g，以免损伤神经系统。其后，应继续给予葡萄糖，直到血糖水平在目标范围内。同时，应避免医源性高血糖。对于严重的低血糖，停用胰岛素是第一步，但可能是不够的，通常需要静脉输注葡萄糖。

第五节　实验室检查

实验室检查是运用物理学、化学、生物化学、分子生物学、微生物学、细胞学、免疫学及遗传学等学科的实验技术，对患者的血液、体液、骨髓、排泄物、分泌物等标本进行检测，以求获得反映机体功能状态及与疾病相关的病理变化或病因等有关资料。在重症监护病房（ICU）中，实验室检查对于监测患者的生理状态、诊断疾病、指导治疗及评估治疗效果都至关重要。

一、特殊实验室检查与注意事项

（一）即时检验

在ICU中，由于重症患者病情危重且变化迅速，无法随意移动，为满足医生进一步明确病因并根据患者的机体情况，需要在床旁进行检验、诊断和治疗。随着医学的进步，就地取材、结果报告即时化的即时检验（point-of-care testing，POCT）化验模式在病情监测中发挥着重要的作用，也已经成为一种传统的中心实验室以外进行的常规检测手段。

POCT是一种临床检验新兴技术，定义为“在接近患者治疗处，由未接受临床实验室科学训练的临床人员或患者进行的临床实验室检验，其主要特点是缩短了急需抢救治疗患者标本检测时间，能更快获取患者病情变化的检测指标，并得到及时处理，提高诊断效率及救治率。若将POCT与生理监测器相连，便组成了真正的床边实验室。POCT在重症医学中对病情监测中的应用主要有以下几个方面。

1. 血气分析

血气分析是指对各种液体、气体中不同类型气体和酸碱物质进行分析的技术过程。其标本可以是血液、尿液、脑脊液及各种混合气体等，但临床应用最多的血液。血液标本包括：动脉血、静脉血和混合静脉血等，其中以动脉血气分析最为普遍。可以客观评价患者的氧合、通气及酸碱平衡状况及肺脏、肾脏和其他脏器的功能状况，对呼吸衰竭、心力衰竭管理至关重要，是抢救重症患者的重要检测指标。其中主要观察指标为以下几点。

（1）动脉氧分压（PaO_2）：PaO_2是指物理溶解在动脉血中的O_2所产生的压力，正常参考值在95～100mmHg。PaO_2可判断有无低氧血症及其程度，也可作为判断呼吸衰竭的指标。低氧血症可分为轻、中、重三型：其中轻度80～60mmHg，中度60～40mmHg，重度＜40mmHg。根据血气结果可将呼吸衰竭分为Ⅰ型和Ⅱ型。Ⅰ型呼吸衰竭：PaO_2＜60mmHg，$PaCO_2$正常或降低；Ⅱ型呼吸衰竭：PaO_2＜60mmHg，$PaCO_2$＞50mmHg。

（2）动脉二氧化碳分压（$PaCO_2$）：$PaCO_2$是指物理溶解在动脉血中的CO_2所产生的压力，正常参考值在35～45mmHg（平均40mmHg）。$PaCO_2$是判断呼吸衰竭类型及其程度和呼吸酸碱失衡的指标，还可作为判断代谢性酸碱失衡代偿反应的指标。

（3）肺泡－动脉血氧分压差［$P(A\text{-}a)O_2$］：$P(A\text{-}a)O_2$反映肺的换气功能，有时比PaO_2更为敏感，能较早反映肺部氧摄取情况。正常参考值为15～20mmHg，随年龄增长而增大但不超过30mmHg。

（4）动脉血氧饱和度（SaO_2）：SaO_2是指动脉血氧与血红蛋白（Hb）结合的程度，是单位Hb含氧百分数。其意义与SpO_2意义相似。

（5）混合静脉血氧分压（PvO_2）：PvO_2是指物理溶解于混合静脉血中的氧所产生的压力。混合静脉血是经右心导管取自肺动脉、右心房或右心室的血，可分测定其PvO_2、混合静脉血氧饱和度（SvO_2）并计算静脉血氧含量（CvO_2）。P（a-v）O_2是指PaO_2与PvO_2之差，PvO_2正常参考值为35～45mmHg，P（a-v）O_2正常参考值为60mmHg。

（6）混合静脉血氧饱和度（SvO_2）：对于休克患者，监测SvO_2有助于评估氧供与氧需的平衡，也有助于反映心输出量。低血容量或者贫血的患者，SvO_2明显降低；如存在分布性休克，其SvO_2正常甚至是增高的。

（7）pH：动脉血的pH正常参考值为7.35～7.45，当pH＜7.35时称酸中毒，当pH＞7.45时称为碱中毒。

（8）碳酸氢根（HCO_3^-）：①碱剩余（BE）。在血液偏酸或偏碱时，在标准状态下（37℃，一个大气压，PCO_2分压为40mmHg，Hb完全氧合）用碱或酸将1L血液pH调至7.4所需加入的酸碱量。正常参考值为-3～＋3，“-”为碱不足，“＋”为碱过剩。其临床意义在于用来判断代谢性因素所致酸碱失衡的指标。②实际碳酸氢根（AB）与标准碳酸氢根（SB），AB正常参考值22～27mmHg，SB正常参考值22～27mmol/L。AB是体内代谢性酸碱失衡重要指标，在特定条件下计算出SB也反映代谢因素。二者正常为酸碱平衡。二者皆低为代谢性酸中毒（未代偿），二者皆高为代谢性碱中毒（未代偿），AB＞SB为呼吸性酸中毒，AB＜SB有呼吸性碱中毒存在。③阴离子隙（AG），正常参考值8～16mmol/L，是早期发现混合性酸碱中毒重要指标。判断酸碱失衡应先了解临床情况，一般根据pH、$PaCO_2$、BE（或AB）判断酸碱失衡，根据PaO_2及$PaCO_2$判断缺氧及通气情况。

（9）乳酸（lac）：检测乳酸浓度可以连续评估组织缺氧程度，反映组织灌注的重要指标，主要用于休克患者的治疗。在临床乳酸水平与病死率相关，其中乳酸＞5mmol/L的患者病死率达到83%，因此我们应该根据病因或症状纠正乳酸酸中毒。

注意事项：动脉血气分析需要特定的采血技术，以确保采集到的是动脉血。在做血气分析时采用专业的干式肝素血气采血器，采血量为1.6ml，15min内上机检验。采血量过多则抗凝不足，将影响检验的准确性。标本送检时需附上患者实时的体温、吸氧浓度或吸氧流量（L/min）及最近的血红蛋白量等参数，护理人员必须按照一定原则进行，确保分析效果的精确性。

2. 电解质监测

电解质是维持内环境的重要因素，维持着神经、肌肉及心肌细胞的静息电位并参与动作电位的形成，参与新陈代谢和生理功能活动，保障机体的正常运行。患者体内主要的电解质有K^+、Na^+、Ca^{2+}、Mg^{2+}、Cl^-、HCO_3^-、HPO_4^{2-}、SO_4^{2-}及有机酸和蛋白质，在正常状态下处于平衡状态。临床多种原因可引起机体的水、电解质、酸碱失衡，因此及时监测电解质平衡对病因的了解及疾病的治疗至关重要。

（1）血清钾（K^+）：人体钾主要分布在细胞内，钾可维持细胞新陈代谢、调节体液渗透压、维持酸碱平衡，正常参考值为3.5～5.5mmol/L。当血清钾＞5.5mmol/L时，为高钾血症；当血清钾＜3.5mmol/L时，为低钾血症。

1）高钾血症临床表现：高钾血症可影响心脏和神经肌肉的传导，可导致心动过缓、房室传导阻滞。血钾在5.5～6.0mmol/L时，心电图表现为T波高尖，随着血钾继续升高时，PR间期延长，P波消失，QRS波增宽，最终心脏停搏（图2-24）。神经系统早期常有四肢及口周感觉麻木，血钾浓度达到7mmol/L时，四肢麻木软瘫，甚至影响呼吸肌发生窒息，中枢神经系统可表现为烦躁不安或神志不清。由于高钾血症引起乙酰胆碱释放，故引起恶心、呕吐和腹痛。由于高钾对肌肉的毒性作用，可引起四肢瘫痪和呼吸停止。严重高钾血症必须及时处理：①停用含钾液体。②通过注射10%葡萄糖酸钙10ml，以保护心脏免受高钾血症对传导系统的损害。③使用10%葡萄糖注射液＋胰岛素配成10U/L的溶液以250～500ml/h的速度静脉滴注，促进钾离子向细胞内移动。④静脉注射利尿剂如呋塞米促进肾脏排钾。

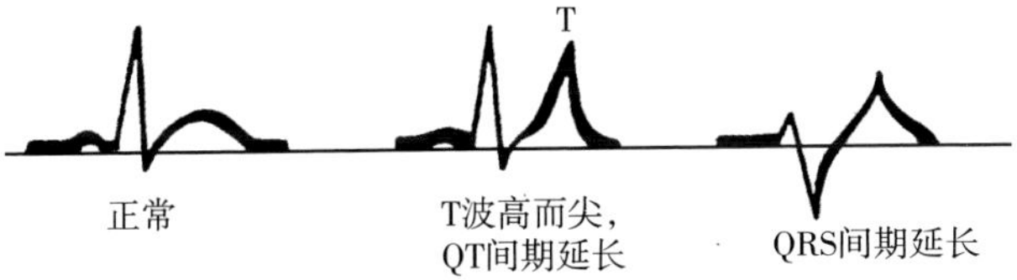

图2-24　高钾血症心电图

2）低钾血症的临床表现：低钾可引起心律不齐、心动过速、血压下降，严重者出现心室颤动等危及生命的症状（图2-25）。在骨骼肌系统表现为乏力、无力，全身性肌无力，腱反射减弱或者消失，严重的甚至窒息。消化道症状表现为恶心、腹胀、肠鸣音减弱或消失。中枢神经系统症状表现为表情淡漠、反应迟钝、定向力差、昏睡等。长期或严重低钾可导致肾小管变性、坏死，甚至发展成失钾性肾病。严

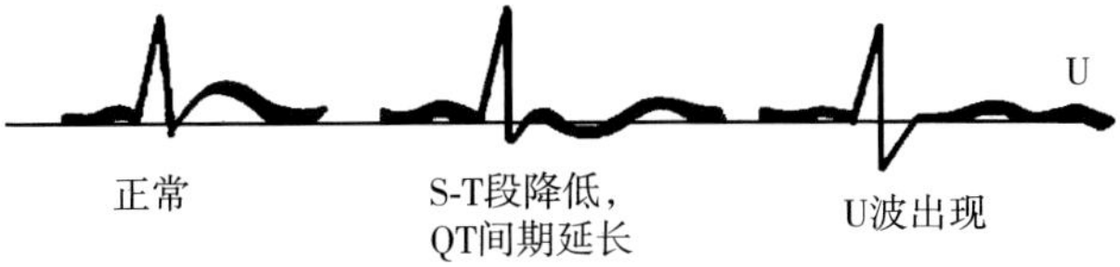

图2-25　低钾血症心电图

重低钾血症（＜3mmol/L）时，应启动快速静脉补钾。初期速度为10～20mmol/h，定期监测血钾浓度。若严重低钾血症甚至影响生命时，静脉补钾速度可达到40mmol/h。由于补钾速度及浓度过高，建议予患者中心静脉补钾。

（2）血钠（Na^{+}）：正常参考值为135～145mmol/L。低钠血症是指血清钠浓度＜135mmol/L，减低见于糖尿病、肾上腺皮质功能不全、消化液丢失过多（如呕吐、腹泻）、严重肾盂肾炎、肾小管严重损害、应用利尿剂大量出汗、大面积烧伤、尿毒症的多尿期等。高钠血症指血钠浓度＞150mmol/L，增高见于垂体前叶肿瘤、肾上腺皮质功能亢进、严重脱水、中枢性尿崩症、过多输入含钠盐溶液、脑外伤、脑血管意外等。在治疗时，应考虑血浆渗透压变化、血容量、尿量、渗透压和电解质成分、患者输液情况、是否有肾脏疾病等。

（3）血钙（Ca^{2+}）：正常参考值为2.25～2.75mmol/L。临床患者发生低钙血症（＜2.2mmol/L）时，可引起手足抽搐、支气管痉挛甚至呼吸衰竭，以及引起室性心动过速，心肌收缩力下降、心排血量降低。临床出现严重低钙血症时应及时推注氯化钙或者葡萄糖酸钙。当患者发生高钙血症（＞2.75mmol/L）时，可出现神经兴奋性下降，记忆力减退、易疲劳，四肢肌张力减退，心血管表现为心动过缓、心律不齐，严重时可发生致命性心律失常甚至心脏停搏。

（4）血清磷：正常参考值为0.8～1.61mmol/L。当患者发生低磷血症（＜0.8mmol/L）时，可出现昏睡、精神症状、共济失调等神经症状。心血管表现为难以控制的心肌炎症性损伤。严重低磷血症可导致肌肉发力、横纹肌炎症甚至溶血性贫血。高磷血症（＞1.61mmol/L）症状同低钙血症。严重高磷血症时，应予患者行血液透析治疗。

（5）镁（Mg^{2+}）：正常参考值为0.75～1.25mmol/L。当患者发生低镁血症（＜0.75mmol/L）时，可出现呼吸肌乏力、反射亢进、手足抽搐甚至室性心律失常、血栓倾向。当发生严重低镁血症（＜0.4mmol/L）时，肾功能正常的患者，应予静脉滴注硫酸镁4～8g（16.3～32.6mmol），溶于5%葡萄糖溶液，输注时间6～12h，并根据血镁水平调整后续剂量。当患者发生高镁血症（＞1.25mmol/L）时，表现为精神症状、昏睡、腱反射消失或者减弱等。严重高镁血症时，应予患者行血液透析治疗。

3. 心肌损伤标志物

心源性休克是ICU中常见的休克类型，而急性心肌梗死是心源性休克最常见的原因。因此，为早期识别心源性休克，短期且持续的心肌标志物检测报告显得尤为重要。美国心脏病学会和欧洲心脏病学会的指南中强调心肌标志物的升高在AMI诊断中的重要性。肌酸激酶同工酶（CK-MB）及肌钙蛋白（cTnI、cTnT）是心肌损伤的金标准，而肌红蛋白（MYO）是诊断早期AMI的重要指标，动态监测MYO水平可早期诊断是否有急性心梗的发生，评估是否存在再梗死。传统的实验室需要大型仪器设备及专业人员，实验室检查一般都在1h以上，而目前已有的POCT可于数分钟内测定以上各指标。既往研究显示，通过POCT检测CK-MB、cTnI、cTnT及MYO等指标，不仅可以明显节约检测时间，而且与中心检验室的阳性率无显著差异。

4. 血浆B型利钠肽

B型利钠肽（BNP）作为慢性充血性心力衰竭、急性冠脉综合征的诊断与治疗的标记物已形成共识。有研究显示，BNP水平可准确反映左心力衰竭的严重程度，其含量与心力衰竭严重程度明显相关，血浆BNP水平随着NYHA分类级别的升高而升高，因此可作为心力衰竭的诊断和监测指标。在不同的阶段中，对患者诊断、治疗的目的和重点也不相同，通过对NYHA（Ⅲ～Ⅳ）心力衰竭患者的治疗，血浆BNP水平降低，从而减少死亡率和致残率，因此BNP水平有助于药物的疗效评价、指导临床治疗及对预后的预测。此外，BNP在鉴别诊断心源性与肺源性所致的急性呼吸困难方面有重要的临床价值。对于重度心力衰竭及不能确定是心源性还是肺源性所致的急性呼吸困难的重症患者，进行床旁的POCT快速检测血浆BNP，为高效、安全地处理病情争取时间，可指导临床治疗并有助于判断患者预后。

5. 血栓弹力图

除传统的实验室检查凝血功能外，血栓弹力图（thromboelastography，TEG）可全面分析凝血因子、血小板等多种因素相互关联的凝血过程，评估止凝血过程的动态平衡。不仅可用于血栓监测，还可在手术过程中及时反映患者出血风险。其优势在于床旁即可获得，操作时间快，可重复性强，比较适合重症患者。

6. 血糖监测

糖尿病（diabetes mellitus，DM）是21世纪增长最快的全球性代谢疾病之一，血糖代谢紊乱可增加包括感染在内的各种并发症的发生率，升高重症患者的发病率和病死率，延长住院时间，导致预后不良。目前，便携式的血糖仪已非常普遍，无论是在医院或者家庭，患者即可通过少量血标本在数秒内检测出自己的血糖水平。对于临床胰腺术后及糖尿病患者提供了便利的检测方法，便于临床护士调整患者的血糖，以辨别患者血糖是应激所致还是糖尿病的原发病因素，为进一步治疗提供思路。

（二）中心实验室监测

1. 凝血功能监测

在ICU中，患者常常因为原发病或医源性因素导致凝血功能障碍。常见原因包括：肾功能损害、肝衰竭、创伤、出血、血滤、ECMO等治疗。对于以上的原因，应积极处理原发病及纠正凝血功能障碍。因此，在ICU中监测凝血功能也是至关重要的。其主要实验室指标如下。

（1）血小板计数（PLT）：反映血小板的数量，正常参考值为（100～300）$\times 10^9$/L。血小板减少可能提示出血倾向，而增多则可能提示原发性血小板增多症。临床中，ICU医生通过对血液凝血或抗凝功能是否完善对患者的凝血功能进行评估。其中，血小板的作用是非常重要的。

（2）凝血酶原时间（PT）：除了解血小板计数和功能外，ICU还要了解凝血因子的作用。因此，PT作为外源性凝血因子的一种筛选试验，是用来证明先天性或获得性纤维蛋白原、凝血酶原和凝血因子Ⅴ、Ⅶ、Ⅹ的缺陷或抑制物的存在，同时用于监测口服抗凝剂的用量，是监测口服抗凝剂的首选监测指标，还可作为肝脏合成蛋白质功能的检测。正常参考值为0.9～13s，超过正常对照3s以上有诊断意义。

（3）活化部分凝血活酶时间（APTT）：APTT是检测内源性凝血因子的一种筛查试验，是用来证实先天性或获得性凝血因子Ⅷ、Ⅸ、Ⅺ的缺陷或是否存在它们相应的抑制物，同时，APTT也可用来检测凝血因子Ⅻ、激肽释放酶原和高分子量激肽释放酶原是否缺乏，由于APTT的高度敏感性和肝素的作用途径主要是内源性凝血途径，所以APTT成为监测普通肝素抗凝的首选指标。正常参考值为23～37s，超过正常对照10s以上有诊断意义。临床中，如果PT和APTT均有所延长，应进行1∶1血浆纠正试验。试验结果正常提示血浆纠正，意味着相应凝血因子的缺乏。纠正失败，提示存在凝血抑制物，则考虑肝素残留或者狼疮抗凝物等。

（4）国际标准化比率（INR）：INR是患者凝血酶原时间（PT）与正常对照凝血酶原时间之比的国际敏感度指数（ISI）次方，临床上常用的凝血功能检测指标之一，主要用于评估人体抗凝药物的抗凝效果，以便及时发现凝血功能异常，进而调整治疗方案。正常参考值为0.8～1.2。

（5）纤维蛋白原（FIB）：正常参考值为2～4g/L。其增高见于糖尿病、急性心肌梗死、急性传染病、风湿病、急性肾小球肾炎、肾病综合征、烧伤、多发性骨髓瘤、休克、大手术后、妊娠期高血压疾病、急性感染、恶性肿瘤，以及血栓前状态、部分老年人等。FIB减低见于DIC、原发性纤溶症、重症肝炎、肝硬化和低（无）纤维蛋白原血症。

（6）纤维蛋白降解产物（FDP）：FDP是纤维蛋白和纤维蛋白原分解的产物。其升高的原因常见于血栓性疾病、术后、肿瘤或者妊娠。

（7）D-二聚体（D-dimer）：D-二聚体是交联纤维蛋白的降解产物，是凝血和纤溶系统激活的重要标志物之一。正常参考值为0.55～1mg/L。D-二聚体主要反映凝血激活后继发的纤维蛋白溶解功能。纤维蛋白降解产物D的水平升高，表明体内存在着频繁的纤维蛋白降解过程。与FDP不同的是，D-二聚体仅来源于已经形成的血栓上的纤维蛋白降解而成。因此，D-二聚体是监测深静脉血栓（DVT）、肺栓塞（PE）、弥散性血管内凝血（DIC）的关键指标。

（8）血栓四项：包含凝血酶-抗凝血酶Ⅲ复合物（TAT）、纤溶酶-α_2纤溶酶抑制物复合物（PIC）、组织纤溶酶原激活物-纤溶酶原激活物抑制剂-1复合物（t-PAIC）、血栓调节蛋白（TM），是反映机体血管内皮、凝血及纤溶系统等早期变化的有效标志。常规凝血检查、D-二聚体等凝血相关的实验室指标已广泛应用于血栓栓塞的评估与辅助诊断、抗栓药物的效果监测等领域。但是目前的凝血常规项目属于血栓形成后的被动监测、晚期筛查项目，对血栓前状态（PTS）不敏感，且不能第一时间反馈溶栓治疗的效果。实际上，当机体处于PTS时，凝血、抗凝和纤溶系统已发生改变。因此，血栓四项检测对于血栓的早期诊断、风险评估与治疗疗效评价等方面具有重要的应用价值。

采血注意事项：采完血后，抗凝管要摇动6次以防止血液凝住，普管避免震荡防止破坏红细胞。

2. 肾功能监测

急性肾损伤（ARF），目前称为急性肾损伤（AKI），系指肾小球滤过率、尿量或两者同时出现突然或持续的下降，产生氮质血症、体液、水和电解质代谢异常等而引起内环境紊乱的综合征。大约7%的住院患者、11%～67%的重症患者会发生AKI。因此，及时监测肾功能以预防肾损伤或判断类型并予以治疗。

（1）尿液检查：尿液监测最为直观和敏感。如发现成人24h尿量＜400ml，称少尿；24h尿量＜100ml，称无尿。休克患者早期可出现尿少，但肾损伤早期不一定出现尿量较少，因此，应该同时进行尿比重、尿BUN、尿肌酐含量的实时监测。

1）尿比重（SG）：正常参考值为1.015～1.020。当尿比重降低时，可能是大量饮水、慢性肾炎、肾小球间质疾病、慢性肾衰竭、急性肾衰竭多尿期及尿崩症等。如果尿比重增高可能是急性肾小球肾炎、肾病综合征、糖尿病、血容量不足等。

2）尿液酸碱度（pH）：当pH降低可能与酸中毒、痛风、应用利尿剂等有关。尿液酸碱度反映了肾脏维持血浆和细胞外液正常氢离子浓度的能力。正常参考值为5.0～7.0。当pH增高可能与代谢性或肾小球性碱中毒、膀胱炎、长期呕吐、草酸盐和磷酸盐结石症、肾小管性酸中毒、应用碱性药物等有关。

3）尿蛋白（PRO）：当肾小球通透性功能亢进（肾炎），或血浆中低分子蛋白质过多，蛋白质进入尿液中，超过肾小管的重吸收能力，便会出现蛋白尿。此外，当近曲小管上皮细胞受损，重吸收能力降低或丧失，也会产生蛋白尿。24h尿蛋白定量＞3g，可诊断为肾小球疾病。持续蛋白尿能引起低蛋白血症。同时，由于蛋白质在肾小管内被酸性尿酸化，可沉淀析出，堵塞肾小管，加重肾损伤。

4）血红蛋白尿：由于红细胞在体内大量被破坏，游离出血红蛋白不能完全被网状内皮系统吞噬，又超出了肾小管对它的重吸收能力，引起血红蛋白尿。严重时，又可堵塞肾小管，加重肾功能障碍。

5）尿白细胞（WBC）：每个高倍镜视野下，尿液白细胞超过5个以上，称为“白细胞尿”，大量白细胞尿时，称为“脓尿”，与尿路感染有关。

6）尿沉渣管型：尿沉渣管型是尿液中的蛋白或细胞及其碎片在肾小管内聚集而成，尿液中出现管型是肾实质性病变的证据。常见的管型种类包括透明管型、细胞管型（白细胞、红细胞、上皮细胞）、颗粒管型、蜡样管型、脂肪管型和细菌管型。血红素颗粒管型可出现肾小球肾炎和急性肾小管坏死。尿沉淀物有嗜酸细胞或肾小管细胞属于急性肾小管坏死。

（2）血液生化检查。

1）血肌酐（Cr）：血液中Cr让来自肌肉中磷酸肌酸的代谢，正常参考值为70.7～132.6μmol/L，是反映肾小球滤过率受损的重要指标。降低通常见于进行性肌肉萎缩、白血病、贫血、肝功能障碍等。当血肌酐升高时，见于急性或慢性肾衰竭、尿毒症、中毒、心力衰竭等。

2）尿素氮（BUN）：正常参考值为3.2～7.1mmol/L，蛋白质代谢的产物，通过检测尿素氮水平，可以了解肾脏对蛋白质代谢的调节能力，主要通过血流经肾小球滤过后随尿液排出体外。肾实质受损时，肾小球滤过率降低，致BUN浓度增加。肾衰竭代偿期时，BUN＜9mmol/L；肾衰竭失代偿期，BUN＞9mmol/L；肾衰竭期，BUN＞20mmol/L。

3. 感染相关指标

重症感染是ICU常见疾病，病情进展快，是ICU患者死亡的主要原因。机体内多个部位定植着大量不同类型的细菌，如皮肤、消化道、泌尿系统等。重症患者由于抵抗力下降、免疫屏障的破坏、使用抗生素等原因均会导致机体和细菌的平衡发生改变，导致感染。为进一步判断患者是否发生感染、抗生素选择及治疗效果、监测感染相关指标显得尤为重要，尤其是患者发生脓毒血症、重症肺炎等。主要包含以下几个方面。

（1）血常规检查：白细胞是免疫系统的重要组成部分，其数量的变化和计数可以反映体内是否存在感染。当细菌感染发生时，白细胞计数通常会升高，常见于细菌性重症肺炎、葡萄球菌导致的血行感染；机体反应较差的患者及少数革兰阴性杆菌血行感染的患者白细胞总数正常，甚至降低，但中性粒细胞仍可增高。而病毒感染则可能导致白细胞计数降低或淋巴细胞比例增加。当发现血小板计数减少、无原发病（如肝硬化、血液病）等应该警惕患者发生DIC的风险，应该定时监测凝血相关检查，如PT、APTT、纤维蛋白原、D-二聚体等。

（2）尿常规：如果出现蛋白尿、红细胞和管型均说明肾脏已经有所损害。

（3）肝功能检测：患者出现血行感染时，肝功能有轻度异常，胆红素、碱性磷酸酯酶、转氨酶均高于正常参考值2～3倍，随病情好转而消失，不提示肝脏有原发疾病。但如果结合胆红素、血清转氨酶，可有不同程度的升高，则提示胆道梗阻或者严重的胆道感染。肝功能实质损害进行性加重可考虑严重感染并发肝损害或者肝衰竭。

（4）临床常用感染指标：主要包括C反应蛋白（C-reactive protein，CRP），降钙素原（procalcitonin，PCT），血清淀粉样蛋白A（serum amyloid A，SAA）和白介素-6（interleukin 6，IL-6）。CRP是门诊、急诊中检测炎症的常见项目，不过其在病毒感染中并不会升高；PCT可随着病程严重程度的不同而发生变化，其对脓毒症等的诊断具有高度特异性；SAA是极为灵敏的炎症指标，阴性可排除炎症感染，具有快升、快降的特点，且在病毒感染中会升高；IL-6作为传统炎症指标，出现早、敏感性高。

（5）其他血清标志物检测：如G-试验、GM试验、CMV-IgM抗体检测等。

（6）病原学检查：感染引发的脓毒症、脓毒症休克患者中30%～50%血培养会发现阳性结果，对上述患者应进行血培养。

（三）采血注意事项

1．参考《临床检验管理与技术规程》：微生物无菌标本（血培养瓶/管）、枸橼酸钠抗凝血标本（1∶9蓝头管）、无添加剂血标本（红头管）、含促凝集标本（黄头管、红黄头管）、肝素抗凝血标本（绿头管）、EDTA-K2抗凝血标本（紫头管）、氟化钠抗凝血标本（灰头管）。

2．采血时机的总体原则是在应用抗菌药物之前，否则将抑制细菌生长甚至导致假阴性结果。

3．提示采集血培养的时机包括：①发热（≥38℃）或低温（≤36℃）；②寒战；③白细胞增多（$>10\times10^9/L$，“核左移”或减少$<3\times10^9/L$）④皮肤黏膜出血；⑤昏迷；⑥多器官功能衰竭；⑦血压降低；⑧呼吸加快（呼吸率>20次/分钟或CO_2分压<32mmHg）；⑨C反应蛋白（CRP）、降钙素原（PCT）、1,3-β-D-葡聚糖（G试验）升高等。

4．血培养应至少采集两套标本（至少一套是外周血标本），均包括需氧和厌氧培养。对留置的血管通路如考虑导管相关血流感染，应对每个通路进行血培养标本采集，除非留置时间不足48h。

5．怀疑CRBSI时应同时采集导管鞘和外周静脉血标本。怀疑感染性心内膜炎时为证实持续菌血症的存在，应每隔1h或间隔12h采集一套血培养，至少4套；考虑急性心内膜炎时可采集3套血培养，以间隔1h采集一套血培养为宜，以便尽快开始抗菌药物治疗。怀疑局部感染时，还应采集相应部位标本进行培养（定量培养为宜），如尿、脑脊液、伤口、呼吸道分泌物或其他体液，也应在使用抗菌药物前采集。

6. 影响标本培养阳性结果的另一个重要因素是标本量，如血标本量达40ml时，检测灵敏度理论可达到93.99%。

7. 尽快送检，如不能及时送检，放于室温，切勿放冰箱。

（1）痰培养：作为重症肺炎细菌学检查的重要手段，临床上最为常用，应尽可能在抗生素使用前进行留取，可提高阳性率。

（2）尿培养：怀疑泌尿系感染患者应进行尿培养，以确定病原菌，为抗菌药物选择提供基础资料。做细菌学检查时，一般都留取中段尿。

（3）感染灶分泌物培养：如能获得病灶部位的分泌物、体腔积液应尽快做培养，有助于判断病原菌及抗生素的选择应用及评价。

二、异常化验结果（危急值）处理

每个检验项目均有各自的正常参考范围，又称正常参考值，是指在特定实验条件下（如特定仪器、特定试剂、特定地域），某检验项目正常人群的测定值。如果检验结果超出正常参考范围称为异常化验结果；如果危及生命时，我们将化验结果称为危急值（critical values）。

中国医院协会《2007年患者安全目标》中，关于“建立临床实验室危急值的报告制度”明确指出“危急值项目”应根据医院实际情况制定，至少应包括血钙、血钾、血糖、血气、白细胞计数、血小板计数、PT、APTT等。临床研究显示，ICU危急值常见的项目是：血钾、血红蛋白、凝血、肌酐和心肌酶等。

（一）危急值处理流程

1. 确认信息准备

护士接到“危急值”报告后迅速通知主管医生，仔细审查化验报告，确认是否存在明显的错误或误解。检查化验单上的患者信息是否与病历相符，以避免样本混淆。然后医生和护士立即共同判断并处理，主管医生如果认为该结果与患者的临床病症不相符，护士应协助采集额外的血液、尿液或其他样本进行进一步化验，确保样本采集的正确性和及时性。协助安排影像学检查、内镜检查或其他诊断性检查。准备患者和所需设备，确保检查的顺利进行。

2. 及时处置

医生在确认“危急值”后必须在5～10min内作出处理，迅速采取相应的紧急处理措施。护士应立即备好急救药品并处于备用状态，在第一时间内做好抢救和治疗。

3. 严密观察病情

护士配合医生处理后，应严密观察病情，必要时按医嘱采集标本或进行复查，并立即送检关注检验结果。

4. 规范记录

在科室内设置“危急值”报告登记本，填写内容包括：患者床号、姓名、年龄、性别、诊断；报告日期、时间（到分）；危急值内容、报告者（检验科）、报告方式、处理意见、护士签名、医生签名。护士在重症护理记录单上记录“危急值”及处理措施。

5. 严格交接班

“危急值”报告列入交接班的重点内容。“危急值”交接内容："危急值"、抢救措施、病情变化等，并且在护理记录中体现。

在ICU中，相对于实验室检验而言，POCT能及时、方便地提供救治所需的检验信息，判断病因及时准确，提高诊断准确率，有利于ICU医师判定准确的治疗方案，尽快解除危急状态，使重症患者得到及时、高效、准确的救治，减少住院时间，降低发病率及死亡率，从而提高抢救成功率。有研究显示POCT危急值临床处置时间缩短19%，抢救成功率提高12%。如床旁血气可迅速判断患者的氧监测情况、电解质等，从而协助临床医生及时处理患者的危急值。临床中，ICU患者最常见血钾的异常值，动脉血气可以在短时间内最直接获取到血钾值，如果出现低血钾，血钾＜3.0mmol/L时，应通知医生后，迅速予患者启动快速补钾；若血钾＞5.5mmol/L时，应予患者启动利尿或者高糖胰岛素降钾，肾功能不全患者应立即予以血滤治疗。术后患者常见血色素异常或凝血异常，临床护士可以通知床旁医生后，共同判断患者实际情况，从而决定是否重新复查或是否给予患者行输血治疗。

ICU实验室检查的目的是更好地理解患者的病理生理状态，从而提供最合适的治疗。因此，实验室检查与临床护理和监测是紧密相连的。

第三章

常见护理评估

在ICU中，患者通常面临多种复杂的健康问题，病情变化迅速且不可预测，精确、及时地评估生命体征，不仅可以提高患者的生存率，还能够优化治疗方案，减少并发症的发生。

近年来，随着医疗技术的不断进步，生命体征监测设备和方法日益完善。然而，尽管技术手段持续提升，生命体征评估仍然面临诸多挑战。例如，不同疾病和病情下，生命体征的变化规律和临床意义可能有所不同，如何准确解读这些数据并做出合理的临床判断，依然需要医护人员具备丰富的经验和专业知识。

综上所述，重症患者生命体征的动态评估在临床管理中具有重要意义。通过不断提升评估技术和方法，医护人员能够更全面地掌握患者的病情进展，从而提供更为精准和有效的治疗服务。

第一节　生命体征评估

一、呼吸

呼吸是给全身组织输送氧气并排出二氧化碳的过程，躯体通过呼吸肌收缩和舒张引起的胸廓节律性扩大和缩小实现吸气运动和呼气运动，呼吸系统实现了空气和血液之间，以及血液和身体细胞之间的气体交换。

（一）正常呼吸

正常成人在安静状态下，呼吸频率为16～20次/分。正常呼吸节律规则、呼吸运动均匀无声且不费力。胸式呼吸多见于女性，而腹式呼吸多见于男性及儿童。年龄越小，呼吸频率相对越快，刚出生的新生儿每分钟可达40次左右。呼吸与脉搏的比例约为1∶4。

（二）异常呼吸

1. 呼吸频率异常（表3-1）

呼吸频率异常是指呼吸次数超出正常生理范围。

表3-1　呼吸频率异常的临床表现和常见疾病

类型	临床表现	常见疾病
呼吸频率增快	＞24次/分	病理性呼吸频率增快常见于高热、气道不畅通、胸腔积液、肺炎、哮喘、心力衰竭、贫血等。一般体温每升高1℃，呼吸频率增加3～4次/分
呼吸频率减慢	＜10次/分	病理性呼吸频率减慢常见于颅内压高、颅内肿瘤、麻醉药或镇静药使用过量、胸膜炎、呼吸肌疾病等

2. 呼吸幅度异常（表3-2）

呼吸幅度是指呼吸运动时患者的胸腹部起伏程度，可反映潮气量的大小。

表3-2　呼吸幅度异常的临床表现和常见疾病

类型	临床表现	常见疾病
深大呼吸	深而规则的大呼吸，可伴有鼾音	多见于代谢性酸中毒

续 表

类型	临床表现	常见疾病
浅快呼吸	呼吸浅快而不规则	多见于呼吸肌麻痹、严重腹胀、腹水和肥胖及肺部疾病如肺炎、胸膜炎、胸腔积液、气胸、肋骨骨折等患者。若呼吸浅表而不规则，有时呈叹息样，多见于濒死的患者

3. 呼吸节律异常（表3-3）

呼吸节律异常是指呼吸的规律发生紊乱，表现为呼吸深度、频率或间隔的不规则变化。

表3-3 呼吸节律异常的临床表现和常见疾病

类型	临床表现	常见疾病
潮式呼吸	表现为呼吸由浅慢逐渐变为深快，再由深快转为浅慢，经一段时间的呼吸暂停（5～30s）后，又开始重复以上的周期性变化	多见于中枢神经疾病、脑循环障碍和中毒等患者
间断呼吸	表现为有规律的呼吸几次后，突然停止，间隔一段时间后又开始呼吸，如此反复交替	多见于脑膜炎和尿毒症等患者，提示患者预后较差

4. 呼吸音响异常（表3-4）

呼吸音响异常是指呼吸时伴随异常声音或音调改变，提示气道或肺部病变。

表3-4　呼吸音响异常的临床表现、产生机制和常见疾病

类型	临床表现	产生机制	常见疾病
蝉鸣样呼吸	表现为吸气时产生一种高音调的似蝉鸣样声音	声带附近阻塞，使空气吸入困难	多见于喉头水肿、喉头异物等患者
鼾声呼吸	呼吸时、发出一种粗大的鼾声	气管或支气管内有较多的分泌物所致	多见于昏迷患者

5. 呼吸困难（表3-5）

呼吸困难指呼吸频率、节律和深浅度的异常，临床上可分为以下几种。

表3-5　呼吸困难的原因、特点和常见疾病

类型	原因	特点	常见疾病
吸气性呼吸困难	上呼吸道部分阻塞，气流不能顺利入肺，吸气时呼吸肌收缩，肺内负压极度增高所致	吸气费力，吸气时间延长，可出现三凹征（吸气时胸骨上窝、锁骨上窝、肋间隙出现凹陷）	常见于喉头水肿、痉挛，气管异物、肿瘤或受压等引起的上呼吸道机械性梗阻
呼气性呼吸困难	由于下呼吸道部分梗阻，气流呼出不畅所致	呼气费力，呼气时间延长	常见于支气管哮喘、阻塞性肺气肿
混合性呼吸困难	由于肺部病变广泛，呼吸面积减少，影响换气功能所致	吸气和呼气均感费力，呼吸快而表浅	常见于重症肺炎、广泛肺纤维化等

二、体温

体温也称人体核心温度，是指身体内部胸腔、腹腔和中

枢神经的温度。正常人的体温在体温调节中枢的调节下，产热与散热处于动态平衡之中，维持人体的体温在相对恒定的范围之内。病理性高热容易损伤中枢神经系统，低体温则可造成循环障碍，甚至诱发心室颤动，因此，体温是重症患者需重点关注的生命体征之一。

（一）正常体温

体温监测方法包括：外周体温监测法（鼓膜、腋窝和口腔测温）和体内监测法（肺动脉导管、食管和直肠测温）。二者各有利弊，外周体温监测法准确性不如体内监测法，但体内监测法不如外周体温监测法实用。

成人正常体温范围：口温为36.3～37.2℃，腋温为36.0～37.4℃，肛温为36.9～37.9℃。

个体正常变化：在相同生理状态下，不同的个体或同一个体不同的时间和不同的环境，其体温会有所不同，例如，儿童由于代谢率高，体温可比成人高；老年人代谢率低，体温比成人低；个别人的基础体温可比正常范围略高或略低0.5℃左右。正常情况下，人体体温在早晨较低，下午较高，但一般波动范围不超过1℃；妇女在排卵期和妊娠期体温较高，月经期较低。

（二）重症监护室中的体温监测

皮肤温度与中心温度差：皮肤温度能反映末梢循环状态，在血容量不足或低心排时，外周血管收缩，皮肤温度下降，一般将皮肤温度探头置于大腿内侧。中心温度探头置于直肠（距肛门10cm）或者后鼻孔。正常温差皮肤温度与中心温度之差应＜2℃，温度差值逐渐进行性扩大，是病情恶化的指标之一。

（三）异常体温

1. 体温过高

（1）体温过高又称发热，任何原因引起产热过多、散热减少、体温调节障碍、致热原作用于体温调节中枢使调定点上移而引起的体温升高，并超过正常范围，称体温过高。

（2）临床分级：以口腔温度为例，发热程度可分为以下几级（表3-6）。

表3-6　体温过高分级（口腔温度）

体温过高分级	口温
低热	37.3 ～ 37.9℃
中度热	38.0 ～ 38.9℃
高热	39.0 ～ 40.9℃
超高热	41.0℃以上

（3）体温升高的临床表现一般可分为三个阶段。

1）体温上升期：产热大于散热，临床上表现为疲乏、不适、肌肉酸痛、皮肤苍白、干燥无汗、畏寒，有时伴寒战等症状。体温上升有两种方式。骤升型：体温在几小时内达39 ～ 40℃或以上，常伴有寒战，小儿可有惊厥，见于肺炎球菌肺炎、疟疾、败血症、输液反应等。缓升型：体温缓慢上升，在数日内达高峰，一般不伴有寒战，见于伤寒、结核病等。

2）高热持续期：产热与散热在较高的水平上趋于平衡。体温维持在较高的状态。临床表现为皮肤潮红而灼热，呼吸、心率增快。此期持续时间因病情和治疗效果而异，可为数小时、数天甚至数周不等。

3）体温下降期：由于病因的消除或药物的应用，使散热大于产热，体温恢复正常。临床表现为患者大量出汗和皮肤温度降低。体温下降的方式有两种。骤降型：体温于数小时内迅速降至正常，有时可略低于正常，伴有大汗，常见于疟疾、大叶性肺炎、急性肾盂肾炎等。渐降型：体温于数天内逐渐降至正常，如伤寒、风湿热等。

（4）常见热型：临床上把各种体温曲线的形态称为热型。不同的发热性疾病可表现出不同的热型，加强观察有助于疾病的诊断。常见热型如下（表3-7）。

表3-7　不同热型图例及特点

热型	图例	特点
稽留热	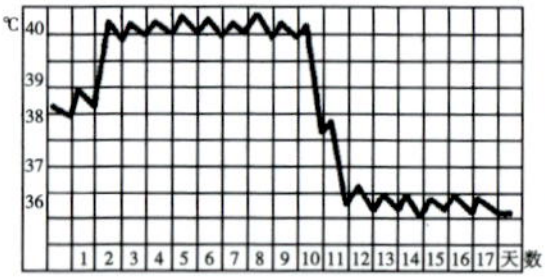	体温持续于39～40℃，24h内波动范围不超过1℃，可达数天或数周，见于大叶性肺炎、伤寒等
弛张热	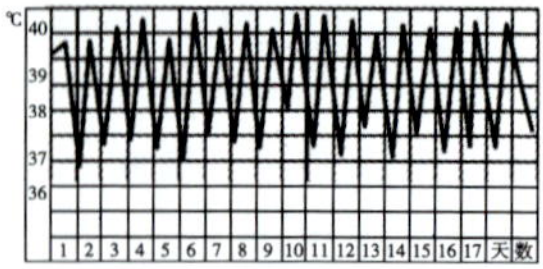	又称败血症热，体温在39℃以上，24h内波动范围达2℃以上，体温最低时仍高于正常水平，见于败血症、重症肺结核、风湿热等
间歇热	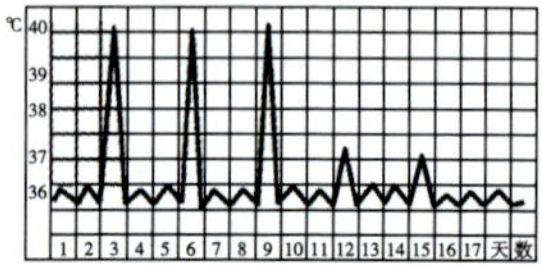	体温骤升至39℃以上，持续数小时后又骤然降至正常水平，经过数小时或数天后又突然升高，如此高热期与无热期反复交替出现，见于疟疾、急性肾盂肾炎等

续　表

热型	图例	特点
不规则热	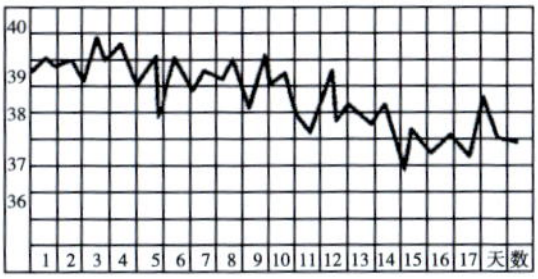	发热的体温曲线无一定规律，见于结核病、风湿热、渗出性胸膜炎、癌性发热等

2. 低体温

（1）低体温的定义是核心体温低于35℃，可能原因有机体散热过多、产热减少、体温调节中枢受损和/或体温调节中枢发育不完善。

（2）低体温的分级（表3-8）。

表3-8　低体温分级和温度

低体温分级	核心体温
轻度	32 ～ 35℃
中度	30 ～ 32℃
重度	＜30℃，瞳孔散大，对光反射消失
致死温度	23 ～ 25℃

三、脉搏

在每个心动周期中，由于心脏的收缩和舒张，动脉内的压力和容积也会随之发生周期性的变化，导致动脉管壁产生有节律的搏动，称为动脉脉搏，简称脉搏。

（一）正常脉搏

1. 脉率

每分钟脉搏搏动的次数（频率）。正常成人在安静状态下脉率60～100次/分。脉率受诸多因素影响而引起变化。正常情况下，脉率和心率是一致的，当脉率难以测定时，应测心率。

2. 脉律

脉律是指脉搏的节律性。它反映了左心室的收缩情况，正常脉律跳动均匀规则、间隔时间相等。

3. 脉搏的强弱

脉搏的强弱是触诊时血液流经血管的一种感觉。正常情况下脉搏强弱相同。脉搏的强弱取决于动脉充盈度和血管阻力，即与心搏量和脉压大小有关，也与动脉壁的弹性有关。

（二）异常脉搏的评估（表3-9）

表3-9 脉搏异常定义、临床表现和常见疾病

类型		定义及临床表现	常见疾病
脉率异常	速脉	正常成人脉率超过100次/分称为速脉，又称心动过速	常见于发热、甲状腺功能亢进、心力衰竭、血容量不足等，一般体温每升高1℃，成人脉率约增加10次/分，儿童则增加15次/分
	缓脉	正常成人脉率低于60次/分称为缓脉，又称心动过缓	常见于颅内压增高、房室传导阻滞、甲状腺功能减退、阻塞性黄疸等

续　表

类型		定义及临床表现	常见疾病
脉律异常	间歇脉	在一系列正常规则的脉搏中，出现一次提前而较弱的脉搏，其后有一较正常延长的间歇（代偿间歇），称间歇脉	心脏异位起搏点过早地发生冲动而引起的心脏搏动提早出现。正常人在过度疲劳、精神兴奋、体位改变时偶尔也会出现间歇脉
	脉搏短绌	在同一单位时间内脉率小于心率，称为脉搏短绌，简称绌脉。其特点是心律完全不规则，心率快慢不一，心音强弱不等，脉率低于心率	常见于心房纤颤的患者
脉搏强弱异常	洪脉	当心排血量增加，周围动脉阻力较小，动脉充盈度和脉压较大时，则脉搏强而大，称为洪脉	常见于高热、甲状腺功能亢进、主动脉瓣关闭不全等
	细脉	当心排血量减少，周围动脉阻力较大，动脉充盈度降低时，则脉搏弱而小，扪之如细丝，称细脉	常见于心功能不全、大出血、休克、主动脉瓣狭窄等
	交替脉	指节律正常，而强弱交替出现的脉搏	常见于高血压心脏病、冠状动脉粥样硬化性心脏病等
	水冲脉	脉搏骤起骤降，急促而有力。主要由于收缩压偏高，舒张压偏低使脉压增大所致。触诊时，如将患者手臂抬高过头并紧握其手腕掌面，就可感到急促有力的冲击	常见于主动脉瓣关闭不全、甲状腺功能亢进等
	奇脉	吸气时脉搏明显减弱或消失，称为奇脉	常见于心包积液和缩窄性心包炎。是心脏压塞的重要体征之一

四、血压

血压是血管内流动着的血液对单位面积血管壁的侧压力。在一个心动周期中，动脉血压随着心室的收缩和舒张而发生规律性的波动。在心室收缩时，动脉血压上升达到的最高峰称收缩压。心室舒张末期，动脉血压下降达到的最低值称为舒张压。收缩压与舒张压的差值称为脉压。

（一）正常血压

正常成人血压（90～140）/（60～90）mmHg，两侧上肢收缩压可有5～10mmHg的差别，袖带法测量得的下肢血压比上肢高20～30mmHg，有创测压法测得的收缩压较无创高5～20mmHg。

（二）异常血压的评估

1. 血压值异常（表3-10）

表3-10 异常血压分级和常见疾病

异常血压		收缩压（mmHg）	关系	舒张压（mmHg）	常见疾病
低血压		＜90/60			大量失血、休克、急性心力衰竭等
高血压	1级	140～159	和/或	90～99	高血压分为原发性和继发性。继发性高血压可能由累及肾脏、动脉、心脏和内分泌系统的疾病所引起
	2级	160～179	和/或	100～109	
	3级	≥180	和/或	≥110	

2. 脉压异常（表3-11）

脉压为收缩压与舒张压之差，成人静息状态下正常脉压为30～40mmHg。

表3-11　异常脉压和常见疾病

异常脉压	常见疾病
脉压增大	主动脉硬化、主动脉瓣关闭不全、动静脉瘘、甲亢等
脉压减小	心包积液、缩窄性心包炎、末梢循环衰竭等

第二节　意识状态评估

重症患者往往因为各种原因，包括创伤、脑血管意外、代谢紊乱、感染或药物中毒等各种原因出现意识障碍。系统、准确的意识评估可以帮助医护人员判断患者的病情严重程度、预后情况，并及时调整治疗策略，最大限度地提高患者的生存率与生活质量。意识障碍可以分为觉醒障碍、意识内容障碍和特殊类型的意识障碍。

一、意识障碍的观察

（一）觉醒障碍（表3-12）

表3-12　觉醒障碍程度和临床表现

程度	定义及临床表现
清醒	指处于正常觉醒状态，能够正确认识自己和周围环境并保持正常反应

续 表

程度	定义及临床表现
嗜睡	患者大部分时间处于睡眠状态，但易被唤醒，唤醒后定向力基本完整，意识范围不缩小，但注意力不集中。停止刺激后很快又可入睡。反射正常
昏睡	患者对外界刺激应答反应减弱，仅能被较强的刺激唤醒，模糊作答，有时发出含混不清的、无目的的喊叫。停止刺激后立即进入睡眠状态
浅昏迷	对周围事物及声、光等刺激全无反应，对疼痛刺激可有回避动作及痛苦表情，但不能觉醒。吞咽反射、咳嗽反射、角膜反射及瞳孔对光反射仍然存在。生命体征无明显改变
深昏迷	对外界任何刺激均无反应，深、浅反射均消失，全身肌肉松弛，无任何自主运动。生命体征多有明显改变，呼吸不规则，血压或有下降
脑死亡	又称极度昏迷或不可逆昏迷，是指全脑功能不可逆丧失，是颅内结构的最严重损伤。患者处于濒死状态，无自主呼吸，各种反射消失，脑电图呈病理性电静息，脑功能丧失持续在24h以上

（二）意识内容障碍（表3-13）

表3-13 意识内容障碍程度和临床表现

程度	定义及临床表现
意识模糊	比嗜睡程度更深的意识障碍。表现为注意力、记忆力、定向力减退，情感反应淡漠，活动减少，语言缺乏连贯性
谵妄	对周围环境的认识及反应能力均有下降，表现为定向不能、注意力下降、不能仔细思考问题等，伴有言语增多、错觉和幻觉及觉醒-睡眠周期紊乱，精神紧张、恐惧或兴奋不安，甚至出现冲动或攻击行为

（三）特殊类型的意识障碍（表3-14）

表3-14　特殊类型的意识障碍和临床表现

类型	定义及临床表现
去皮质综合征	大脑皮质受到严重的广泛损害、功能丧失，而大脑皮质下及脑干功能仍然保存的一种特殊状态。表现为语言、运动、意识丧失，能无意识地睁眼和闭眼。各种生理反射存在，四肢肌张力增高，病理反射阳性
持续性植物状态	又称植物人。自主神经功能正常，而有意识的运动、感觉和精神活动丧失，只是躯体生存而无智能和社会生活表达
无动性缄默症	脑干上部或丘脑的网状激活系统受损，而大脑半球及传出通路无损所致。表现为缄默、无自发语言、四肢运动不能、对痛刺激有反应、眼球能注视周围，有觉醒-睡眠周期，大小便失禁，肌肉松弛，无锥体束征
闭锁综合征	脑桥基底部病变所致。表现为意识清醒，但不能言语、身体不能活动，四肢和脑桥以下脑神经均瘫痪，仅能以眼球上下运动示意与周围环境建立联系

二、意识障碍的程度

现今应用最广的意识障碍程度评估量表是格拉斯哥昏迷量表（Glasgow coma scale，GCS）（表3-15）。GCS是以睁眼反应（E）、言语反应（V）和运动反应（M）三项指标，利用其分数相加来评定人的意识状态或意识水平程度的一种评分数字量表。得分越高，提示意识状态越好。最低分为3分，代表“深度昏迷”；最高分为15分，代表“完全清醒”。

表3-15　格拉斯哥昏迷量表

睁眼反应（评分）	言语反应*（评分）	运动反应（评分）
能自行睁眼　（4）	能对答，定向正确　（5）	能遵嘱完成任务　（6）
呼之能睁眼　（3）	能对答，定向有误　（4）	刺激时能定位　（5）
刺痛能睁眼　（2）	胡言乱语，不能对答　（3）	疼痛刺激时有逃避反应　（4）
不能睁眼　（1）	仅能发音，无言语　（2）	疼痛刺激时呈屈曲状态　（3）
	不能发音　（1）	疼痛刺激时呈伸展状态　（2）
		疼痛刺激时无运动反应　（1）

注：*因气管切开无法正常发声者评V（T），因气管插管无法正常发声者评V（E），失语症评V（A）。

三、瞳孔的监测

瞳孔直径变化及对光反射的检测是重症医学科必不可少的检查项目。对于危重患者，观测瞳孔直径及对光反射变化，有助于判断颅脑疾病病情的进展与预后、为及时制定合理有效的治疗方案提供重要的指导依据。

（一）瞳孔的监测方法

正常人双侧瞳孔一般双侧对称、等大等圆，直径2～4mm，对光反射灵敏。但在做出病理性瞳孔直径不等大的判断前，一定要考虑到15%～20%的正常人可以出现双侧瞳孔直径的不等大，双眼瞳孔大小相差不大于1mm属于生理现象。

对光检查时需要用聚光集中的电筒，对准两眼中间照射，对比两侧瞳孔的大小、形状及对光反射，再将光源分别从两侧移向瞳孔中央，观察瞳孔的直接和间接反射，注意对光反射是否灵敏。

（二）瞳孔异常变化与相关疾病（表3-16）

表3-16　瞳孔异常变化和相关疾病

<table>
<tr><th colspan="2">瞳孔改变</th><th>相关疾病</th></tr>
<tr><td rowspan="2">瞳孔扩大</td><td>单侧瞳孔扩大</td><td>疾病所致第Ⅲ、Ⅳ、Ⅵ对脑神经和三叉神经第一支受损，出现眶尖综合征，患者眼睑下垂，患侧瞳孔扩大，对光反射及调节反射均减弱或消失；中枢性动眼神经麻痹和周围性动眼神经麻痹，主要表现为单侧瞳孔扩大、对光反射及调节反射均消失</td></tr>
<tr><td>双侧瞳孔扩大</td><td>若患者瞳孔从缩小逐渐变大，对光反射迟钝或消失，生命体征出现衰竭性改变，多为临终前的瞳孔扩大；多种原因导致视交叉、视束、外侧膝状病变可引起强直性瞳孔扩大；其他疾病，如脑炎、青光眼、外伤等主要损害传导通路，使双侧瞳孔扩大</td></tr>
<tr><td rowspan="2">瞳孔缩小</td><td>单侧瞳孔缩小</td><td>小脑幕切迹疝：疾病最初，患侧瞳孔有短时间的缩小，后瞳孔逐渐扩大。Horner综合征：主要表现为患侧眼球内陷、瞳孔缩小、上睑下垂，其常继发于多种严重的疾病</td></tr>
<tr><td>双侧瞳孔缩小</td><td>颅内出血常引起双侧瞳孔缩小，如小脑出血、脑室出血、桥脑出血</td></tr>
</table>

第三节　镇静镇痛评估

镇静与镇痛是重症医学中不可或缺的治疗环节，旨在减轻患者在治疗过程中因机械通气、创伤、手术等引发的痛苦和不适。然而，镇静与镇痛管理的复杂性在于，每位患者对药物的反应存在显著差异，同时过度或不足的镇静镇痛可能会引发一系列不良后果，如谵妄、呼吸抑制、延迟脱机及长期的神经心理问题。本章节将系统介绍重症患者镇静与镇痛评估的临床应用工具，以及新技术的进展，旨在通过对镇静镇痛评估的全面了解，帮助临床医护人员在复杂病情管理中，更加准确地制定个体化评估方案。

一、镇静镇痛的目标与原则

（一）镇静镇痛的临床目标

重症患者的镇静镇痛管理是重症监护治疗中的关键环节，其核心目标是确保患者的舒适度，维持生理稳定，并最大限度减少并发症，促进患者的康复。临床目标不仅是减轻疼痛和缓解焦虑，还包括防止过度镇静或镇痛导致的不良后果，如呼吸抑制、谵妄和长期认知功能障碍。因此，临床上针对镇静镇痛的管理目标必须多维度、个体化，动态调整。

（二）镇静镇痛指征（表3-17）

表3-17 镇静镇痛指征和临床表现

指征	临床表现
疼痛	疼痛的临床表现因病因和个体差异而异，常表现为夜间加重，并可引发焦虑、抑郁等伴发症状
焦虑	一种强烈的忧虑、不确定或恐惧状态。50%以上的ICU患者可能会出现焦虑症状，其特征包括躯体症状和紧张感
躁动	一种伴有不停动作的易激惹状态。70%以上的患者发生过躁动

续 表

指征	临床表现
谵妄	谵妄的核心表现为突发意识模糊、注意力涣散及思维混乱，伴近期记忆下降、情绪波动和睡眠-觉醒周期紊乱。患者可能出现无目的活动或攻击行为
睡眠障碍	主要表现为入睡困难、睡眠浅、易醒或早醒

（三）镇静过度与不足的危害（表3-18）

表3-18 镇静过度与不足的危害及表现

分类		危害及表现
镇静过度	呼吸抑制	过度镇静最直接的危害是呼吸抑制，对于依赖机械通气的患者，镇静过度可能延迟自主呼吸的恢复，增加撤机难度，延长机械通气时间。此外，呼吸抑制可能会导致低氧血症，进一步加重患者病情
	循环抑制	许多镇静药物具有抑制血管扩张或降低心脏收缩力的作用，过度镇静可能导致低血压，进而影响重要器官的灌注。低血压可能使患者的肾功能下降，增加急性肾损伤的风险，同时可能诱发或加重休克状态。对于已经存在循环不稳定的重症患者，镇静过度可能进一步增加病情的复杂性
	谵妄和长期认知障碍	尽管镇静药物能减少焦虑和躁动，但过度镇静与谵妄的发生风险显著相关。长期过度镇静会导致患者在清醒和非清醒状态下频繁切换，增加谵妄的发生率。谵妄不仅影响短期的意识状态，还可能导致长期认知功能障碍，甚至对患者的生活质量产生长期负面影响

续　表

分类		危害及表现
镇静不足	疼痛和焦虑	镇静不足可能导致患者经历不必要的疼痛与焦虑，诱发应激反应，进而引起心率加快、血压升高及代谢负荷增加
	机械通气不耐受	对于接受机械通气的患者，镇静不足可能导致其与呼吸机产生对抗，表现为呼吸不协调（例如，患者尝试自主呼吸但与呼吸机的节律不一致）。此类不协调现象可能造成通气不足，进而引发二氧化碳潴留、低氧血症等问题，影响气体交换效率，不利于呼吸功能的恢复
	心理创伤	镇静不足的患者可能处于过度清醒的状态，承受不必要的疼痛与心理创伤。这种经历在患者康复后可能演变为心理后遗症，如ICU相关的创伤后应激障碍（PTSD），对其长期心理健康与生活质量产生不利影响

二、重症患者镇静评估工具

（一）镇静状态的主观评估

1. Ramsay镇静评分（RSS）

Ramsay镇静评分分为六级，反映三个层次的清醒状态和三个层次的睡眠状态。Ramsay镇静评分被广泛认可和使用，但缺乏特征性的指标来区分不同的镇静水平（表3-19）。

表3-19　Ramsay镇静评分表

评分	表现
1	焦虑、躁动不安
2	有配合、有定向力、安静

续　表

评分	表现
3	对指令有反应
4	嗜睡，对轻叩眉间反应敏捷
5	嗜睡，对轻叩眉间反应迟钝
6	嗜睡，无任何反应

2. Richmond Agitation-Sedation Scale评分（RASS）

与RSS相比，RASS对躁动和镇静的程度划分更加细化，更为准确和客观，广泛适用于内外科ICU患者（表3-20）。

表3-20　Richmond Agitation-Sedation Scale评分表

评分	分级	表现
4	有攻击性	非常有攻击性，暴力倾向
3	非常躁动	非常躁动，有拔管倾向
2	躁动	身体激烈移动，无法配合呼吸机
1	不安	焦虑、紧张，但身体活动不剧烈
0	清醒且平静	清醒，自然状态
−1	嗜睡	嗜睡，但对声音刺激能够维持大于10s的清醒，且有视觉接触
−2	轻度镇静	对声音刺激能够维持小于10s的清醒，且有视觉接触
−3	中度镇静	对声音刺激有运动反应，无视觉接触
−4	重度镇静	对声音刺激无反应，但对身体刺激有运动反应
−5	不可唤醒	对声音或身体刺激无任何反应

（二）镇静状态的客观评估

客观评估也是镇静评估的重要组成部分，临床常用的镇静客观评估方法有脑电双频指数（bispectral index，BIS），BIS是一种基于脑电图（EEG）的非侵入性监测工具，广泛应用于临床麻醉和重症监护中的镇静深度评估。通过分析患者的脑电活动，BIS提供了一个量化的指数（0～100），用于评估中枢神经系统的抑制程度。BIS监测帮助医务人员在麻醉、镇静或昏迷状态下准确调控药物剂量，优化镇静效果，避免镇静过度或不足带来的不良后果。

三、重症患者镇痛评估工具

（一）常见的主观疼痛评估方法

1. 世界卫生组织（WTO）的疼痛分级（表3-21）

表3-21 疼痛分级和临床表现

分级	临床表现
0度	不痛
Ⅰ度	轻度痛，为间歇痛，可不用药
Ⅱ度	中度痛，为持续痛，影响休息，需用镇痛药
Ⅲ度	重度痛，为持续痛，不用药不能缓解疼痛
Ⅳ度	严重痛，为持续剧痛伴血压、脉搏等变化

2. 数字分级法（numeric rating scale，NRS）

由0到10共11个数字组成，数字越大疼痛程度越严重。疼痛程度分级标准为：0，无痛；1～3，轻度疼痛；4～6，中度疼痛；7～10，重度疼痛。多适用于学龄期儿童。

3. 视觉模拟评分法（visual analogue scale，VAS）

VAS是一把10cm长的直尺，两端分别标上数字0和10，数字越大疼痛程度越严重；疼痛评估时，由患者在VAS尺上指出最能代表其疼痛程度的位置，然后由医护人员读取尺子背面相对应的数值，即为患者的疼痛程度评分。

（二）常见的客观疼痛评估方法

1. 行为疼痛量表（behavioral pain scale，BPS）（表3-22）

BPS同时适用于气管插管和非气管插管的ICU患者。该量表目前包括3个条目：面部表情、上肢运动、通气依从性（气管插管患者）或发声（非气管插管患者），每一项按1～4评分，总分为3～12分，总分越高说明患者的疼痛程度越高。

表3-22 行为疼痛量表

项目	1分	2分	3分	4分
面部表情	放松	部分紧张	完全紧张	扭曲
上肢运动	无活动	部分弯曲	手指、上肢完全弯曲	完全回缩
通气依从性（插管）	完全能耐受	呛咳，大部分时间能耐受	对抗呼吸机	不能控制通气
发声（非插管）	无疼痛相关发声	呻吟≤3次/分且每次持续时间≤3s	呻吟＞3次/分且每次持续时间＞3s	咆哮，或使用“哦”“哎哟”等言语抱怨或屏住呼吸

第四节　血栓评估

血栓的形成是重症患者中常见且具有潜在威胁的并发症之一，往往涉及多种病理机制。无论是静脉血栓栓塞症（如深静脉血栓和肺栓塞），还是动脉血栓形成（如心肌梗死和脑卒中），其后果都可能严重影响患者的预后和存活率。重症患者由于卧床、手术、创伤、感染及多脏器功能衰竭等多种因素，血栓发生的风险显著增加。血栓评估不仅是诊断的重要手段，也是预防和治疗的关键环节。通过早期识别高危患者、使用适当的临床评分系统和辅助检查，可以更好地进行风险分层，选择个体化的抗凝和预防措施，从而减少血栓相关的并发症和死亡率。

一、血栓形成的机制

（一）Virchow三联征

Virchow三联征是指由德国病理学家鲁道夫·维尔乔描述的三种与血栓形成有关的病理状态。它包括以下几点。

1. 血管内皮损伤

血管内皮的损伤可以导致血栓形成。损伤可能由机械性损伤、炎症或其他因素引起。

2. 血液流变学改变

血液流动的异常，如血流缓慢或血液淤积，也会促进血栓的形成。静脉血流缓慢或淤积常见于静脉曲张或长期卧床的情况。

3. 血液高凝状态

血液的凝血倾向增加，可能由于遗传因素、某些药物或疾病（如癌症、感染等）引起。这三种因素共同作用，增加了血栓形成的风险。

（二）特殊人群血栓形成的高风险因素

1. 癌症患者

某些癌症及其治疗（如化疗）会增加血栓形成的风险。

2. 长期卧床或制动的患者

长时间不动会导致血液淤积，特别是在住院或手术后恢复期间。

3. 孕妇

怀孕期间，体内的激素变化和血液流变学改变会增加血栓形成的风险。

4. 肥胖者

肥胖可能会导致血液流动减慢和慢性炎症，增加血栓的风险。

5. 遗传性血液疾病患者

如遗传性凝血障碍（如抗凝血酶缺乏、因子V莱顿突变等）会导致血液凝固异常。

6. 使用口服避孕药或激素替代疗法的女性

这些药物会影响血液凝固系统，增加血栓风险。

7. 老年人

随着年龄增长，血管壁的弹性降低，血液流动减缓，血栓风险增加。

8. 心血管疾病患者

如心房颤动、心脏瓣膜疾病等，这些情况会导致血液在心脏内滞留，从而增加血栓形成的风险。

9. 外伤或手术后的患者

手术特别是骨科手术后，血栓形成的风险会显著增加。

二、临床表现与危险信号

（一）静脉血栓的临床表现

静脉血栓，特别是深静脉血栓（DVT）是重症患者常见的血栓类型，常发生于下肢深静脉，也可累及上肢静脉或盆腔静脉。以下是DVT的典型临床表现（表3-23）。

表3-23　DVT临床表现

临床表现	具体描述
局部肿胀和疼痛	下肢肿胀是DVT最常见的症状之一，通常表现为单侧肢体的局部肿胀。由于静脉回流受阻，血液在患肢积聚，导致肢体的体积增加。疼痛多为钝痛或酸痛，通常位于小腿或大腿，活动或触摸患肢时疼痛加重
皮肤温度变化与颜色改变	由于血流淤积，患肢皮肤可能表现为局部温度升高，颜色呈现苍白、青紫或发红
表浅静脉扩张	深静脉血栓形成后，部分患者会出现表浅静脉的扩张和可见血管网，因深部静脉受阻后，血流通过表浅静脉代偿
霍曼征阳性	即被动背屈足踝时出现小腿疼痛，提示可能存在下肢DVT。然而，该体征敏感性和特异性较低，临床中较少单独使用

当静脉血栓脱落并随血流进入肺动脉时，可能导致肺栓塞（PE），这是DVT最严重的并发症之一。肺栓塞的临床表现因栓塞的范围和严重程度而异。以下是PE的典型表现（表3-24）。

表 3-24　PE 临床表现

临床表现	具体描述
突发性呼吸困难	PE最常见的症状是呼吸困难，通常为急性发作，患者可能感觉喘不过气，甚至出现明显的气短和呼吸急促
胸痛	肺栓塞患者常感胸痛，疼痛多为锐痛或刺痛，通常与呼吸或咳嗽相关。若血栓引起肺组织梗死，则疼痛可能较为持续
咯血	部分PE患者可出现咯血，特别是伴有肺梗死时
低氧血症	肺栓塞阻断部分肺循环，导致血液中的氧气交换减少，患者可能出现发绀、血氧饱和度下降，严重者出现低氧血症和呼吸衰竭
心动过速和低血压	大面积肺栓塞可能引发急性右心力衰竭，表现为心动过速、低血压，甚至导致休克和猝死

（二）动脉血栓的临床表现

动脉血栓通常形成于动脉粥样硬化病变基础上，动脉血栓最常见的临床表现为急性心肌梗死和脑卒中。

1. 急性心肌梗死

急性心肌梗死典型症状为胸部压榨样疼痛，持续时间超过20min，且疼痛可向肩膀、背部、颈部或左臂放射。患者可能伴有出汗、恶心、心悸、气短等症状。

2. 脑卒中

当脑动脉被血栓阻塞时，会导致脑卒中，常见表现包括突然的偏瘫或单侧肢体无力、言语不清、意识模糊、视物模糊或丧失、行走困难和严重头痛。症状的严重程度取决于受累动脉的大小和位置。

（三）非典型的血栓表现与隐匿性血栓

在某些情况下，血栓的症状并不典型，或表现较为隐匿，尤其是在重症患者或老年人中。以下是一些需要警惕的非典型血栓表现。

1. 无症状性DVT

部分患者的DVT无明显临床症状，仅在影像学检查中被发现。这类患者通常是卧床重症患者，需依赖常规筛查和评估工具进行早期识别。

2. 无症状性PE

部分PE患者可能无明显呼吸困难或胸痛，但在常规检查中发现低氧血症，或在超声心动图中发现右心功能受损，这类隐匿性PE往往在病情恶化时被察觉。

3. 非典型部位血栓

虽然下肢DVT最为常见，但上肢、腹腔静脉（如肠系膜静脉或门静脉）也可能发生血栓，表现为局部疼痛、肿胀、腹痛或肠道功能障碍。

三、血栓评估的常用工具

血栓的早期识别和评估是预防和治疗血栓性疾病的关键环节。临床上，针对不同类型的血栓形成，如深静脉血栓（DVT）、肺栓塞（PE）及其他血栓事件，已开发了多种评估工具和临床评分系统。这些工具通过结合患者的症状、体征、实验室检测和影像学检查，帮助临床医师更精准地判断血栓发生的风险、确定下一步的诊断和治疗措施。

1. Caprini评分系统

Caprini评分系统是一种用于评估术后静脉血栓栓塞（VTE）风险的工具，特别是在外科患者中常用。评分系统根据患者的病史、病理情况和手术等因素赋予不同的权重，累积总分后评估血栓风险。0分为低风险，1～2分为中等风险，3～4分为高风险，≥5分为极高风险。以下是Caprini评分的条目及对应的评分（表3-25）。

表3-25　Caprini评分系统

评分	条目
1分	年龄41～60岁 既往小手术史 BMI≥25 静脉曲张 轻度下肢肿胀 怀孕或产后 口服避孕药或激素替代疗法 有不明原因或者习惯性流产史 脓毒症（1个月内） 严重肺病（1个月内） 肺功能异常 急性心肌梗死 充血性心力衰竭（1个月内） 炎症性肠病病史 需卧床休息的内科患者
2分	年龄61～74岁 关节镜手术 大的开放手术（>45min） 腹腔镜手术（>45min） 恶性肿瘤（进行中的） 卧床状态（>72h） 中心静脉导管 石膏固定
3分	年龄≥75岁 既往VTE病史 VTE家族史 凝血因子V莱顿突变 凝血酶原*G2021A*突变 狼疮抗凝物阳性 抗心磷脂抗体阳性 血清同型半胱氨酸升高 肝素诱导的血小板减少症 其他先天性或获得性血栓形成倾向

续 表

评分	条目
5分	脑卒中（1个月内） 择期关节置换术 髋、骨盆或下肢骨折 急性脊髓损伤（1个月内）

2. Padua评分系统

Padua评分系统是一种用于评估住院非手术患者发生静脉血栓风险的工具。它通过评估患者的多种危险因素来预测发生静脉血栓的可能性。总分≥4分为高危患者，总分＜4分为低危患者。以下是Padua评分系统的条目及对应的评分（表3-26）。

表3-26 Padua评分系统

条目	评分
活动性癌症（如最近6个月内确诊或接受治疗的癌症）	3
既往VTE史（包括深静脉血栓或肺栓塞）	3
卧床状态（＞3天）	3
已知高凝状态	3
创伤或手术史（近1个月内经历严重创伤或外科手术）	2
年龄≥70岁	1
心力衰竭或呼吸衰竭	1
急性感染和/或风湿性疾病	1
BMI≥30	1
激素治疗（如正在接受雌激素治疗）	1
既往卒中史（特别是伴有瘫痪的患者）	1

3. Wells评分系统

Wells DVT评分系统基于患者的临床表现和既往病史，将其划分为低、中、高三种血栓风险类别。总得分≥3分提示高风险，1～2分为中等风险，0分为低风险。以下是Wells DVT评分系统的条目及对应的评分（表3-27）。

表3-27　Wells DVT评分系统

条目	评分
活动性癌症（在过去6个月内治疗过，或正在接受姑息性治疗）	1
下肢瘫痪、麻痹或石膏固定	1
卧床不起超过3天或近4周内接受过重大外科手术	1
深静脉触痛（沿深静脉通路触痛）	1
腿部单侧肿胀（患侧肿胀较对侧大）	1
小腿肿胀超过3cm（相较于对侧，测量小腿最宽处）	1
单侧浅表静脉显著扩张（非静脉曲张）	1
以往有深静脉血栓病史	1
有其他可能的诊断比DVT更合理（如肌肉损伤、关节炎等）	1

Wells PE评分系统用于评估患者发生肺栓塞的可能性。>6分为高危，2～6分为中危，<2分为低危。以下是Wells PE评分系统的条目及对应的评分（表3-28）。

表3-28　Wells PE评分系统

条目	评分
临床上有深静脉血栓的体征和症状（如腿部肿胀、压痛）	3
肺栓塞比其他诊断更可能（根据临床判断，医生认为PE比其他可能的诊断更可能）	3
心率>100次/分	1.5

续　表

条目	评分
过去有静脉血栓栓塞病史（DVT或PE病史）	1.5
近期卧床不起（超过3天）或近4周内进行过重大手术	1.5
患有活动性癌症（正在接受治疗、过去6个月内接受过治疗或姑息治疗）	1
咯血	1

4. 修订版Geneva评分系统

修订版Geneva评分系统（Revised Geneva Score）是用于评估肺栓塞（PE）风险的临床评分系统，基于患者的临床特征来计算发生PE的风险。0～3分为低风险，4～10分为中等风险，≥11分为高风险。以下是修订版Geneva评分系统条目及相应的分数（表3-29）。

表3-29　修订版Geneva评分系统

条目	评分
年龄＞65岁	1
既往静脉血栓栓塞病史（包括深静脉血栓或肺栓塞）	3
近期下肢手术或下肢骨折（过去1个月内）	2
活动性癌症（正在接受治疗或在过去1年内治疗过）	2
单侧下肢疼痛	3
单侧下肢深静脉压痛和/或单侧肿胀	4
心率75～94次/分	3
心率≥95次/分	5
咯血	2

第五节　营养评估/营养风险筛查与营养状态的评定

营养支持指南推荐的营养管理流程为营养筛查－评定－制定处方－营养支持－监测。营养筛查、评定及干预是营养支持的关键步骤，其中营养筛查是判断个体是否存在营养不良，或营养不良风险，或不利临床结局的营养因素，以决定是否进行详细的营养评定。营养筛查和评定是治疗干预的前提。

一、营养风险筛查

（一）营养风险

营养风险（nutritional risk）是指现存的或潜在的营养和代谢状况对疾病或手术有关的不良临床结局的影响。可从2方面理解：①有营养风险的患者由于营养因素导致不良临床结局的可能性更大；②有营养风险的患者从营养支持中受益的机会更多。值得注意的是营养风险的概念内涵与临床结局紧密相关，强调因营养因素出现临床并发症的风险，而不仅仅是出现营养不良的风险。

（二）营养风险筛查

临床上使用的多种营养筛查工具（nutritional screening tool）分为营养风险筛查工具和营养不良筛查工具2类，各种方法均有其特点和不足。在临床营养筛查时，应根据被筛查对象的特点和筛查人员情况选择适当的筛查工具。

1. 营养风险筛查工具

营养风险筛查工具（nutritional risk screening tool 2002，NRS-2002）适用于住院患者的营养风险筛查。由欧洲肠外肠内营养学会（European society for parenteral and enteral nutrition，ESPEN）推出，从疾病评分、营养状态和年龄3方面进行评分（表1）。总评分≥3分的住院患者具有营养风险，需要结合临床制定营养支持计划，对总评分＜3分者，每周进行一次营养风险筛查。2006年中华医学会肠外肠内营养学会（Chinese society for parenteral and enteral nutrition，CSPEN）推荐采用其进行营养风险筛查（表3-30）。

表3-30　NRS-2002营养风险筛查工具

疾病评分	1．评分1分 □髋骨骨折 □慢性疾病急性发作或有并发症者 □COPD □血液透析 □肝硬化 □一般恶性肿瘤患者 □糖尿病 2．评分2分 □腹部大手术 □脑卒中和重度肺炎 □血液恶性肿瘤 3．评分3分 □颅脑损伤 □骨髓移植 □APACHE评分＞10分的ICU患者

续　表

营养状态	1. BMI（kg/m^2） □小于18.5（3分） 注：因严重胸腹水、水肿得不到准确BMI值时，无严重肝肾功能异常者，用白蛋白替代（＜30g/L，3分） 2. 体重下降＞5%是在 □3个月内（1分） □2个月内（2分） □1个月内（3分） 3. 1周内进食量较从前减少 □25%～50%（1分） □51%～75%（2分） □76%～100%（3分）
年龄	年龄≥70岁（1分）年龄＜70岁（0分）
对于表中没有明确列出诊断的疾病参考以下标准，依照调查者的理解进行评分。 1分：慢性病患者因出现并发症而住院治疗。患者虚弱但无需卧床。蛋白质需要量略有增加，但可通过口服补充来弥补。 2分：患者需要卧床，如腹部大手术后。蛋白质需要量相应增加，但大多数患者仍可以通过肠外或肠内营养支持得到恢复。 3分：患者在加强病房中靠机械通气支持。蛋白质需要量增加而且不能被肠外或肠内营养支持所弥补。但是通过肠外或肠内营养支持可使蛋白质分解和氮丢失明显减少	

2. 主观综合评定法

主观综合评定法（subjective global assessment，SGA）适用于已存在营养不良者，通过近期内体重变化、饮食改变、胃肠道症状、活动能力改变、应激反应、肌肉消耗、三头肌皮褶厚度和踝部水肿来评估营养不良的严重程度。美国肠外肠内营养学会（American society for parenteral and enteral nutrition，ASPEN）推荐其为临床营养不良筛查工具。

3. 营养不良通用筛查工具

营养不良通用筛查工具（malnutrition universal screening tool，MUST）适用于社区人群的营养筛查，主要用于评定因功能受损所致的营养不良。

4. 微型营养评定法

微型营养评定法（mini nutritional assessment，MNA）主要用于社区老年患者的营养不良筛查。

二、营养评定

营养评定（nutrition assessment）是由专业人员对患者的营养代谢、机体功能等进行全面检查和评估。目的是判定机体营养状况，确定营养不良的类型与程度，估计营养不良所致后果的危险性，并监测营养支持的疗效。

（一）临床检查

通过病史和膳食调查，了解有无慢性消耗性疾病、手术创伤、感染等应激状态，注意摄食量、体重变化，评估是否有呕吐、腹泻等消化道症状；通过体格检查及时发现肌肉萎缩、毛发脱落、皮肤损害、水肿等营养素缺乏的体征。

（二）人体测量

1. 体重

综合反映蛋白质或能量的摄入、利用和储备情况。短期内出现的体重变化可受水钠潴留或脱水影响，故应根据患病前3～6个月的体重变化来判断。一般地，3个月内体重下降＞5%，或6个月内体重下降＞10%，即存在营养不良。

2. 体重指数（body mass index，BMI）

衡量人体胖瘦程度，以及是否存在蛋白质-能量营养不良的可靠指标，BMI＝体重（kg）/身高^2（m^2）。中国肥胖问题工作组提出中国成人BMI正常参考值为18.5≤BMI＜24，BMI＜18.5为消瘦，BMI≥24为超重。

3. 握力测定

反映肌肉功能的有效指标，与机体营养状况及手术后恢复程度相关，可在整个病程中重复测定、随访其变化。正常男性握力≥35kg，女性握力≥23kg。

4. 其他

三头肌皮褶厚度是测定体脂储备的指标，上臂肌围用于判断骨骼肌或体内瘦体组织群的量。由于缺乏中国人群正常参考值，测量误差较大且与临床结局无确定关系，临床应用价值不高。人体成分分析是采用生物电阻抗分析法反映机体构成和营养状况，还能反映疾病的严重程度。

（三）实验室检查

1. 血浆蛋白

反映机体蛋白质营养状况，是预测疾病严重程度和手术风险的重要指标。血浆蛋白包括血清清蛋白、血清转铁蛋白及血清前白蛋白等。血清清蛋白浓度降低是营养不良最明显的生化特征，但其半衰期（18天）比血清转铁蛋白（8天）及血清前白蛋白（2天）的半衰期长，因此后两者能更好地反映短期营养状态变化，是营养不良早期诊断和营养支持效果评价的敏感指标。

2. 氮平衡实验

动态反映体内蛋白质的平衡情况，氮平衡＝摄入氮［静脉输入氮量或口服蛋白质（g）/6.25］－排出氮（尿中尿素氮＋4g）。若氮的摄入量大于排出量为正氮平衡，体内蛋白质合成量大于分解量；反之为负氮平衡，常见于慢性消耗性疾病、创伤或手术。

3. 免疫指标

营养不良时常伴有免疫功能降低。①周围血液总淋巴细胞计数：低于1.5×10^9/L常提示营养不良；②延迟性皮肤超敏试验：接种5种抗原，观察皮肤迟发超敏反应以了解免疫功能，但因其影响因素较多，特异性较差。

将上述各项指标的检测结果与标准值比较，以综合判断患者的营养状态（表3-31）。

表3-31　营养状态的综合评定

评价指标	正常范围	轻度营养不良	中度营养不良	重度营养不良
体重下降（%）	＜10	10～20	20～40	＞40
血清清蛋白（g/L）	＞35	30～35	21～30	＜21
血清转铁蛋白（g/L）	2.0～2.5	1.8～2.0	1.6～1.8	＜1.6
血清前白蛋白（g/L）	0.18～0.45	0.14～0.16	0.10～0.14	＜0.10
氮平衡（氮的克数/24小时）	0±1	−10～−5	−15～−10	＜−15
总淋巴细胞计数（$\times10^9$/L）	1.5	1.2～1.5	0.8～1.2	＜0.8
皮肤超敏试验阳性反应（＞5mm）	至少对2种抗原有反应	只对1种抗原有反应	只对1种抗原有反应	对抗原无反应

三、营养不良的分类

营养不良（malnutrition）是因能量、蛋白质及其他营养素缺乏或过度，导致营养不足或肥胖，影响机体功能乃至临床结局。目前，营养不良通常指能量或蛋白质摄入不足或吸收障碍造成的特异性营养缺乏症状，即蛋白质－能量营养不良（protein-energy malnutrition，PEM），有3种类型。

1. 消瘦型营养不良（marasmus）

由于蛋白质和能量摄入不足，肌肉组织和皮下脂肪被消耗。表现为体重下降，人体测量值较低，但血浆蛋白指标基本正常。

2. 低蛋白型营养不良（kwashiorkor）

因疾病应激状态下分解代谢增加、营养摄入不足所致。表现为血清清蛋白、血清转铁蛋白测定值降低，总淋巴细胞计数及皮肤超敏试验结果异常。由于人体测量数值基本正常而易被忽视。

3. 混合型营养不良（marasmic kwashiorkor）

长期慢性营养不良发展的结果，兼有上述2种类型的表现，可致器官功能损害、感染等并发症。

四、营养物质需要量

实施营养支持时，首先要明确人体的正常营养需要量。可选择以下方法估算患者能量需要量：①基础能量消耗（basal energy expenditure，BEE）：健康成年人按Harris-Benedict公式（H-B公式）计算（表3-32），因患者能量代谢不同于健康人，故应用H-B公式时应作相应校正；②静息能量消耗（resting energy expenditure，REE）：用代谢仪测得；③实际能量消耗（actual energy expenditure，AEE）：AEE＝BEE×AF×IF×TF，其中AF为活动因素（完全卧床1.1，卧床加活动1.2，正常活动1.3），IF为手术、损伤因素（中等手术1.1，脓毒血症1.3，腹膜炎1.4），TF为发热因素（正常体温1.0；每升高1℃，系数增加0.1）；④简易估算：根据患者性别、体重、应激情况估算（表3-33）。应用中仍需要根据病情和个体特点给予调整，并监测代谢和器官功能以保证治疗效果及安全性。

表3-32 Harris-Benedict公式

性别	H=B公式
男性	BEE（kcal）＝66.5＋13.7×W＋5.0×H−6.8×A
女性	BEE（kcal）＝655.1＋9.56×W＋1.85×H−4.68×A

注：W.体重（kg）；H.身高（cm）；A.年龄（岁）。

表3-33 按患者体重及应激估计每日基本能量需要

机体状态	非应激状态	应激状态
男性	25～30kcal/kg	30～35kcal/kg
女性	20～25kcal/kg	25～30kcal/kg

营养素中的能源物质是蛋白质、脂肪与碳水化合物，其供能各占总能量的一定比例。正常状态下，碳水化合物（60%）与脂肪（25%）提供主要热量，蛋白质（15%）作为人体合成代谢原料，仅提供少量热量，热氮比为125～150kcal∶1g。应激状态下，蛋白质（25%）和脂肪（30%）供能增加，碳水化合物（45%）供能减少，因此应增加蛋白质的供给来给予营养支持。

第六节 压力性损伤评估

压疮（pressure ulcer）是指身体局部组织长期受压，血液循环障碍，局部组织持续缺血、缺氧，营养缺乏，致使皮肤失去正常功能而引起的局限性组织破损和坏死，通常位于骨隆突处，由压力（包括压力联合剪切力）所致。

（一）压疮发生的原因

压疮形成是一个复杂的病理过程，是局部和全身因素综合作用所引起的皮肤组织的变性和坏死。

1. 力学因素

压疮不仅由垂直压力引起，还可由摩擦力和剪切力引起，通常是2～3种力联合作用所导致。

（1）垂直压力（presure）：对局部组织的持续性垂直压力是引起压疮的最重要原因。当持续性垂直压力超过毛细血管压（正常为16～32mmHg）时，即可阻断毛细血管对组织的灌注，致使氧和营养物质供应不足，代谢废物排泄受阻，导致组织发生缺血、溃烂或坏死。压疮形成与压力强度和持续时间有密切关系。压力越大，持续时间越长，发生压疮的概率就越高。此外，压疮发生与组织耐受性有关，肌肉和脂肪组织因代谢活跃，较皮肤对压力更为敏感，因此最先受累且较早出现变性和坏死。垂直压力常见于长时间采用某种体位，如卧位、坐位者。

（2）摩擦力（fiction）：由两层相互接触的表面发生相对移动而产生。摩擦力作用于皮肤可损害皮肤的保护性角质层而使皮肤屏障作用受损，增加皮肤对压疮的敏感性。摩擦力主要来源于皮肤与衣、裤或床单表面逆行的阻力摩擦，尤其当床面不平整（如床单或衣裤有皱褶或床单有渣屑）时，皮肤受到的摩擦力会增加。患者在床上活动或坐轮椅时，皮肤随时可受到床单和轮椅表面的逆行阻力摩擦。搬运患者时，拖拉动作也会产生摩擦力而使患者皮肤受到损伤。皮肤擦伤后，受潮湿、污染而易发生压疮。

（3）剪切力（shearing force）：由两层组织相邻表面间的滑行而产生的进行性相对移位所引起，由压力和摩擦力协同作用而成，与体位有密切关系。如半坐卧位时，骨骼及深层组织由于重力作用向下滑行，而皮肤及表层组织由于摩擦力的缘故仍停留在原位，从而导致两层组织间产生牵张而形成剪切力。剪切力发生时，因由筋膜下及肌肉内穿出供应皮肤的毛细血管被牵拉、扭曲、撕裂，阻断局部皮肤、皮下组织、肌层等深层组织的血液供应，引起血液循环障碍而发生深层组织坏死，形成剪切力性溃疡（图3-1）。由剪切力造成的严重伤害早期不易被发现，且多表现为口小底大的潜行伤口。当剪切力与压力共同作用时，阻断血流的作用将更加显著。

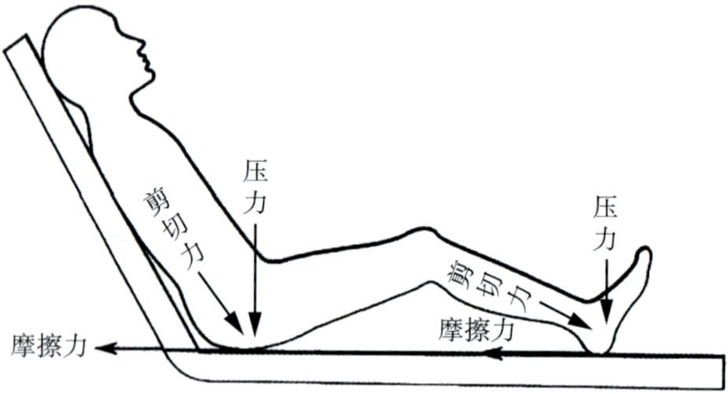

图3-1　剪切力形成图

2. 局部潮湿或排泄物刺激

因大小便失禁、汗液、尿液及各种渗出引流液等引起的潮湿刺激导致皮肤浸渍、松软，削弱其屏障作用，致使皮肤易受剪切力和摩擦力等损伤。尤其是尿液和粪便中化学物质的刺激使皮肤酸碱度发生改变，致使表皮角质层的保护能力下降，皮肤组织破溃，容易继发感染。此外，必要的擦洗可进一步清除保护皮肤的天然润滑剂，致使皮肤易损性增加。

3. 营养状况

营养状况是影响压疮形成的重要因素。全身出现营养障碍时，营养摄入不足，蛋白质合成减少，出现负氮平衡，皮下脂肪减少，肌肉萎缩。一旦受压，骨隆突处皮肤要承受外界压力和骨隆突本身对皮肤的挤压力，受压处因缺乏肌肉和脂肪组织保护而容易引起血液循环障碍，出现压疮。过度肥胖者卧床时体重对皮肤的压力较大，因而容易发生压疮。

4. 年龄

老年人因老化过程导致皮肤在解剖结构、生理功能及免疫功能等方面均出现衰退现象，表现为皮肤松弛、干燥，缺乏弹性，皮下脂肪萎缩、变薄，皮肤抵抗力下降，对外部环境反应迟钝，皮肤血流速度下降且血管脆性增加，导致皮肤易损性增加。

5. 体温升高

体温升高时，机体新陈代谢率增高，组织细胞对氧的需求量增加。加之局部组织受压，使已有的组织缺氧更加严重。因此，伴有高热的严重感染患者存在组织受压情况时，压疮发生概率升高。

6. 医疗器械使用不当

因医疗器械，如心电监护、吸氧面罩、呼吸机、气管切开导管、各种约束装置及矫正器使用不当，可在医疗器械使用的部位产生压力和/或造成局部温湿度改变，进而发生不同程度的压疮。因医疗器械固定使接触部位皮肤破损隐秘而难以被及时发现。

7. 机体活动和/或感觉障碍

活动障碍多由神经损伤、手术麻醉或制动造成，自主活动能力减退或丧失使局部组织长期受压，血液循环障碍而发生压疮。感觉受损可造成机体对伤害性刺激反应障碍，保护性反射迟钝，长时间受压后局部组织坏死而导致压疮发生。

8. 急性应激因素

急性应激使机体对压力的敏感性增加，导致压疮发生率增高。此外，急性应激引起体内代谢紊乱，应激激素大量释放，中枢神经系统和神经内分泌传导系统发生紊乱，机体内环境的稳定性被破坏，机体组织失去承压能力，从而引发压疮。

（二）压疮的分期

美国压疮咨询委员会（National Pressure Ulcer Advisory Panel，NPUAP）于2007年首次提出在Ⅰ～Ⅳ期压疮分期的基础上，增加可疑深部组织损伤期和不可分期压疮。新的压疮分期进一步描述了局部组织损伤累及的深度和结构，澄清了临床上难以划分的压疮分期，有助于提高判断分期的准确性。根据2014年国际NPUAP/EPUAP压疮分类系统，压疮分期如下。

1. Ⅰ期：皮肤完整，出现压之不褪色的局限性红斑，通常位于骨隆突处。与周围组织相比，该区域可有疼痛、坚硬或松软，皮温升高或降低。肤色较深者因不易观察到明显的红斑而难以识别Ⅰ期压疮迹象，但其颜色可与周围皮肤不同。

2. Ⅱ期：部分表皮缺失，表现为浅表开放性溃疡，创面呈粉红色、无腐肉；也可表现为完整或破损的浆液性水疱。

3. Ⅲ期：全层皮肤缺失，可见皮下脂肪，但骨骼、肌腱或肌肉尚未显露。可见腐肉，但并未掩盖组织缺失的深度。可有潜行或窦道。此期压疮的深度依解剖学位置不同而表现各异，鼻、耳、枕骨和踝部因皮下组织缺乏可表现为表浅溃疡；臀部等脂肪丰富部位可发展损伤较深的Ⅲ期压疮。

4. Ⅳ期：全层组织缺失，伴骨骼、肌腱或肌肉外露，可以显露或探及外露的骨骼或肌腱。创面基底部可有腐肉和焦痂覆盖，常伴有潜行或窦道。与Ⅲ期类似，此期压疮的深度取决于解剖位置，可扩展至肌肉和/或筋膜、肌腱或关节囊，严重时可导致骨髓炎。

5. 不可分期压疮：全层组织缺失，创面基底部覆盖腐肉和/或焦痂。此期无法确定其实际缺损深度，彻底清除坏死组织和/或焦痂，暴露创面基底部后方可判断其实际深度和分期。清创前通常渗液较少，甚至干燥，痂下感染时可出现溢脓、恶臭。

6. 可疑深部组织损伤压疮：皮肤完整，局部区域出现紫色或褐红色颜色改变，或出现充血性水疱，是由于压力和/或剪切力所致皮下软组织受损所致。可伴疼痛、坚硬、糜烂、松软、潮湿、皮温升高或降低。肤色较深者难以识别深层组织损伤。

（三）压疮的评估

及时、动态、客观、综合、有效地进行结构化风险评估，判断危险因素、识别压疮发生的高危人群及确定易患部位，从而对压疮高危人群制定并采取个体化预防措施是有预防压疮的关键。

1. 危险因素

评估内容如下。①皮肤状态评估；②行为/行动能力评估；③灌注及氧合；④营养状态；⑤皮肤潮湿度；⑥其他：年龄、体温、感觉、血液学指标及健康状况。

评估时可使用风险评估工具，通过评分方式对患者发生压疮的危险因素进行定性和定量的综合分析，由此判断其发生压疮的危险程度，降低压疮预防护理工作的盲目性和被动性，提高压疮预防工作的有效性和护理质量。常用的风险评估工具包括Braden危险因素评估表、Norton压疮风险评估量表、Waterlow压疮风险评估量表及Andersen危险指标记分法等。应用压疮风险评估工具时需根据患者的具体情况进行动态评估，并及时修正措施，实施重点预防。

（1）Braden危险因素评估表：目前国内外用来预测压疮发生的较为常用的方法之一（表3-34），对压疮高危人群具有较好的预测效果，且评估简便、易行。Braden危险因素评估表的评估内容包括感觉、潮湿、活动力、移动力、营养及摩擦力和剪切力6个部分。总分值范围为6～23分，分值越小，提示发生压疮的危险性越高。评分≤18分，提示患者有发生压疮的危险，建议采取预防措施。

表3-34 Braden危险因素评估表

项目	分值			
	1	2	3	4
感觉：对压力相关不适的感受能力	完全受限	非常受限	轻度受限	未受损
潮湿：皮肤暴露于潮湿环境的程度	持续潮湿	潮湿	有时潮湿	很少潮湿
活动力：身体活动程度	限制卧床	坐位	偶尔行走	经常行走
移动力：改变和控制体位的能力	完全无法移动	严重受限	轻度受限	未受限
营养：日常食物摄取状态	非常差	可能缺乏	充足	丰富
摩擦力和剪切力	有问题	有潜在问题	无明显问题	—

（2）Norton压疮风险评估量表：也是目前公认用于预测压疮发生的有效评分方法（表3-35），特别适用于老年患者的评估。Norton压疮风险评估量表评估5个方面的压疮危险因素：身体状况、精神状态、活动能力、灵活程度及失禁情况。总分值范围为5～20分，分值越少，表明发生压疮的危险性越高。评分≤14分，提示易发生压疮。由于此评估表缺

乏营养状态的评估，故临床使用时需补充相关内容。

表3-35　Norton压疮风险评估量表

项目	分值			
	1	2	3	4
身体状况	极差	不好	一般	良好
精神状态	昏迷	不合逻辑	无动于衷	思维敏捷
活动能力	卧床	坐轮椅	需协助	可以走动
灵活程度	不能活动	非常受限	轻微受限	行动自如
失禁情况	二便失禁	经常失禁	偶有失禁	无失禁

2. 高危人群

压疮发生的高危人群包括：①神经系统疾病患者；②脊髓损伤患者；③老年患者；④身体衰弱、营养不良患者；⑤肥胖患者；⑥水肿患者；⑦疼痛患者；⑧发热患者；⑨使用医疗器械患者；⑩手术患者。对上述高危人群需加强压疮预防与管理。

3. 易患部位

（1）长期受压及缺乏脂肪组织保护、无肌肉包裹或肌层较薄的骨隆突处。卧位不同，受压点不同，好发部位亦不同（图3-2）。

1）仰卧位：好发于枕骨粗隆、肩胛部、肘部、脊椎体隆突处、骶尾部及足跟部。

2）侧卧位：好发于耳郭、肩峰、肋骨、肘部、髋部、膝关节内外侧及内外踝处。

3）俯卧位：好发于面颊部、耳郭、肩部、女性乳房、男性生殖器、髂嵴、膝部及足尖处。

4）坐位：好发于坐骨结节处。

（2）医疗器械与皮肤接触的相关部位：如无创面罩、连

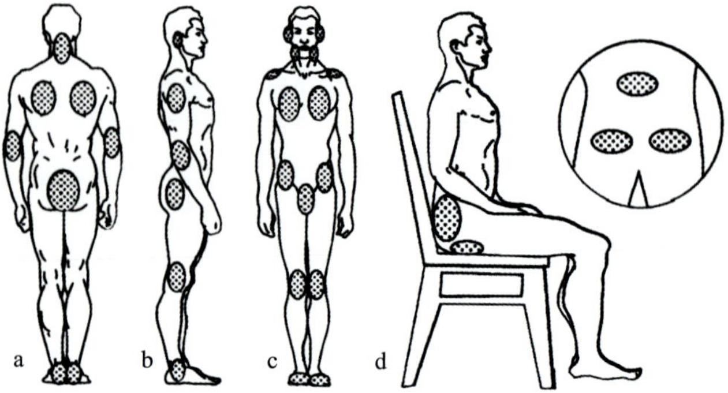

图3-2 压疮好发部位

注：a.仰卧位；b.侧卧位；c.俯卧位；d.坐位。

续加压装置、夹板、支架、尿管等医疗器械与皮肤接触的部位。

第七节 日常生活能力评估

日常生活活动能力（ADL）评定量表分为基础性（BADL）和工具性（IADL）。BADL评定常用量表包括Barthel指数、Katz指数、PULSES、修订的Kenny自理评定等；IADL常用量表包括功能活动问卷（FAQ）和快速残疾评定量表（RDRS）。

一、Barthel指数

（一）评定内容

基础性日常生活活动能力量表Barthel指数，可用于评定生活能力（表3-36）。

表3-36　Barthel指数

项目	自理	稍依赖	较大依赖	完全依赖
进食	10	5	0	0
洗澡	5	0	0	0
修饰	5	0	0	0
穿衣	10	5	0	0
控制大便	10	5	0	0
控制小便	10	5	0	0
上厕所	10	5	0	0
床椅转移	15	10	5	0
行走	15	10	5	0
上下楼梯	10	5	0	0

（二）评定标准

总分为100分。

（三）结果分析

1. 100分表示日常生活活动能力良好，不需要依赖他人。

2. 61～99分评定为良，表示有轻度功能障碍，但日常生活基本自理。

3. 41～60分表示有中度功能障碍，日常生活需要一定的帮助。

4. 小于等于40分表示有重度功能障碍，日常生活明显需要依赖他人。

二、Katz 指数

（一）评定内容

Katz指数又称ADL指数（the index of ADL），根据人体功能发育学的规律制定，有六项评定内容，依次为：洗澡、穿着、如厕、转移、大小便控制、进食，六项评定内容按照由难到易的顺序进行排列，不宜随意改变次序。

（二）评定分级

Katz指数把ADL功能状态分为A～G七个功能等级，A级为完全自理，G级为完全依赖，从A级到G级独立程度依次下降。

（1）A级：全部六项活动均能独立完成。

（2）B级：能独立完成六项活动中的任意五项，只有一项不能独立完成。

（3）C级：只有洗澡和其他任意一项不能独立完成，其余四项活动均能独立完成。

（4）D级：洗澡、穿着和其他任意一项不能独立完成，其余三项活动均能独立完成。

（5）E级：洗澡、穿着、如厕和其他任意一项不能独立完成，其余两项活动均能独立完成。

（6）F级：洗澡、穿着、如厕、转移和其他任意一项不能独立完成，其余一项可独立完成。

（7）G级：所有六项活动均不能独立完成。

第八节　跌倒评估

跌倒是指住院患者在医疗机构任何场所，未预见性地倒于比初始位置更低的地方，伴或不伴有外伤。跌倒评估是医疗和护理领域中用于识别和管理跌倒风险的过程。进行跌倒评估的目的是预防跌倒事件的发生，减少跌倒带来的伤害，提高患者的生活质量。

一、评估时机

1．在患者入院时、转科时，应进行跌倒风险评估。

2．住院期间出现病情变化、使用高跌倒风险药物、跌倒后、跌倒高风险患者出院前，应再次评估。

二、评估跌倒风险因素

评估跌倒包括但不限于下列风险因素。

1．头晕、眩晕；视力障碍。

2．肌力、平衡及步态异常。

3．直立性低血压。

4．大便/小便失禁，且紧急和频繁的排泄。

5．使用高跌倒风险药物（如镇痛药、抗惊厥药、降压利尿剂、催眠药、泻药、镇静剂和精神类药）。

6．有跌倒史。

7．携带导管。

8．认知功能受损。

三、判定跌倒风险等级

可按表3-37临床判定法，判定为跌倒低风险、跌倒中风险和跌倒高风险。

表3-37 跌倒风险临床判定法

跌倒风险等级	患者情况
跌倒低风险	昏迷或完全瘫痪
跌倒中风险	存在以下情况之一： 过去24h内曾有手术史、镇静史
跌倒高风险	存在以下情况之一： 年龄≥80岁； 住院前6个月内有2次及以上跌倒经历，或此次住院期间有跌倒经历； 存在步态不稳、下肢关节和/或肌肉疼痛、视力障碍等

当患者不符合表3-37中任何条目时，宜使用Morse跌倒风险评估量表（表3-38）进行评估，根据总分判定为跌倒低风险、跌倒中风险、跌倒高风险。

表3-38 Morse跌倒风险评估量表（Morse Fall Scale）

项目	评分标准	分值
跌倒史	无	0
	有	25
超过一个疾病诊断	无	0
	有	15
使用助行器具	没有需要/卧床休息/坐轮椅/护士帮助	0
	拐杖/手杖/助行器	15
	依扶家具	30

续 表

项目	评分标准	分值
静脉输液	否	0
	是	20
步态	正常/卧床休息/轮椅	0
	虚弱	10
	受损	20
精神状态	正确评估自我能力	0
	高估/忘记限制	15

注：小于25分为跌倒低风险，25～45分为跌倒中风险，大于45分为跌倒高风险。其中“中深度镇静及手术后（局麻除外）的麻醉过程及复苏后6h、产妇产后24h内、步态不稳、肢体无力、晚期妊娠、重度贫血、视物不清、意识障碍、头晕、眩晕、精神状态差”自动列入高风险患者。

第四章

急救护理措施

在繁忙喧嚣的现代社会中，医院作为救死扶伤的圣地，承担着守护人民生命健康的重任。而在医院日常工作中，急救护理措施的实施尤为重要，它直接关系着患者生命的安危与康复质量。因此，深入探讨医院内急救护理措施，不仅有助于提升医护人员的专业素养，更能为患者提供更加高效、安全的医疗服务。

急救护理措施，作为医院工作的重要组成部分，涵盖了从患者入院到康复出院的全过程。在这个过程中，医护人员需要迅速准确地判断患者的病情，采取恰当的治疗措施，确保患者的生命安全。同时，急救护理还需要关注患者的心理需求，提供人性化的关怀与支持，帮助患者树立战胜疾病的信心。

随着医学技术的不断进步和医疗设备的不断更新，医院内急救护理措施也在不断完善和发展。如今，越来越多的先进技术和设备被应用于急救护理领域，如自动化监测设备、智能护理系统等，这些都为医护人员提供了更加便捷、高效的工作手段。然而，技术设备的进步并不能完全替代医护人员的专业素养和人文关怀。因此，在提升急救护理措施的同时，我们还需注重医护人员的培养和培训，提高他们的专业技能和人文素养。

此外，医院内急救护理措施的实施还需要加强多学科间的协作与沟通。在急救过程中，不同科室的医护人员需要共同合作，形成强大的救治合力。同时，医护人员还需与患者及其家属保持良好的沟通，及时传递治疗进展和康复信息，增强患者及其家属的信任感和满意度。

在当今医疗环境下，医院内急救护理措施面临着诸多挑战和机遇。一方面，患者需求的多样化和医疗技术的快速发展对急救护理提出了更高的要求；另一方面，医疗改革和医保政策的不断完善为急救护理的发展提供了有力保障。因此，我们应积极应对挑战，抓住机遇，不断创新和完善急救护理措施，为患者提供更加优质、高效的医疗服务。

总之，医院内急救护理措施是一项复杂而重要的工作，它涉及多个方面和环节。通过深入探讨和研究急救护理措施的实施现状和发展趋势，我们可以为提升医院急救水平提供有力支持，为患者的生命安全保驾护航。

第一节　心肺复苏技术

一、心肺复苏

心肺复苏（cardiopulmonary resuscitation，CPR）是对任何原因引起的心搏骤停患者所采取的一项现场急救技术，即应用胸外心脏按压或其他方法形成暂时的人工循环并恢复心脏自主搏动和血液循环，用人工呼吸代替自主呼吸并恢复自主呼吸，达到恢复苏醒和挽救生命的目的。

二、操作流程

（一）评估

1. 现场安全

确保现场对施救者和患者均是安全的。

2. 意识

轻拍患者双肩并大声呼叫患者（双侧均呼叫），观察患者有无反应。

3. 呼吸及颈动脉搏动

检查患者是否无呼吸或呼吸不正常（如濒死喘息），同时判断有无颈动脉搏动，判断时间5～10s内。

（二）用物

简易呼吸器、胸外按压板、除颤器、免洗手消毒剂、特护记录单。

（三）操作步骤

- 确保现场对施救者和患者均是安全的。
- 施救者在患者身旁，检查有无反应。
- 启动应急反应系统若施救者只有一人且无手机，应先离开患者启动应急反应系统取得除颤器/自动体外除颤器（Automated External Defibrillator，AED），然后开始心肺复苏；或呼叫其他人帮助，自己则立即开始心肺复苏，在除颤器/AED可用后尽快使用。
- 无心电监测时，判断无呼吸或仅是喘息（即呼吸不正常），且不能在10s内明确感觉到脉搏（10s内同时检查呼吸和脉搏）；有心电监测时，应排除导联线干扰及电极片脱落。
- 实施心肺复苏中的C（胸外按压）、A（开放气道）、B（人工呼吸）、D（除颤）（图4-1）。

1. 胸外按压

（1）患者的体位：使患者仰卧在坚固的平面上，如果患者面朝下时，应把患者进行整体同轴翻身至仰卧位置。一般情况下应尽量就地实施抢救，而不先搬动患者。如果现场危险而必须搬动时，则应做好一切准备后，停止心肺复苏立即搬动，限制中断时间在10s以内。

（2）评估：无心电监测时，在开始胸外按压之前，医护人员可检查患者有无颈动脉搏动，评估时间不能超过10s。如在10s内不能确定有无脉搏，即可开始胸外按压；有心电监测时，若示波为无脉室速、心室颤动、心搏骤停或无脉电活动

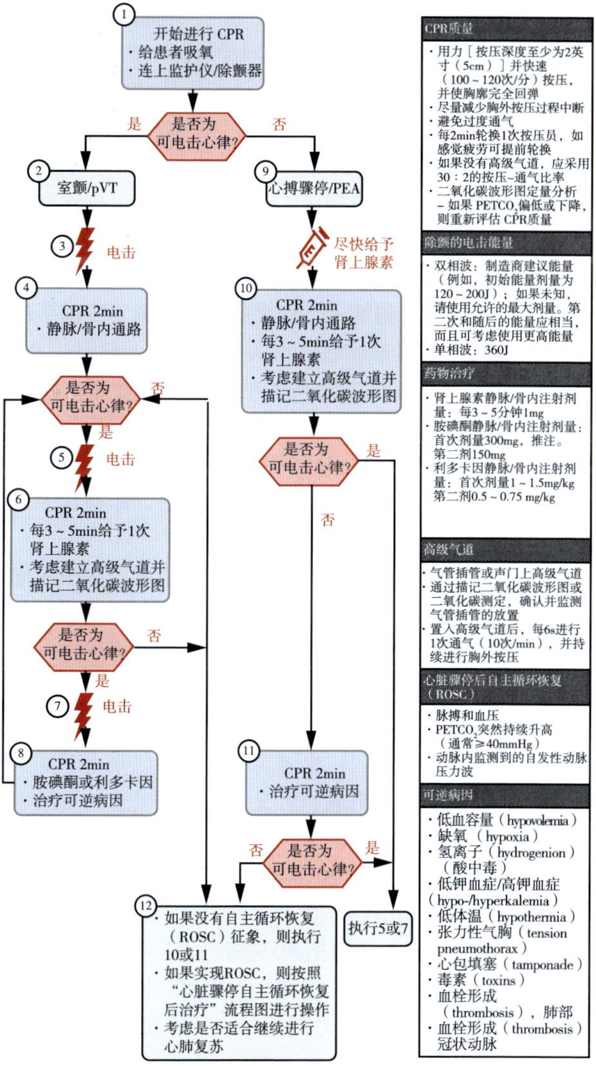

图4-1　成人心搏骤停流程

（已排除导联线干扰及电极片脱落），应立即开始胸外按压；非专业人员无需判断动脉搏动，可立即开始胸外按压。

（3）进行胸外按压：有效的胸外按压是CPR产生血流的基础。

（4）按压位置：两乳头连线中点水平。这一方法最快捷，有利于更快速地实施按压。乳房下垂患者可按压在胸骨下1/3处。

（5）按压方法：手掌根部长轴与胸骨长轴确保一致，两手互叠，上面手的手指插入下面手的指缝扣紧，下面手的手指翘起，注意不要接触胸壁。肘关节伸直，上肢呈一直线，双肩正对双手，以保证每次按压的方向与胸骨垂直，手掌全力压在胸骨上，可避免发生肋骨骨折，不要按压剑突。下压后完全放松，使胸骨充分回弹到按压前的位置。按压放松的比例为1∶1。放松时双手不要离开胸壁，保持双手位置固定。

（6）按压深度：对正常形体的成年人患者，按压深度要达到5～6cm。

（7）按压频率：100～120次/分（30次按压在15s内完成便可达到120次/分）。

2. 开放气道

（1）开放气道的原因：患者无意识时，肌张力下降，舌体和会厌可能把咽喉部阻塞。舌又是造成呼吸道阻塞最常见的原因，因为舌附在下颌上，因此把下颏向上抬，即舌离开咽喉部，使气道打开。但2015年AHA指南强调不要浪费太多时间在开放气道和清除异物上。原则就是看到有异物就迅速清除，没看到就集中精力把胸外按压做好。

（2）开放气道的方法：①仰头抬颏法。把一只手放在患者前额，用手掌将额头用力向后推，使头部向后仰，另一只手的手指放在下颌骨处，向上抬颏。勿用力压迫下颌部软组织，否则有可能增加气道梗阻。如果患者义齿松动，应取下，以防脱落阻塞气道。②托颌法。当医护人员怀疑患者颈部脊髓损伤时，应使用此法。把手放置在患者头部两侧，肘部支撑在患者躺的平面上，握紧下颌角，向上托下颌。但当使用此法仍不足以打开气道时，为不延误抢救，应换用仰头抬颏法。

3. 人工呼吸

（1）评估呼吸：检查患者发生心搏骤停时可同时快速查看呼吸，实施第一轮胸外按压后，直接开放气道，进行人工呼吸。

（2）进行有效的人工呼吸：有效的标准为每次吹气可见明显的胸部起伏。可根据情况选择以下的通气方式。①口对口呼吸：是一种快捷有效的通气方法，呼出气体中的氧气足以满足患者需求。人工呼吸时，捏住患者的鼻孔，防止漏气，急救者用口唇把患者的口全罩住，呈密封状，缓慢吹气，每次吹气应持续1s以上，确保患者胸廓起伏。但进行口对口呼吸时，应采用过滤口罩以防止飞沫感染。②口对鼻呼吸：口对口呼吸难以实施时应采用口对鼻呼吸，如破伤风患者牙关紧闭不能开口、口部严重创伤时。③口对口鼻呼吸：主要适用于抢救婴幼儿。操作时抢救者应使患儿的口及鼻孔均开放，用自己的口同时包住婴幼儿的口及鼻做吹气。④口对气管套管呼吸：对气管插管或气管切开患者，可采用口对气管套管呼吸。⑤口对面罩呼吸：用面罩通气时双手把面罩紧贴患者面部，闭合性好，通气效果好。一种是头部法，托下颌时多采用此法；另一种是头侧法，仰头抬颏法时多用此法。⑥简易呼吸器又称球囊面罩呼吸：单人操作时，急救者位于患者头顶，打开气道后，一手压住面罩（可用EC法），一手挤压球囊，并观察通气是否充分（胸部有明显起伏）。双人球囊-面罩通气时，一人双手（用双重EC法）压住面罩，另一人挤压球囊。如患者有脉搏，便只进行人工呼吸：成人10～12次/分。

（3）按压通气比：在人工气道建立之前，成人CPR，无论是单人，还是双人，按压通气比都要求为30∶2。当建立高级气道后（如气管插管），人工通气不必与胸外按压按比例配合，只需以100～120次/分的速率持续按压，并每6s给予1次呼吸（每分钟10次呼吸）即可。

4. 电除颤

大多数成人突发非创伤性心搏骤停的原因是心室颤动，对这些患者除颤时间的早晚是决定能否存活的关键。院内急救一般使用手动除颤器，院外急救可使用AED，因其可自动分析心律失常并识别心室颤动，非医护人员也可以操作。

（1）除颤指征：心室颤动；无脉搏室速。

（2）除颤的时机：当可以立即取得除颤器/AED时，对于有目击的成人心搏骤停，应尽快使用除颤器/AED。若成人在未受监控的情况下发生心搏骤停，或不能立即取得除颤器/AED时，应该在他人前往获取，以及准备除颤器/AED的时候开始心肺复苏，而且视患者情况，应在设备可供使用后尽快尝试进行除颤。

（3）操作步骤：①在进行一次电除颤后立即恢复心肺复苏，而不要管患者心律是否恢复。因心室颤动终止后，患者大多会出现数分钟的非灌注型节律（无脉电活动或停搏），恰当的措施是立即进行CPR。继续进行5个周期的CPR后，对患者进行评估并确定下一步的措施。②5个周期的CPR后，如评估患者的心律仍未恢复，则再次进行除颤，接下来的电击能量应相当或大于前一次的电击能量，成人最大能量不应超过除颤器的最大额定能量，即双向波除颤器200J，单向波除颤器360J。

（四）操作要点

（1）心肺复苏的有效指征：包括可触及患者大动脉搏

动，血压回升；面色、口唇、甲床、皮肤等处色泽转为红润；如果收缩压低于90mmHg，应给予补液或升压素。患者可能有自主呼吸，如果没有便应将患者接上呼吸机。患者散大的瞳孔可能缩小，意识也可能逐渐恢复，但如果仍是昏迷，应开展目标体温管理（旧称亚低温治疗）。

（2）按压者的更换：多个复苏者时，可每2min更换按压者，换人时间应在5s内完成，以保证高质量有效的胸外按压。

（3）胸外按压的并发症：胸外按压可产生肋骨骨折、肋骨胸骨剥离、血胸、气胸、血气胸、内脏损伤等并发症，应注意保持正确的按压位置和手法，尽量避免发生。

（4）人工呼吸的并发症：胃胀气和胃内容物反流，造成误吸、窒息。为避免胃胀气，强调缓慢吹气（每次保持1s），不要过度通气。

第二节　电除颤技术

一、电除颤的定义

电除颤是指使一定强度的电流通过心脏，让心肌瞬间除颤，随后由心脏最高起搏点重新起搏，恢复心脏正常跳动的方法。

其目的是恢复心脏起搏节律，恢复自主血液循环，以挽救生命。

二、电除颤的适应证与禁忌证

（一）适应证

1. 心室颤动和心室扑动

用非同步直流电复律。

2. 快速室性心动过速

无法识别R波时，也用非同步直流电复律。

3. 心房颤动和心房扑动、室性和室上性心动过速

药物及其他治疗无效或者伴有严重的血流动力障碍时，用同步直流电复律。

（二）禁忌证

1. 慢性心房颤动，病程＞1年。

2. 慢性风湿性心脏病患者，左心房内径＞45mm，或者严重心功能不足。

3. 合并洋地黄中毒或严重电解质紊乱（如低血钾）。

4. 风湿活动期或者心肌炎急性期。

5. 未能有效控制或纠正心房颤动的病因或诱因（如甲状腺功能亢进、心肌梗死、肺炎等）。

6. 检查发现心房内血栓或血栓栓塞史。

7. 电复律后，患者不能耐受长期抗心律失常药物治疗。

8. 既往二次电复律成功，并且服用维持窦性心律的抗心律失常药物，但短期内心房颤动复发。

9. 合并高度或完全性房室传导阻滞，或病态窦房结综合征（已安装起搏器者除外）。

10. 慢性心房颤动患者不能接受抗凝治疗者。

三、操作流程（表4-1）

表4-1　电除颤操作流程

步骤	原理/注意事项
1．评估 评估患者的病情、意识、脉搏、心电图状态	判断患者是否有心室颤动或心室扑动，如触摸不到颈动脉搏动，其解决与心室颤动同样，立刻给予电除颤
2．操作前准备 （1）患者准备：将患者摆放为复苏体位，暴露胸部，清洁监护导联部位皮肤 （2）物品准备：除颤仪处于完好备用状态，准备抢救物品、导电糊、电极片、治疗碗内放纱布5块、摆放有序	注意保护患者隐私 除颤仪未达成前，先予胸外心脏按压及简易呼吸器辅助呼吸
3．电除颤操作 （1）正确开启除颤仪，连接导联线，调至监护位置，观察显示仪上心电波形分析患者心律，确认是否需要除颤 （2）选择除颤档；选择是否电流同步及适宜能量 （3）迅速擦干患者胸部皮肤，将手控除颤电极板涂以专用导电糊，并均匀分布于两块电极板上 （4）电极板放置精确，与患者皮肤贴紧 （5）充电、口述“请旁人离开” （6）双手拇指同时按压放电按钮电击除颤 （7）放电后继续予心肺复苏术，2min后再评定患者心律 （8）除颤结束，报告“除颤成功，恢复窦性心律”	单相波除颤用360J；直线双相波用120J；双相指数截断（BTE）波用150～200J；若操作者对除颤仪不熟悉，除颤能量选择200J 手持电极板时不能面向自己 正确安放电极板：①“STERNVM”电极板上缘置于胸骨右侧第2肋间；②“APEX”电极板上缘置于左锁骨中线第5肋间 放电前环顾患者四周，确定周边人员无直接或间接与患者接触才可放电 从启用手控除颤电极板至第一次除颤完毕，全过程不超过20s

续 表

步骤	原理/注意事项
4. 操作后 (1)统计:①电除颤的时间、方式、能量、效果;②患者的神志、生命体征及心电图;③患者胸前区有无皮肤烧伤 (2)整理用物:移开并清洁除颤电极板,清洁后正确回位,关闭除颤仪 (3)协助患者取舒适卧位,密切观察生命体征变化,继续做好后续治疗	

四、观察要点与提示

1. 若心电显示为细颤,应坚持胸外按压或用药,先用1%肾上腺素1ml静脉推注,3～5min后可重复1次,使细颤波转为粗颤波后,方可施行电击除颤。

2. 电击时电极要与皮肤充分接触,勿留缝隙,以免发生皮肤烧灼。

3. 触电早期(3～10min内)所致的心跳骤停,宜先用利多卡因100mg静脉推注。

4. 许多患者方面因素和操作因素将影响除颤的结局

(1)时间影响:除颤成功最重要的因素是时间,从心室颤动开始到除颤的时间越长,成功可能越小。及早开始恰当的CRP可以增加除颤成功的可能,可以延长除颤得以成功的时限,但CRP并不能终止心室颤动。

(2)电极位置的影响:除颤成功的第二个重要的因素是电极的位置,两个电极的安置应使心脏(首要是心室)位于电流的径路中。

（3）电能：常规的单向波除颤电能为成人首次200J，若首次除颤未能成功，则第二次除颤可用200～300J，而第三次和以后的除颤，则宜用360J；双相指数截断波（BTE）用150～200J。假如在成功的除颤后再发生心室颤动，则可用前次使患者心室颤动转复的电能。成人的体重并非是影响除颤电能需要量的重要因素，儿童除颤时所需电能则比成人低。儿童心室颤动很少见，在儿童终末期心律失常中约少于10%。如为心室颤动，则建议初次除颤为2J/kg，如不成功，则以后的电击能量宜倍增。

（4）经胸阻抗（TTI）：TTI是除颤成功的第四个重要因素。成功的除颤需有足够的电流通过胸部使处于危急状态的心肌除颤。TTI以欧姆测定，表示电流通过身体的阻力，阻力越大，则电流越小，电击的能量和TTI决定确切到达心脏的电流量。虽能选择正确的电击能量，除颤技术也必须正确，以克服胸阻抗和释放的能量最大限度地到达患者。

第三节　简易呼吸器的使用

简易呼吸器是一种简单的借助气械加压的人工呼吸装置，具有使用方便、痛苦轻、并发症少、便于携带、有无氧源均可立即通气的特点。在临床急救及转运过程中采用简易呼吸器辅助呼吸，可有效改善患者的呼吸功能，纠正低氧血症，进而提高抢救成功率。

一、定义

简易呼吸器又称加压给氧气囊（AMBU）：是进行人工通气的简易工具，与口对口呼吸比较，供氧浓度高，且操作简便。尤其是病情危急，来不及气管插管时，可利用加压面罩直接给氧，维持和增加机体通气量，纠正威胁生命的低氧血量。

二、作用

（一）提供氧气

简易呼吸器可以将氧气从储氧袋输送至患者的呼吸道，维持患者呼吸系统的通畅。

（二）辅助通气

通过简易呼吸器的压缩器，可以模拟人工呼吸，帮助患者实现有效的通气。

三、目的

1．增加或辅助患者的自主通气。
2．改善患者的气体交换功能。
3．纠正威胁生命的低氧血症。
4．为临床抢救争取时间。

四、简易呼吸器的构造

简易呼吸器主要由四个部分和六个阀门组成，这些部分和阀门共同工作，确保患者在各种情况下都能得到适当的呼吸支持（图4-2）。

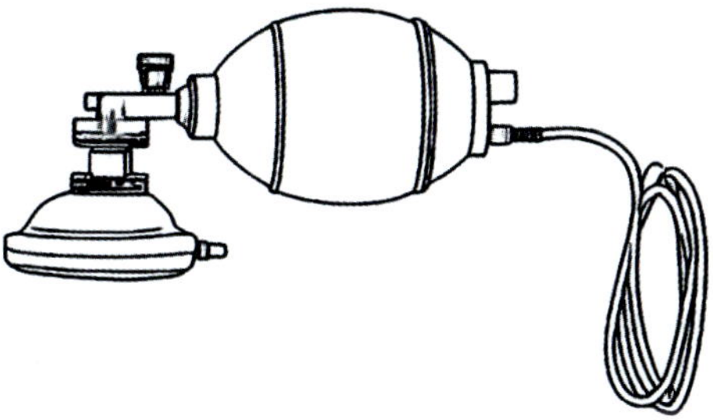

图 4-2 简易呼吸器的构造

（一）四个部分

1. 面罩

面罩用于覆盖患者的口鼻，确保氧气能够直接供应给患者。

2. 球体（呼吸囊）

球体（呼吸囊）通过人工挤压，产生正压，将氧气压入面罩内。

3. 储氧袋

储氧袋储存一定量的氧气，确保在挤压球体时能够持续供应氧气。

4. 氧气连接管

氧气连接管连接储氧袋和面罩，确保氧气的顺畅供应。

（二）六个阀门

1. 单向阀（鸭嘴阀）

在吸气阶段打开，允许氧气流入，在呼气阶段关闭，防止气体回流。

2. 呼气阀

在呼气阶段打开，允许废气排出，在吸气阶段关闭。

3. 压力安全阀

保护患者和设备免受过度压力的伤害，当气道压力超过预设的安全范围时，会打开释放多余的气体。

4. 进气阀

在吸气阶段打开，允许氧气流入，在吸气结束时关闭。

5. 储氧阀

确保在储氧袋中的氧气能够持续供应给患者。

6. 储氧安全阀

用于确保储氧袋中的氧气安全储存，防止氧气过多导致设备破坏。

五、简易呼吸器的工作原理

（一）吸气过程

当挤压球体时，产生正压，将进气阀关闭，内部气体强制性推动单向阀打开，并堵住呼气阀，球体内气体即由单向阀中心切口送向患者。

如用氧气，则氧气随球体复原吸入并暂存于球体内，在挤压球体时直接进入患者体内。

（二）呼气过程

当松开球体时，产生负压，单向阀即刻受压上移，并处于闭合状态，呼气阀开放，以使患者吐出的气体排出。

同时进气阀受到球体松开所产生的负压打开，储氧袋内氧气送入球体，直到球体完全恢复挤压前的原状。

六、适应证

1．各种原因所致的自主通气不足或呼吸骤停的急救。

2．高级气道未建立前为患者提供手动正压通气。

3．机械通气患者的转运。

4．临时替代机械呼吸机（指有创呼吸机，不包括无创人工气道），如遇到呼吸机故障、停电等。

七、禁忌证

1．气管异物。

2．严重误吸引起的窒息。

3．中等以上活动性咯血。

4．张力性气胸及肺大疱。

5．大量胸腔积液。

6．活动性肺结核等。

八、操作流程

（一）操作前准备

1．评估

（1）评估患者：年龄、体位、呼吸道是否畅通、呼吸状况（频率、节律、深浅度等）、是否符合使用简易呼吸器的适应证、是否有使用简易呼吸器的禁忌证。

（2）评估环境：环境是否有有毒气体，是否适宜操作等。

2．操作准备

（1）护士准备：仪表着装、洗手、戴口罩。

（2）物品准备：携带备用状态的简易呼吸器，检测球体性能，面罩、球体、储氧袋及氧气连接管正确连接，调节氧流量8～10L/min，使储氧袋充盈。

（3）患者准备：采取去枕平卧位，摘除义齿，清除口腔内及咽喉处任何可见的异物。

（二）操作方法

1. 操作者应位于患者头部的后方，将患者头部向后仰，并托牢下颌使其向上，使患者气道保持通畅（开放气道的标准：①成人下颌角与耳垂连线与患者身体的长垂直；②1～8岁儿童下颌角与耳垂连线与患者身体的长成60°；③1岁以内婴儿下颌角与耳垂连线与患者身体的长成30°）。

2. 一只手将面罩紧扣口鼻，用“EC”手势，C手势压紧面罩，E手势保持呼吸道通畅。

3. 另外一只手挤压球体，将气体送入肺中，潮气量400～600ml（约球囊的1/3），规律性地挤压球体提供足够的吸气/呼气时间（成人：10～12次/分，儿童：14～20次/分）。

4. 操作结束，安置患者，整理用物，洗手，记录，终末处理。

（三）注意事项

1. 患者有自主呼吸，应按患者的呼吸动作加以辅助，与患者同步。

2. 挤压球囊时，压力适中不可时快时慢，压力不可过大。若患者气道压力高，可下旋压力安全阀，已增加送气压力。

3. 双人使用简易呼吸器时，患者头侧的操作者可用双手的大拇指和示指在面罩的周边提供完全的密封，剩下的手指举起下颚和伸展颈部，同时观察胸部起伏；第二位操作者慢慢挤压球囊（大于2s）直到胸部隆起。

（四）如何判断正常换气

1. 观察胸部的上升与下降是否随着压缩球囊起伏。
2. 生命体征、血氧饱和度是否有改善。
3. 嘴唇、面部及末梢处的颜色变化。
4. 面罩内是否呈雾气状。
5. 经由面罩透明盖，观察单向阀是否适当运用。

九、检查与维护

简易呼吸器使用后应清洁、消毒及测试简易呼吸器，妥善包装，贴上处理日期，以保持最佳的备用状态。

（一）检测时机

1. 首次使用新装置。
2. 球囊清洁与消毒后。
3. 更换新零件后。
4. 长时间处于备用状态时，每月检测一次。

（二）检测方法

1. 检查整体

查看简易呼吸器外观清洁，无破损；挤压球囊后将手松开，球囊应很快地自动弹回原状，弹性良好。

2. 检查面罩

边缘完好无破损不漏气，充气量合适，外表清洁无污。

3. 检查进气阀

堵住出气口，挤压球囊，球囊不能被挤瘪，说明进气阀安装正确。

4. 检查单向阀

连接单向阀，挤压球囊时，单向阀打开；松开球囊时，单向阀闭合，说明单向阀安装正确。

5. 检查压力安全阀

按下压力安全阀，挤捏球囊，球囊不易挤瘪；抬高锁定压力安全阀，一只手堵住出气口，另一只手用力挤捏球囊，气体自压力安全阀溢出，说明压力安全阀功能正常。

如有条件，在出气口处连接压力表，成人球囊显示 $60cmH_2O \pm 10cmH_2O$ 以内，儿童及婴儿球体应显示 $40cmH_2O \pm 5cmH_2O$ 以内。

6. 检查呼气阀

取储氧袋连接于单向阀口，挤捏球囊数次，可见储氧袋满之后，继续挤捏球囊，气体可从呼气阀溢出，说明呼气阀功能正常。

7. 检查储氧袋

储氧袋充盈状态下堵住储氧袋出气口，挤捏袋体，不漏气，储氧袋功能正常

8. 检查储氧安全阀

将充盈状态下的储氧袋接上储氧安全阀，并堵住出气口，挤压储氧袋，气体能从储氧安全阀溢出，说明储氧安全阀功能正常。

9. 整体组装测试

（三）清洁与消毒时机

1. 首次使用新装置。
2. 不同患者使用之间。

3．同一患者使用24h。

（四）清洁与消毒方法

1．将简易呼吸器各配件依序拆开，置入500mg/L含氯消毒剂中浸泡30min。

2．取出后使用清水冲洗所有配件，去除残留的消毒剂。

3．面罩、氧气连接管、储氧袋禁用消毒剂浸泡，只需95%酒精擦拭消毒即可，因易损坏。

4．如遇特殊感染患者，可使用环氧乙烷熏蒸消毒，或使用一次性装置。

5．消毒后的部件应完全干燥，并检查是否有损坏，将部件依顺序组装。

（五）维护与保养

1．简易呼吸器包括压力安全阀、单向阀等为不可拆分器件，使用后应浸泡消毒。

2．塑料件均采用工程塑料制造，因此操作人员请小心清洗放置，避免不必要的损坏。

3．定期检测，若呼吸器中任何一零件破损则应更换。

第四节　急救的配合

急救护理是医疗体系中的重要组成部分，对于挽救患者生命、减少伤残具有至关重要的作用。在突发事件和灾难发生时，急救护理更是承担着现场救治和转运伤员的重要任务，是保障公众生命安全的关键环节。

一、急救护理的定义

急救护理是指在意外伤害或突发疾病情况下，为患者提供的紧急医疗救助措施。它包括现场急救、转运途中急救及院内急救等多个环节，目的是挽救患者生命、减轻患者痛苦、防止并发症和改善预后。

二、急救的基本原则

1. 及时性

当发生紧急状况时，应立即进行急救，因为时间对于救治生命至关重要。

例如，心搏骤停患者，如果在4～6min内未能得到有效的心肺复苏，大脑就会因缺氧而受到不可逆的损伤。

2. 正确性

进行急救时，应该按照正确的方法和步骤进行，否则可能会导致救助效果减弱，甚至可能对患者造成二次伤害。

例如，在处理骨折患者时，如果不正确地移动患者，可能会导致伤口恶化，甚至伤及血管和神经。

3. 连续性

急救是一个连续的过程，从现场急救、转送途中的急救，到医院的救治，都需要保持连续性。

例如，对于心肌梗死患者，现场需要立即进行心肺复苏，转送途中需要持续监测患者的生命体征，并在到达医院后尽快进行专业的医疗救治。

三、急救的基本流程

1. 快速评估现场

首先快速评估现场情况，确定是否安全，现场是否适合急救，是否需要寻求进一步帮助。

2. 评估患者情况

一旦确认环境适合抢救，立即评估患者的状况，检查是否有生命威胁，如呼吸困难、心搏骤停、严重出血等。

3. 呼救与急救并重

如果情况严重，立即拨打紧急求助电话，请求专业医护救援。

同时根据患者的具体情况，实施适当的初步急救措施：如心肺复苏、止血、固定伤肢等。

4. 持续观察和护理

整个急救过程中持续观察患者的状况，提供适当的急救护理。

5. 转运患者

急救结束后，患者平稳、安全地转运至恰当的医疗环境，进一步进行监测与治疗。

四、急救护理人员配合

（一）明确分工

根据急救现场情况，将护理人员分为不同的任务小组，如指挥管理组、急救处理组、物资保障组等确保各项任务有序进行。

1. 指挥管理组

（1）组织与管理：负责下达急救任务指令，组织和指挥现场急救的工作。

（2）评估与决策：快速评估现场和患者的情况，制定及时且必要的生命支持措施，以保证患者的生命安全。

（3）协调与干预：承担急救通信指挥，即联络急救中心（站）、医院和上级行政部门的信息枢纽。这涉及协调各方资源，确保信息畅通，以便在紧急情况下迅速响应和协调。

2. 急救处理组

（1）实施急救计划：①急救护士能熟练掌握急救治疗的原则、顺序、抢救技能、抢救用药的剂量、监测内容及抢救的效果评价；②紧急医疗支援未到之前，急救护士应根据患者病情及时给予生命体征监测、吸氧、吸痰、建立静脉通路、胸外心脏按压等初级生命支持措施；③对危急患者应就地抢救，待病情稳定后方可移动；④及时与患者家属联系，及时通报病情变化；⑤尊重患者，注意保护患者隐私。

（2）记录急救过程：①客观真实，记录内容必须真实反映急救过程的实际情况，不得有任何虚假或夸大的描述；②及时准确，记录应在抢救完毕后6h内完成，确保信息的准确性，包括患者病情变化的时间、表现，生命体征的变化，以及采取的急救措施、用药剂量、用法及时间（准确到分钟）；③完整一致，按照时间顺序详细记录抢救有关信息，包括生命体征、病情记录等，并与医生记录保持一致；④字迹清晰，若书写记录应使用规范的字体，保持书面整洁清晰，且不得涂改，字体大小尽量保持一致，以便于阅读和理解。

3. 物资保障组

（1）设备仪器：①各种抢救仪器设备呈完好备用状态；②抢救仪器设备每班清点、检查、发现问题及时报修并记录。

（2）抢救车的管理：①定点存放，是指抢救车内的抢救药，必须按原位置放好，抢救时不可顺序颠倒，不可以存放位置混淆，以利于抢救随拿随取；②定期检查，是指对抢救车内的耗材和抢救器材进行检查，确保物品完好率100%；③定人管理，是指抢救车需要指定某人进行责任人负责式管理；④定时清洗和消毒，是指根据感控规定进行定时消毒；⑤定期检查和维修，是指如出现问题需要指定地点进行修理。

（3）终末处理：每一次抢救工作结束后及时补充抢救药

物，以及检查抢救用物和设备的完整性。

（二）高效协作

1. 各小组之间应保持紧密沟通与协作，及时反馈信息，共享资源，确保抢救工作的高效进行。

2. 护理人员应准确传递医生下达的抢救指令和患者病情变化情况，避免信息传递错误或延误。

3. 在抢救过程中，护理人员应与医生、患者家属等保持有效沟通，确保各方了解抢救进展和注意事项。

五、急救护理的培训与演练

（一）制定培训计划

1. 确定演练目标

明确演练的目标和重点，确保演练的有效性和针对性。

2. 制定演练方案

根据急救护理的标准，以及本科室的实际情况制定全面、系统的培训计划，包括理论知识、实践操作、场景设置、人员分工、流程安排等。

3. 实施演练

按照演练方案进行实地演练，模拟真实急救场景，提高学员应对紧急情况的能力。

（二）培训内容

培训内容应包括急救基础知识、急救技能、紧急情况处理、团队协作等确保学员具备基本的急救护理能力。

（三）培训方式

采用多种培训方式，如讲座、模拟演练、案例分析等，以提高学员的学习效果和实际操作能力。

（四）评估与改进

1. 评估标准

制定科学的评估标准，对培训和演练的效果进行客观、全面的评估。

2. 反馈与改进

根据评估结果，及时向学员反馈，针对不足之处进行改进，提高培训和演练的质量。

3. 持续推进

定期对培训和演练进行总结和反思，持续优化培训和演练方案，以适应急救护理需求的变化。

第五节　气管插管的配合

一、气管插管

气管插管是将一特制的气管内导管通过口腔或鼻腔，经声门置入气管或支气管内的方法，为呼吸道通畅、通气供氧、呼吸道吸引等提供最佳条件，是抢救呼吸功能障碍患者的重要措施。

二、气管插管的适应证与禁忌证

（一）适应证

1. 严重低氧血症或高碳酸血症或其他原因需较长时间机械通气又不考虑气管切开。

2. 不能自主清除上呼吸道分泌物、胃内反流物或出血，有误吸危险。

3. 下呼吸道分泌物过多或出血，且清除能力较差。

4. 存在上呼吸道损伤、狭窄、阻塞、气管食管瘘等严重影响正常呼吸。

5. 患者突然出现呼吸停止，需要紧急建立气道进行机械通气。

6. 心搏骤停者不可能或无法有效使用简易呼吸器进行通气。

7. 有意识的呼吸功能不全者，采用无创通气无法保证足够的供氧。

（二）禁忌证

1. 喉头水肿、气道急性炎症、喉头黏膜下血肿、插管创伤引起的严重出血者，除非急救，禁忌气管内插管。

2. 咽喉部烧灼伤、肿瘤或异物存留者。

3. 主动脉瘤压迫气管者，插管易造成动脉瘤损伤出血为相对禁忌证。

4. 下呼吸道分泌物潴留难以从插管内清除者，应行气管切开置管术。

5. 颈椎骨折、脱位者。

6. 呼吸道不全梗阻者有插管适应证，但禁忌快速诱导插管。

7．有出血性血液病（如血友病，血小板减少性紫癜等）者，插管损伤易诱发喉头声门或气管黏膜下出血或血肿，继发呼吸道急性梗阻，为相对禁忌证。

三、气管插管的操作流程（表4-2）

表4-2　气管插管的操作流程

步骤	原理/注意事项
1．给患者/家属解释过程	尊重患者/家属的知情权
2．标准预防，洗手，戴帽子、口罩、手套	遵守感染控制管理
3．设置物品：选择合适的气管插管	根据患者的年龄及身材
4．气管插管操作 （1）体位：患者仰卧，头、颈、肩相应垫高8～10cm，使头后仰 （2）开口：操作者位于患者头侧，用右手拇指推开患者的下唇和下颌，示指抵住上门齿，放入开口器，使嘴张开 （3）暴露会厌：待口完全张开时，操作者左手持喉镜，使带照明的喉镜呈直角倾向喉头，沿右侧口角置入，轻柔地将舌体推向左侧，使喉镜片移到正中见到腭垂然后顺舌背弯度置入，喉镜进入咽部即可见到会厌 （4）暴露声门：如用弯喉镜见到会厌后必须将喉镜片置入会厌与舌根交界处，再上提镜片，才能使会厌翘起，上贴喉镜显露声门。如用直喉镜可直接显露声门	保持呼吸道通畅 腭垂：为暴露声门的第一标志 会厌：为暴露声门的第二标志 如果喉镜未达会厌与舌根交界处即上提镜片，由于会厌不能翘起，舌体隆起挡住声门，可影响插管操作 声门呈白色，透过声门可见呈暗黑色的气管，声门下方是食管，呈鲜红色关闭

续　表

步骤	原理/注意事项
（5）插入导管：暴露声门后右手持已润滑好的导管将其尖端斜口对准声门，在患者吸气末轻柔地随导管弧形弯度插入气管内，将导管继续旋转深入气管（成人5cm，小儿2～3cm）	过声门后1cm后应将管芯拔出，以免损伤气管
（6）确认插管部位：导管插入后立即塞入牙垫然后退出喉镜，检查确认导管在气管内	插管后接简易呼吸器正压通气，可以观察到：呼气时透明导管有雾气出现，胸廓有起伏运动，并用听诊器听两肺呼吸音，注意是否对称，如果呼吸音不对称，可能为导管插入过深，进入一侧支气管所致，可将导管稍后退，直至两侧呼吸音对称
（7）固定：证实导管已准确插入气管后用长胶布妥善固定导管和牙垫	
（8）气囊充气：向导管前端的气囊内注入适量空气	注入的气量不宜过大，以气囊恰好封闭气道不漏气为准，以免机械通气时漏气或呕吐物、分泌物倒流入气管
（9）吸引：用吸痰管吸引气道分泌物，了解呼吸道通畅情况	

四、观察要点与提示

1．对呼吸困难或呼吸停止者，插管前应先行人工呼吸、吸氧等，以免因插管费时而增加患者缺氧的时间。

2．插管前检查插管用具是否齐全适用，根据患者年龄、性别、身材、插管途径选择合适的导管。检查喉镜灯泡是否明亮、气囊有无漏气、准备胶布。

3．插管时应使喉部暴露充分，视野清晰。喉镜的着力点应始终放在喉镜片顶端，并采用上提喉镜的方法，声门显露困难时，可请助手按压喉结部位，可能有助于声门显露或利用导管管芯将导管弯成L形，用导管前端挑起会厌施行盲插管。

4．插管动作要轻柔，操作迅速准确，勿使缺氧时间过长，以免引起反射性心搏、呼吸骤停。

5．使用以下方法证实导管的位置。

（1）直接看到导管通过声门。

（2）机械通气时胸廓有起伏。

（3）双侧呼吸音对称：机械通气时单侧呼吸音消失或减弱，表明气管导管插入过深而进入了主支气管。可轻轻往外移动少许后，再次听诊至两侧呼吸音对称。上腹部呼吸音：如在通气过程中听到上腹部汩汩声，表明导管进入了食管，应立即拔出重插。

（4）简易呼吸器的顺应性：胃通气比肺通气更容易进行，而导管阻塞、气管痉挛或张力性气胸会使通气更加困难。

（5）呼气时气管导管上出现雾气或水蒸气，表明导管在气管内。

（6）如使用带光导芯进行插管后，颈部出现亮光，表明导管已正确置入气管。

（7）指脉氧饱和度监测有助于确定导管的位置。

（8）呼气末CO_2浓度检测装置可以确定导管的位置，如果通气后比色计的颜色为黄色，可确认导管在气管内。注意，该装置无法判断导管的深度，有时也会出现假阴性的结果，常见于心搏骤停时潮气末CO_2的产生处于最低水平而无法探测，还可见于有较大无效腔的患者如较大范围的肺梗死。此时切不可凭一种方法作出决定。

（9）导管内出现胃内容物，表示误入食管。

（10）胸部X线片显示导管正好位于隆嵴上的气管内。

（11）机械通气时呼吸波形监测：如压力容量环。

6．观察气管插管的并发症。

（1）误入食管：是非常严重的并发症，患者未得到任何的肺通气和氧合（除非患者有自主呼吸），还可能造成胃扩张。后者增加了呕吐、误吸的危险。如果抢救人员未及时识别，患者将出现不可逆的脑损伤或死亡。

（2）导管脱出：需要经常对导管的位置进行评估，尤其是患者被移动或对其实施操作后。如导管脱出，用简易呼吸器进行通气，心搏骤停者应在更为重要的措施到位后（如持续的胸外按压、按需要除颤、建立静脉通路）再尝试插管。

（3）口唇、牙齿、鼻咽黏膜、咽后壁、声带、喉等损伤：与气管插管的方式有关。

（4）呕吐、胃内容物误吸至下呼吸道。

（5）肾上腺素、去甲肾上腺素的释放，可导致血压升高、心动过速和心律失常。

（6）导管进入右主支气管（较常见）或左主支气管，如得不到及时纠正，可导致低氧血症。如有怀疑，应将导管气囊放气后向外退出导管1～2cm后再确认导管的位置，同时检查患者的临床征象。如胸廓起伏是否对称，两侧呼吸音是否对称，氧合情况是否满意等，必要时行床边胸片X线检查以确认导管的位置。

第五章

卧位与安全

第一节　体位引流

体位引流（postural drainage，PD）指根据气管、支气管树的解剖特点，通过使患者处于特定的体位，利用重力来帮助支气管分泌物从气道内排出。同时，改善分泌物所在的特定区域的通气，利用增加该区域通气量来帮助分泌物的清除。体位引流在支气管扩张和其他肺部疾病患者中已被证明是清除分泌物的有效方法。其他治疗，如叩击、振动等可以在患者处于体位引流的姿势下进行。

一、引流原则

1. 病变部位在上，引流支气管开口向下。

2. 肺上叶引流可取坐位或半卧位，中、下叶各肺段的引流取头低脚高位，并根据各引流部位的不同转动身体角度。

3. 身体倾斜度超过25°效果较好，可从较小角度开始，在患者能耐受的情况下逐步增大。

4. 避免污染物进入健侧肺。

二、适应证

1. 气道黏液过多、过于黏稠，咳痰无力。

2. 慢性阻塞性肺疾病急性加重、肺不张、肺部感染。

3. 支气管扩张、囊性肺纤维化伴大量咳痰。

4. 年老体弱、长期卧床。

三、禁忌证

1. 所有体位的体位引流禁忌证

颅内压＞20mmHg、头部和颈部受伤稳定前、活动性出血伴血流动力学不稳定、最近有脊柱外科手术（如椎板切除术）或急性脊髓损伤、活动性咯血、脓胸、支气管胸膜瘘、与心力衰竭相关的肺水肿、大量胸腔积液、肺栓塞、年老、意识不清，或焦虑者、肋骨骨折等。

2. 头低足高位体位引流的禁忌证

避免升高颅内压的患者、不可控的高血压、腹胀、食管手术、近期肺癌的大量咯血、不可控的气道吸气风险。

四、体位选择（表5-1）

表5-1　各部位引流的具体体位要求

肺叶	肺段	引流体位
右上叶	尖段	直坐位
	前段	仰卧位，右侧垫高
	后段	左侧卧位，面部向下转45°
左上叶	尖后段	直坐位微向前或右倾斜或俯卧，床头抬高30cm
	舌段	俯卧位，向右转体45°床尾抬高40cm呈头低足高位
右中叶		仰卧位，向左转体45°
肺下叶左右	背段	俯卧位，腹部垫枕
	前基底段	仰卧位，大腿下方垫枕，双膝屈曲，床尾抬高50～60cm，呈头低足高位

续 表

肺叶	肺段	引流体位
肺下叶左右	外侧基底段	侧卧位，患侧在上，腰部垫枕，床尾抬高50～60cm，呈头低足高位
	后基底段	俯卧位，腹部垫枕，床尾抬高50～60cm，呈头低足高位

五、治疗时监测

1. 痰液的量和性状。

2. 主观感受，如胸痛、呼吸困难等。

3. 精神状况。

4. 呼吸深度、频率和节律，是否存在胸腹矛盾运动、辅助呼吸肌参与。

5. 血流动力学状况，如心率、血压等。

6. 氧合状况，如口唇及皮肤颜色、血氧饱和度（SpO_2）等。

7. 颅脑外伤者应监测颅压。

六、注意事项

1. 如果只使用体位引流，每个位置应维持5～10min，当需引流部位集中在某片肺叶时，如果患者耐受，可适当延长持续时间。如果体位引流与其他气道廓清技术相结合，在各体位上的时间可减少。

2. 鼓励患者在每个姿势后进行深呼吸和咳嗽，如果可以的话，治疗完成后再重复一次。让患者坐直或前倾并利用腹肌有力的咳嗽来优化效果。

3. 引流出的分泌物在治疗后可能还不能立刻排出，但在1h后可能明显可见。因此需提醒患者注意及时清除分泌物。

4. 体位引流有加重食管反流的风险，建议在进食2h后进行。

5. 体位引流会对颅内压、心输出量和活动性出血产生影响，建议采取头低位时，应对体位引流的治疗性体位进行改良。

第二节　俯卧位通气

俯卧位通气是指患者取俯卧位进行机械通气。俯卧位通气不是一种机械通气模式。

一、实施指征

1. 中/重度ARDS伴顽固性低氧血症，当呼气末正压（PEEP）≥5cmH_2O（1cmH_2O＝0.098kPa），氧合指数≤150mmHg时应积极行俯卧位通气。

2. 罕见情况下，俯卧位通气可用作ECMO前的过渡治疗。

3. 对于多种原因所致ARDS，以及有基础肺疾病或肥胖患者出现的ARDS，行俯卧位通气均有益。

二、禁忌证

俯卧位通气的绝对禁忌证包括：脊椎不稳定或有脊柱不稳定的风险、不稳定性骨折、腹侧烧伤、开放性伤口、休克、妊娠、近期气管手术和颅内压升高。其他禁忌证有血流动力学不稳定、维持生命的心脏装置如心室辅助装置和/或腹部手术。

三、俯卧位操作规范

（一）操作前评估

1. 血流动力学

生命体征相对平稳，可耐受俯卧位通气。

2. 镇静状态

机械通气患者俯卧位通气时建议深镇静，Richmond躁动-镇静评分（RASS）−5～−4分。

3. 人工气道

确认气管插管或气管切开管位置，清理气道及口鼻腔分泌物。

4. 胃肠道

俯卧位通气前2h暂停肠内营养的供给，操作前回抽胃内容物，避免过多胃残余物致反流、误吸；重度ARDS患者早期置入鼻空肠管。

5. 其他

检查各导管在位通畅，并确认可否暂时夹闭；检查局部敷料是否需要更换；检查易受压部位皮肤状况。

（二）物品准备

翻身单（可承担患者重量且大小合适的单子）、方形与椭圆形泡沫敷料数张、头枕（软枕或马蹄形枕头）、2～3个圆柱形枕头、硅胶软枕数个。

（三）患者准备

1. 确定俯卧位通气翻转方向：根据仪器设备连接及患者体位翻转的方便性，决定俯卧位的操作是由患者左向右或右向左进行翻转。

2. 将电极片移至肩臂部，整理监护仪各连接导线，并留出足够长度便于翻转。

3. 夹闭非紧急管路（如尿管、胃管等），妥善固定各导管，防止滑脱，整理各管路方向与身体纵轴方向一致，并留出足够长度便于翻转。

4. 在患者面部颧骨处、双肩部、胸前区、髂骨、膝部、小腿部及其他骨隆突俯卧位易受压处垫上泡沫型减压敷料或硅胶软枕。

（四）操作流程

常见俯卧位通气翻转方式主要有三人法、翻身床、五人法和信封法。考虑到俯卧位通气治疗时的安全性与方便性，推荐使用信封法对ARDS患者行俯卧位通气治疗，现详细介绍（图5-1）。

1. 位置与分工

（1）第一人：位于床头，负责呼吸机管路的妥善固定、头部的安置及发出口令。

（2）第二人：位于右侧床头，负责该侧静脉置管及右侧上半身各类导管的安置。

（3）第三人：位于左侧床头，负责监护仪导联线、左侧上身导管的安置。

（4）第四人：位于右侧床尾，负责右侧下半身各类导管的安置。

（5）第五人：位于左侧床尾，负责导尿管及左侧下半身各类导管的安置。

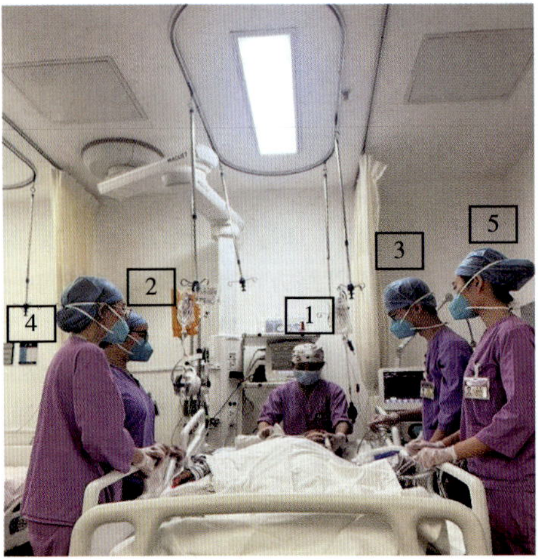

图5-1　卧位通气人员站位

注：1，第一人，医生或呼吸治疗师站于患者头顶，负责发号施令、气管插管固定、头部的安置；2、3，第二人、第三人，护士分别站于患者颈肩左右侧，负责中心静脉导管、胸部各引流管、体外膜肺氧合管等；4、5，第四人、第五人，护士分别站于患者左右臀部及大腿根部，负责股静脉/动脉管、尿管、腹部引流管等。

（6）患者生命体征由位于监护仪对侧的医护人员查看。如患者行体外膜肺氧合（ECMO）治疗，人力条件允许，建议增加第六人专门负责确认ECMO管道是否在位、通畅，并监测ECMO机器运转情况。

2. 操作方法

（1）将60cm×90cm护理垫分别置于患者胸前及会阴部，吸水面朝向患者皮肤。

（2）将2个圆柱形枕分别置于患者胸部及髂嵴处护理垫

上，男性患者注意避开生殖器部位。

（3）将翻身单覆盖在圆柱形枕头上，患者双手置于两侧紧贴身体。

（4）由位于头侧的第一人固定住患者的人工气道及呼吸机管路，其余4人将患者身上、身下两层翻身单边缘对齐，将其同时向上卷翻身单至最紧，固定住患者其他导管。

（5）由第一人发出口令，并与其他四人同时将患者托起，先移向病床一侧。

（6）确认患者及管道安全后，听第一人口令同时将患者翻转90°侧卧位，然后5人同时将患者（由左向右或右向左）行180°翻转至俯卧位。

（7）将患者头偏一侧，头下垫护理垫与减压枕，留出足够高度，确保人工气道通畅，便于吸痰操作；特殊情况如：颈部强直的患者应给予一定的镇静镇痛，气管切开的患者需保障颈部悬空，留有操作空间。

（8）确认圆柱形枕位置恰当；整理确认各导管是否在位且通畅、导线固定，摆放肢体于功能位。

3. 翻转方法及操作后处理

俯卧位后应注意保持人工气道及血管通路的通畅，避免胸腹部受压，同时应注意保护易受压部位，避免压疮发生。俯卧位通气时负责的管路，操作后，保证管路固定良好，通畅。

4. 俯卧位通气结束操作流程

（1）俯卧位通气结束后，清理呼吸道及口鼻腔分泌物。

（2）将患者胸前电极片移至肩臂部。

（3）先由第一人明确人员分工及职责，各自妥善固定好所负责的管路，由第一人发出口令，其余人员同时将患者托起，先移向病床一侧，然后将患者转为侧卧位，撤除患者身上的敷料及软枕，整理好病床，将患者摆放至需要的体位。

（4）生命体征平稳后将心电监护接至胸前。

（5）整理各管路，重新妥当固定。

（6）清洁面部，更换气管插管固定胶布，进行口腔护理。

四、俯卧位通气时间

在ARDS病程早期（最初36h内）实施俯卧位通气，并维持俯卧位16h以上，其间可根据护理和干预需求调整体位。通常同时采用小潮气量通气策略。若患者的氧合改善，或者出现急症、需要长时间干预或手术时，可停止俯卧位通气。

五、俯卧位通气并发症的预防与处理

俯卧位可增加某些并发症的风险。报道的并发症发生率各异，但常见的有一过性去氧饱和、导管和气管导管脱出、呕吐、面部和眼部水肿、缺血性神经病变及面、膝和肩部压力性损伤，需特别关注预防眼部受压而引起的不可逆视野缺损。

六、俯卧位通气疗效的评估

大量证据指出俯卧位通气可改善氧合，降低重度ARDS患者的死亡率。俯卧位通气还可持续改善气体交换，如呼吸机设置保持不变的情况下，PaO_2增加超过10mmHg；也有证据表明肺泡复张（如潮气量一定时平台压下降，表明肺顺应性增加），但呼吸机诱发肺损伤风险没有增加。注意，如果俯卧位通气失败，如患者的气体交换或呼吸力学无变化、气体交换恶化或心血管状态恶化，应恢复仰卧位，采用其他方法提高氧合。

第三节 管路固定

一、管路固定的基本要求

1. 应遵循安全、有效、便捷的原则，对管道进行固定。

2. 应对各类管道进行评估，根据评估结果选择合适的固定方式。

3. 医生、护士及时沟通，早期识别患者管道固定的相关风险。

4. 密切观察管道的固定与通畅情况，有无管道移位、脱出及其他并发症，并及时处理。

二、管路固定的评估

1. 评估患者的病情、合作程度、神志状况、是否需要留置各类管道。

2. 询问患者既往史，是否已经留置各类管道，管道固定是否规范，有无必要进行二次固定。

3. 应评估患者管道有无固定于床单位上，搬运过程中有无脱管的风险。

4. 应评估现有管道固定方式是否适用于患者。

5. 转运患者时，搬运患者前、搬运患者时、搬运患者后，再次评估各类管道是否固定稳妥。

三、管道的固定的方法

1. 胃管的固定

（1）选择“工”字形弹力胶布，中间位置使用高举平台法，避免压迫鼻翼，使胃管固定于合适的内置刻度上。

（2）选择“工”字形弹力胶布，耳前进行二次固定。

（3）将长100cm的边带对折交叉打结，固定于胶布的上方，绕过患者耳郭上方与枕部，耳前打结固定。

2. 经口气管插管的固定

（1）选择“工”字形弹力胶布，上面黏贴至患者唇上及脸颊（注意男患者剃光胡须，去除患者脸颊油脂，待干后粘贴），下边将气管导管和口咽通或牙垫从下往上环形缠绕2周，将胶布头对折，以便更换。

（2）将长100cm的边带对折交叉打结，固定于胶布的上方，绕过患者耳郭上方与枕部，耳前打结固定。

3. 气管切开管路固定

（1）根据患者头围选择寸带长度，将寸带穿入止血带中，另备用一块大方纱，减轻患者局部压力性损伤。

（2）寸带绕颈一周在插管上方交一圈系死结，松紧适中垫纱布保护皮肤。

4. 尿管的固定

（1）选择两条胶布，高举平台法固定尿管，预留管路，避免牵拉，此方法不适用于俯卧位通气患者。

（2）高举平台固定，将尿管夹固定于被服上。

5. 深静脉管的固定

（1）选用10cm×12cm透明敷料，中央置于穿刺点上，无张力覆盖于按U、C、S形塑形后的管道上，固定导管。

（2）用制作好的“Y”形弹力胶布在外露导管处横向固定再交叉固定。

6. 胸腔、腹腔引流管的固定

（1）选用制作好的“蝶”形弹力胶布，宽的一条固定在皮肤上，窄的一边两侧的“蝶”形可分别从左右固定导管，也可同时固定两根导管。

（2）标记好导管的外露长度，如管路无刻度，可用记号笔标记固定处，防止管路移位。

7. PICC的固定

（1）剪取长7.5cm，宽5cm，下侧1/3处各剪开“Y”口至一半。

（2）将敷料长短固定敷料下缘，“Y”形剪开部分在导管下闭合，“L”形放置导管，高举平台法固定导管。

三、各类型胶布的选择和管道固定的示例图（表5-2）

表5-2　胶布剪裁及管路固定方式

种类	适用管道	裁剪方法（上下为长，左右为宽）	管道固定示例
“工”形	胃管	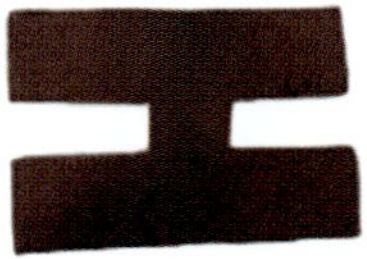 宽5cm（上3cm、下2cm）	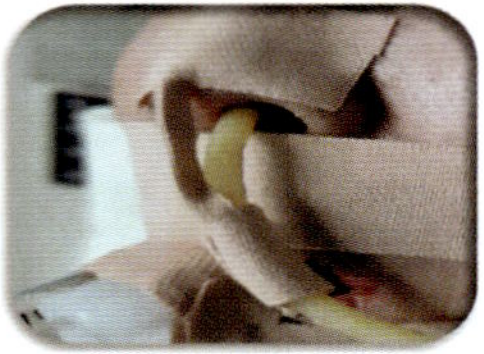 将宽边贴于鼻翼，窄边贴导管，中间细条对折粘贴，保持胃管活动度，将同样“工”字形胶布高举平台贴于同侧面颊

续 表

种类	适用管道	裁剪方法（上下为长，左右为宽）	管道固定示例
“工”形	经口气管插管	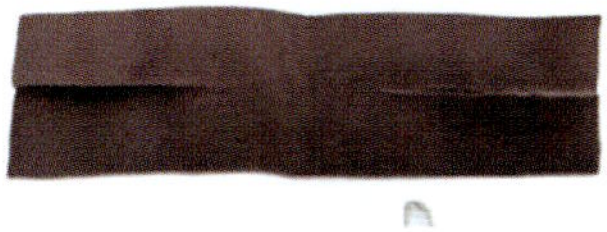 “工”字形胶布固定经口气管插管，长 14cm，宽 5cm（上 3cm/下 2cm），两边剪开 6cm，中间留 2cm	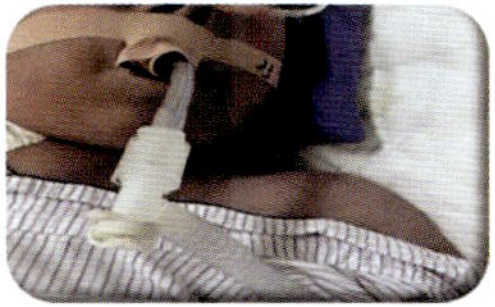 躁动明显，患者咬气管插管的，加牙垫，上下双层固定
寸带加强固定	经口气管插管	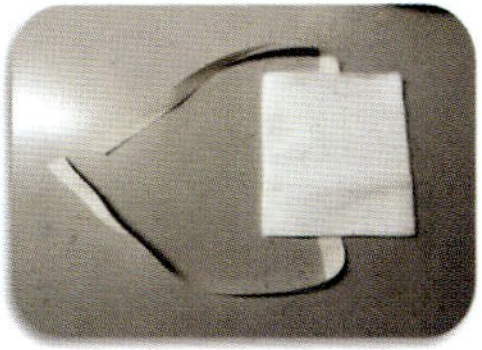 根据患者头围准备合适长度的寸带、大方纱	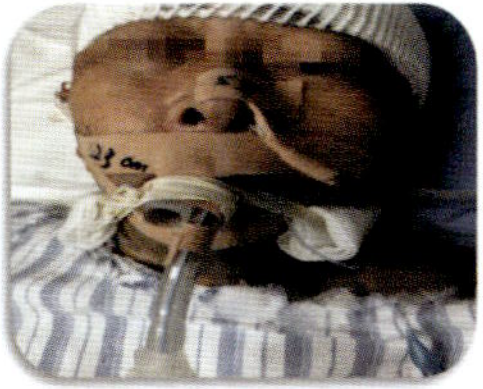 寸带绕颈一周在插管上方交一圈系活结，再绕一圈系死结，松紧适中垫纱布保持皮肤

续　表

种类	适用管道	裁剪方法（上下为长，左右为宽）	管道固定示例
寸带及止血带固定	气管切开	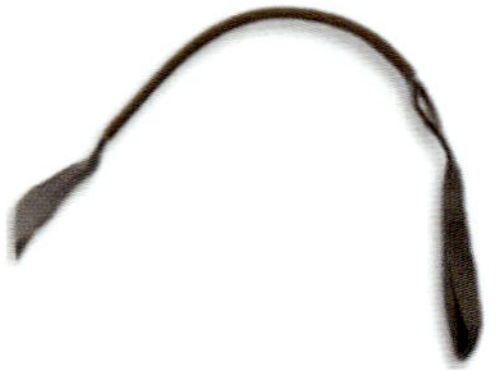 剪裁2cm寸带，长度以双层一横指为宜	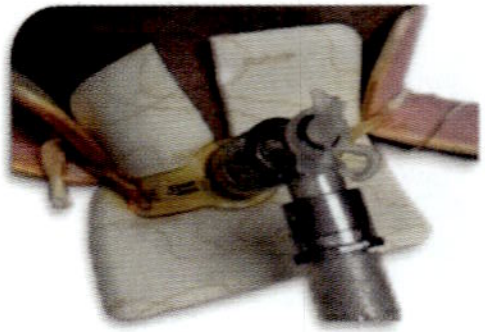 固定时需要打2个以上结，防止脱扣，寸带触皮肤的地方注意应用敷料保护皮肤
“长方形”固定	尿管	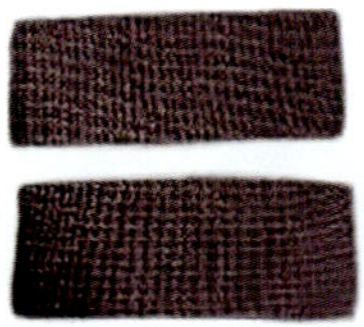 剪裁长7cm、宽3cm胶布两条	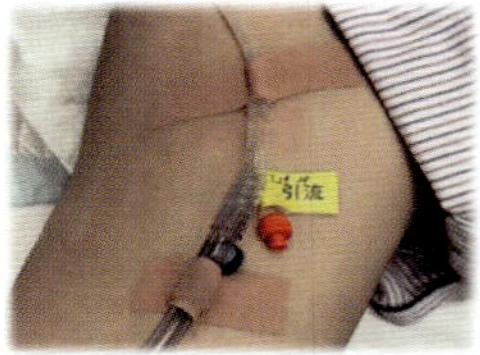 高举平台固定，将引流管夹于被服上防止牵拉

续　表

种类	适用管道	裁剪方法（上下为长，左右为宽）	管道固定示例
“Y”形固定深静脉	深静脉固定	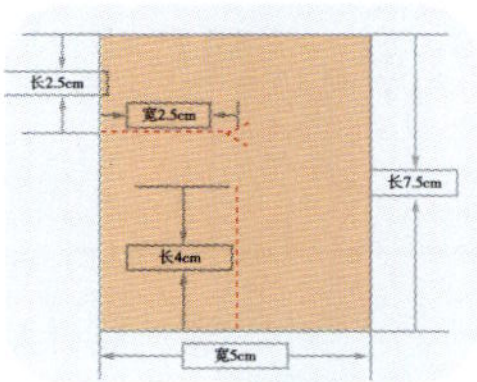 剪取长7.5cm、宽5cm的胶布，上侧1/3处剪开Y口至一半。下端中部剪	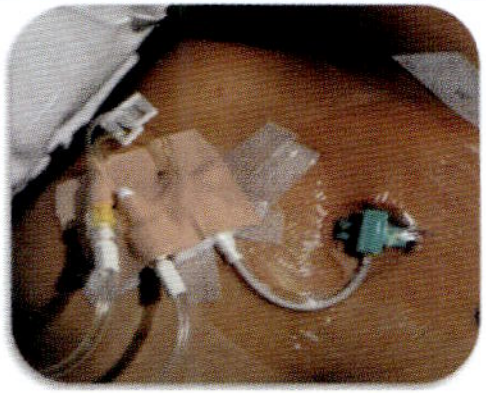 双腔及多腔加强固定
“蝶”形	胸腔闭式、心包纵隔引流	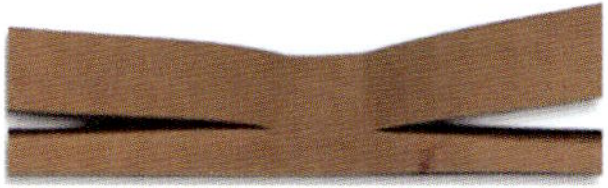 将胶带剪成上宽下窄“蝶”形	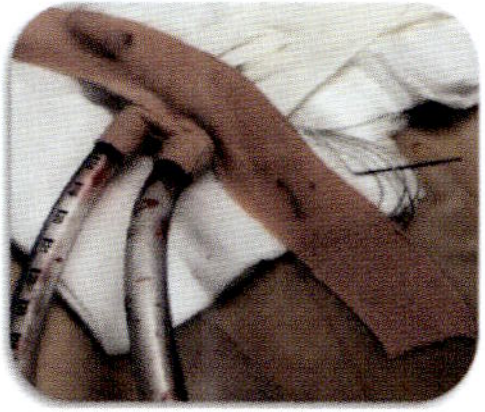 将宽边贴于纱布及皮肤，窄边螺旋贴于管路

续 表

种类	适用管道	裁剪方法（上下为长，左右为宽）	管道固定示例
“Y”及“一”形	PICC导管	 剪取长7.5cm、宽5cm的胶布，下侧1/3各剪入1～2cm，上侧1/3处剪开Y口至一半	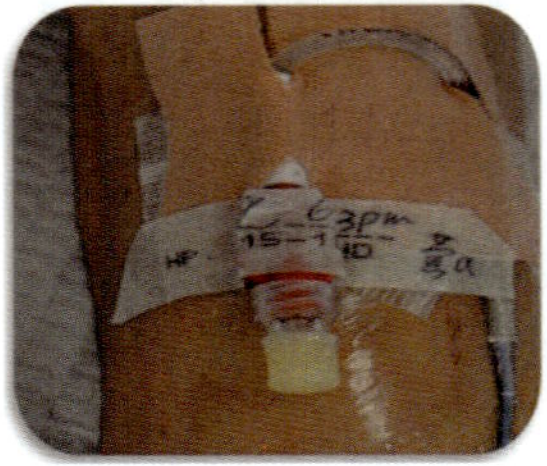 将胶带长端固定敷料下缘，Y形剪开部分在导管下闭合，U形放置导管，高举平台法固定

四、管固定注意事项

1. 单腔引流管（如胸引、腹引等）若无明显渗液换药时使用透明贴。

2. 妇科手术阴道引流标记后用胶布固定在大腿内侧，留有一定的活动度。

3. 伤口有渗液通知医生及时换药，换药时检查缝线是否牢固，有无断裂、松动、切割等情况，并标明外露刻度利于观察。

4. 需负压引流者应调整好所需负压压力，并注意维持负压状态。持续负压引流应注意检查贴膜是否紧密覆盖。

5. 对患者及陪护人员做好充分健康教育工作。

6. 镇静药物使用后，密切观察患者的躁动情况。

7. 保护性约束时，要将手放到离引流管较远的范围内。

8. 要将引流管进一步保护（毛巾垫等），防止被手抓到。

9. 翻身、体位变动时，做好引流管保护条件允许的情况下，及时拔除引流管。

第四节　保护性约束

身体约束是使用相关用具或设备附加在或邻近于患者的身体，限制其身体或身体某部位自由活动和/或触及自己身体的某部位而导致不良反果。

一、原则

1. 应遵循最小化约束原则，当约束替代措施无效时实施约束。

2. 应遵循患者有利原则，保护患者隐私及安全，对患者提供心理支持。

3. 约束过程中应动态评估，医护患三方应及时沟通，调整约束决策。

二、约束替代

可用于代替约束用具、减少身体约束的干预措施，如环境改变、巡视、倾听、陪伴等。

三、约束用具

用于限制患者身体或身体某部位自由活动的工具，如各种类型的约束带、约束手套、约束衣裤等。

四、约束前评估

1. 应评估患者是否需要约束。

2. 应告知患者或监护人或委托人约束的相关内容，共同决策并签署知情同意书。紧急情况下，可先实施约束，再行告知。

3. 应根据评估结果和医嘱，选择约束方式和用具。

五、约束实施

1. 约束时应执行查对制度，并进行身份识别。

2. 约束用具的使用应遵循产品使用说明。

3. 保持约束肢体的功能位及一定活动度，约束用具松紧度以能容纳1～2横指为宜，约束部位应给予皮肤保护。

4. 约束用具应固定在患者不可及处，不应固定于可移动物体上。

5. 约束中宜使用床档，病床制动并降至最低位。

6. 动态观察患者约束松紧度、局部皮肤颜色、温度、感觉、局部血运等情况。一旦出现并发症，及时通知医生。

7. 记录约束的原因、部位、用具、执行时间、实施者等。

六、约束时长选择

1. 一次约束医嘱时间不超过12h，单次约束时长应小于2h。

2. 约束时每班检查评估，每2h巡视检查约束部位和皮肤情况，组长和护士长每天查看。

3. 约束超过48h，应重新对患者进行评估。

4. 加强约束动态评估，不约束者24h评估1次，选择替代约束措施者8h评估1次；使用身体约束者2h评估1次；约束结束后24h内评估患者的身心状况。

七、约束后处理

1. 将患者安置在由护士提供不间断照护的病室，尽量遮挡患者，保护患者的隐私。

2. 床头交接班，包括护士与护士、护士与医生2个层面。

3. 保持患者肢体处于功能位，约束带松紧适宜，以能插入2指为宜。

4. 护士每30min到患者身旁巡视并评估1次，每2h活动肢体1次，并记录于相关表格及护理记录。

5. 做好患者的基础护理及心理护理，满足患者的生理需求。

6．对患者及陪住家属进行解释工作和健康教育。

八、约束解除指征

1．患者意识清楚，情绪稳定，精神或定向力恢复正常，可配合治疗及护理，无攻击、拔管行为或倾向。

2．患者深度镇静状态、昏迷、肌无力患者。

3．支持生命的治疗/设备已终止。

4．可使用约束替代措施。

5．如多部位约束，宜根据患者情况逐一解除并记录。

6．约束用具应专人专用，一次性约束用具使用后应按医疗废物处理，重复使用的约束用具使用后应按要求进行消毒。

九、约束解除评估间隔

1．根据患者情况分为低水平间歇性观察、高水平间歇性观察、持续观察及多学科持续观察。

2．保护性约束实施后每15min监测生命体征，持续60min，之后每30min监测1次，持续4h或直至患者意识恢复。

3．如多部位约束，宜根据患者情况逐一解除并记录。

十、感控要求

1．约束用具要选用柔软、清洁、干燥、做到专人专用，避免交叉感染。

2．一次性约束用具使用后按照医疗废物处理，重复性使用约束用具按照产品说明进行相应的处理。

十一、相关表格

约束评估要点从意识状态及肌力进行评估。

1. 格拉斯哥昏迷量表（Glasgow coma scale，GCS）（表5-3）

表5-3　格拉斯哥昏迷量表

评分	运动能力	语言能力	睁眼能力
6	按吩咐运动		
5	对疼痛刺激产生定位反应	正常交谈	
4	对疼痛刺激产生屈曲反应	胡言乱语	自发睁眼
3	异常屈曲（去皮质状态）	只能说出单词（不适当的）	能通过语言吩咐睁眼
2	异常伸展（去大脑强直状态）	只能发音	通过疼痛刺激睁眼
1	无异常	不能发音	不能睁眼

注：总分15分，正常清醒；12～14分，轻度意识障碍；9～11分，中度意识障碍；4～8分，昏迷；3分，深昏迷。

2. 躁动镇静评分（Richmond Agitation-Sedation Scale，RASS）（表5-4）

表5-4　躁动镇静评分

评分	临床表现	具体描述
＋4	有攻击性	好斗或暴力，对工作人员造成直接危险
＋3	非常躁动	试着拔出呼吸管，胃管或静脉滴注，对工作人员有攻击行为
＋2	躁动	身体激烈移动，患者呼吸与呼吸机不同步

续 表

评分	临床表现	具体描述
＋1	不安、焦虑	焦虑、紧张，但身体只有轻微的移动，无攻击性
0	清醒、平静	清醒、自然状态
−1	昏昏欲睡	没有完全清醒，对声音刺激保持清醒且目光接触时间＞10s
−2	轻度镇静	对声音刺激保持清醒且目光接触时间＜10s
−3	中度镇静	对声音刺激有反应，但无眼神接触
−4	深度镇静	对声音刺激无反应，对身体刺激有反应
−5	昏迷	对声音刺激及身体刺激均无反应

3. 肌力六级MMT肌力分级标准（表5-5）

表5-5　肌力六级MMT肌力分级标准

分级	标准
0（零，0）	肌肉无任何收缩
1（微缩，T）	有轻微肌肉收缩，但不能引起关节活动
2（差，P）	在减重状态下，能作关节全范围运动
3（尚可，F）	能抗重力作关节全范围运动，但不能抗阻力
4（良好，G）	能抗重力，抵抗部分阻力运动
5（正常，N）	能抗重力，并完全抵抗阻力运动

注：肌无力指肌力分级≤3级。

4. 约束方式和用具的选择（表5-6）

表5-6　约束方式和用具

患者表现	约束方式	约束用具
患者有抓伤、自行拔管等行为	上肢约束	约束带、约束用手套
患者躁动，有攻击性行为	四肢约束	约束带
患者使用支持生命的治疗/设备，具有躁动和攻击性行为	同时行四肢和肢体约束，禁止约束头、颈部	约束带、约束衣、约束背心

十二、加强人员技能培训

加强人员培训能够减少约束的持续时间和不良反应。使用降级技术能有效降低约束及镇静药物的使用率，同时避免了有攻击性患者的暴力行为，从而保护其他患者及医务人员的人身安全。

十三、对接受约束的患者给予人文关怀

做好约束患者的人文关怀，不仅有助于建立护患之间的信任，更有利于减少约束给患者带来的不良后果，促进患者的康复。落实好患者约束后心理护理及提供情感支持，同时，保持约束室环境的安全及舒适，倾听患者心声，满足其合理要求，约束解除后工作人员应主动与患者沟通，共同探讨约束的原因，了解约束对患者的心理影响，从而减轻患者的心理创伤。

十四、加强对在约束中受伤人员的关怀

医疗机构应加强关爱在约束中受到身心伤害的医护人员，从医院、护理部、人力资源、工会、科室等层面在对因约束受伤人员给予工伤医疗待遇、慰问抚恤、心理疏导等方面建立完善机制，降低医护人员的身心损害。

第六章

营养管理

第一节 肠内营养支持

重症患者由于机械通气等原因无法经口进食，面临较高营养风险。研究显示在重症病房住院超过48h的患者均有营养不良的风险，可能延长机械通气和住院时间。因此，建议对这类患者尽早实施肠内营养支持，以改善预后。

一、重症患者营养风险评估

NUTRIC评分和NRS-2002是临床广泛使用的两种营养风险评估量表。NUTRIC评分包括年龄、APACHE Ⅱ评分、SOFA评分、合并症数量、住ICU时间和白细胞介素-6水平六个参数，最高得分为9分，≥6分提示高营养风险。对于无白细胞介素-6值的NUTRIC评分称为mNUTRIC评分（表6-1），最大分值为9分，得分≥5分提示患者存在高营养风险，此量表被广泛推荐应用于重症患者。NRS-2002则根据营养状态、疾病严重程度和年龄进行评分，总分7分，评分≥5分表示高营养风险。

表6-1 mNUTRIC评分表

变量	得分（分）
年龄（岁）	
＜50	0
50～74	1
≥75	2

续 表

变量	得分（分）
APACHE Ⅱ评分（分）	
＜15	0
15～19	1
20～27	2
≥28	3
SOFA评分（分）	
＜6	0
6～9	1
≥10	2
合并症（个数）	
0～1	0
≥2	1
从住院到入住重症时间	
0～＜1天	0
≥1天	1
总分	

注：APACHE Ⅱ评分为急性生理及慢性健康状况评分；SOFA评分为序贯器官功能障碍评分；mNUTRIC评分≥5分视为高营养风险。

二、肠内营养的启动时间、喂养途径及方法

（一）启动时间

无肠内营养禁忌证并且血流动力学稳定患者，建议临床早期（住院24～48h内）给予患者肠内营养支持。

（二）喂养途径及方法

鼻胃管适用于接受肠内营养时间＜4周的患者；肠内营

养期间推荐将患者床头抬高30°～45°以减少并发症的发生。

空肠营养管适用于接受腹部手术且术后需较长时间接受肠内营养的患者、老年患者及既往误吸史、存在高误吸风险的重症患者。

胃造瘘适用于管饲肠内营养超过4周的患者，如重度颅脑外伤、卒中或严重吞咽困难等。

三、目标喂养量及喂养速度

高营养风险或重度营养不良的重症患者，营养治疗初始时进行滋养型喂养（目标量的50%～70%）可使患者获益；于48～72h内达到预估目标能量和蛋白质的80%。初始喂养速度建议设置在10～30ml/h，根据患者喂养耐受情况逐步增加。

四、喂养并发症的监测与处理

（一）大量胃残余量

1. 定义

单次测量值超过500ml视为大量胃残余量且需要干预。

2. 评估方法

常用的胃残余量评估方法包括注射器回抽法和超声监测。

3. 评估频率

可以不常规监测胃残余量，对于仍在常规监测胃残余量的医学中心，建议在持续肠内营养的第12h每天监测1次以减少不必要的喂养中断。

（二）误吸

1. 定义

指进食或非进食时，在吞咽过程中液体或固体的食物、分泌物、血液等进入声门以下呼吸道的过程。

2. 危险因素

高龄（＞70岁）、鼻胃管喂养、机械通气、吞咽障碍、意识减退、声门功能障碍、神经或精神疾病、使用镇静或肌松药物、转运期间。误吸风险评估表SSA见表6-2。

表6-2　误吸风险评估表SSA

评价内容	评价计分标准			评估日期和结果		
	1分	2分	3分			
年龄	10～49岁	50～80岁	＞80岁或＜10岁			
神志	清醒	清醒＋镇静	昏迷			
痰	少	多＋稠	多＋稀薄			
合并老年痴呆、脑血管意外、重症肌无力、帕金森病	无	1种	1种以上			
饮食	禁食	普食	流质或半流质			
体位	半卧≥30°	半卧＜30°	平卧			
饮水实验	1级	2级	3级及以上			
人工气道机械通气	无	有	—			

注：评分标准：10～12分为低度危险；13～18分为中度危险；19～23分为重度危险。

评估要求：入院（转入）、手术（介入）、病情变化（级别护理更改为上一级、医嘱变更饮食）评分≥19分，每日评估一次；评分10～18分，每周评估一次。

3. 监测方法

普通住院患者误吸检测常采用内镜检查、超声检查和压力检测。机械通气患者误吸的监测方法包括分泌物法（胃蛋白酶A的含量可作为判断误吸的生物标志物）、pH测定法、亚甲蓝染色法、食用色素法。

4. 预防措施

（1）人工气道管理：采用带锥形或圆锥形气囊的气管导管来预防微误吸。推荐临床将气囊压维持在25～30cmH_2O（1cmH_2O＝0.098kPa）。患者的气道压较低或自主呼吸较弱，以及吸痰时，宜适当增加气囊压；当患者体位改变后，宜重新测量气囊压。

（2）体位管理：对重症机械通气患者和/或肠内营养治疗患者采取半卧位（床头抬高30°～45°），因治疗或转运平卧位时暂停肠内营养支持。

（3）肠内营养途径：高风险患者宜采用空肠营养管持续泵入肠内营养。

（三）呕吐

1. 定义

患者呕吐出胃内容物或口腔内肉眼可见肠内营养液。

2. 处理

（1）出现呕吐后将患者头偏向一侧。

（2）观察记录呕吐物的量，暂停肠内营养。

（3）观察是否出现误吸，必要时行胸片X线检查。

（四）腹胀

1. 定义

患者主诉腹部有胀气感，体格检查可见腹部膨隆，叩诊呈鼓音或腹围较鼻饲前增加且腹部触诊较硬、移动度降低、紧张度增高。

2. 评估

测量腹围值和腹部深、浅触诊。

3. 体位及用药

半卧位（30°～45°），使用益生菌和适宜的缓泻药。患者腹胀、便秘或顽固性便秘，可使用比沙可啶等刺激性缓泻药；胃排空延迟时，可使用胃复安，以预防或治疗腹胀。

4. 肠内营养干预

缓慢加温鼻饲，早期滋养型喂养，适时提供腹部按摩和辅助排气。

（五）腹泻

1. 定义

每日排便超过3次，含水量在80%以上且不成形。

2. 评估

使用Hart腹泻计分法（表6-3），评估感染性或其他病因。Hart腹泻评分表对9个分类进行赋值，其总分是当天每次排便的分数之和，每次排便均按此表进行评分，若24h累计总分≥12分则判断为腹泻。

表6-3　Hart腹泻积分法

粪便性状	估计粪便容量（ml）		
	<200	200～500	>250
成形	1	2	3
半固体	3	6	9
液体状	5	10	> 0.05

3. 肠内营养安全输注

查找并处理腹泻原因，调整肠内营养输注速度和配方。

4. 腹泻危险因素

由多因素造成，包括患者的病情、营养液的种类、供给营养液的技术、肠道对营养液刺激而发生的分泌反应、低蛋白血症、使用抗菌药物的时间、禁食等。

5. 肠内营养安全输注

（1）查找腹泻原因，不建议习惯性地停止肠内营养。若肠内营养是腹泻的主要原因，可改变肠内营养输入速度、调整肠内营养液配方或调整肠内营养液温度。

（2）对重症患者采用肠内营养泵匀速输送的方式，避免肠内营养液的污染。实施肠内营养时将营养液温度调节至接近体温；对于老年腹泻患者，营养液的温度应维持于38～42℃为宜。

五、喂养不耐受的判断及危险因素

1. 定义及判断

喂养不耐受表示胃肠功能障碍，目前尚无统一定义。主要表现为大量胃残余量或多种胃肠症状。目前多数研究认为出现两种以上胃肠道症状或连续72h喂养量低于20kcal/(kg·d)，视为喂养不耐受。

2. 危险因素

呕吐、胃残余量超过500ml、机械通气、持续肾脏替代治疗、肠鸣音少于2次/分、血糖超过12mmol/L均为患者出现喂养不耐受的危险因素，需要临床关注。

六、特殊人群的肠内营养（临床实践指南推荐要点）

1. 使用血管活性药物的患者

小剂量给予肠内营养不增加并发症，有助于改善预后。大剂量可能导致喂养不耐受和胃肠功能障碍。如出现胃残余量增加或腹痛，应考虑停止肠内营养并转为肠外营养。

2. 俯卧位通气患者

应及早启动肠内营养，优先考虑幽门后喂养，床头抬高（10°～25°），使用胃肠动力药物。

3. 无创通气患者

能口进食且达到70%目标量者，优先口进食，否则考虑空肠营养管肠内营养以避免误吸。

4. 脓毒症患者

重视早期营养，肠内营养应在血流动力学稳定后启动以维护肠道黏膜、改善代谢并增强免疫功能。低热量起始，一周内逐步增至目标能量70%，有助于降低病死率。

第二节 肠外营养支持

重症患者营养不良发生率高达30%～50%，可导致总住院时间及ICU住院时间明显延长，感染、ICU获得性肌无力等并发症显著增加。医学营养治疗是重症患者的重要治疗手段之一，在患者血流动力学及内环境基本稳定的情况下，应实施积极的医学营养治疗，其中，肠外营养（parenteral nutrition，PN）是医学营养治疗的重要组成部分。合理规范的肠外营养可改善重症患者的临床预后。

一、定义及适应证

1. 定义

肠外营养是指通过胃肠外途径提供热量（通常是葡萄糖和脂质）、氨基酸、电解质、维生素、矿物质、微量元素及液体。

2. 适应证

（1）肠外营养适用于无法通过口服和/或肠内途径满足其营养需求的患者。

（2）对于需要营养支持治疗的患者，若肠内营养提供的能量和蛋白质低于机体目标需要量的60%，通过补充性肠外营养增加能量及蛋白质摄入量，以减低或避免喂养不足，改善临床结局。

（3）对于肠功能衰竭、短肠综合征、肠缺血、腹腔间隔室综合征等患者，建议使用肠外营养。

（4）肠外营养治疗适用于营养不良状态的晚期肿瘤患者，可以明显改善胃肠道肿瘤晚期患者的生活质量。

二、肠外营养的启动时机

1. 高营养风险患者

对于营养风险较高的患者（NRS 2002 ≥ 5分，NUTRIC ≥ 6分），若48 ～ 72h内肠内营养无法满足机体需要的能量及蛋白质的60%时，建议给予补充性肠外营养；对于胃肠功能严重障碍且不能使用肠内营养的重度营养不良患者，建议尽早启动肠外营养，重症患者推荐入重症监护病房3 ～ 7天启动肠外营养。

2. 低营养风险患者

对于低营养风险的患者（3分≤NRS 2002＜5分或NUTRIC＜6分），肠内营养支持治疗7天后仍未能达到60%目标喂养量时，推荐启动补充性肠外营养。

三、肠外营养的输注途径、输注方式、输注量及输注速度

1. 输注途径选择

（1）推荐优先选择中心静脉导管（central venous catheter，CVC）或经外周静脉穿刺中心置管（peripherally inserted central catheter，PICC）作为重症患者肠外营养输注途径。其优势是不受肠外营养液成分、pH、渗透压或体积的限制。

（2）当肠外营养治疗时间短且营养液配方浓度和渗透压不高时，也可选择经外周静脉途径输注。

2. 输注方式

（1）推荐重症患者肠外营养采用“全合一”输注方式：“全合一”输注方式是指根据医师处方将包括氨基酸、葡萄糖、脂肪乳剂、维生素、微量元素、水、电解质等在内的营养素，在符合要求的洁净环境下，按照一定比例和顺序混合于一个输液袋中，经中心或外周静脉输注的方式。研究表明，“全合一”输注方式较各营养成分单瓶串联输注更符合机体生理代谢特征，可减少代谢性并发症的发生。

（2）重症患者推荐连续输注；使用外周静脉患者推荐间歇输注；需肠外营养超过2周的患者，考虑周期性输注，而非连续性输注。

3. 输注量

（1）应根据每位患者的营养和液体需求来调整肠外营养液的每日输注量。一般在使用肠外营养的第1日给予每日需求量的一半，如果患者能够耐受，未出现不受控制的高血

糖、电解质急剧变化和脂质相关反应，则在第2日增至目标剂量。

（2）由于电解质需求和实验室生化指标可能每日变化，需要每日开具肠外营养处方。

4. 输注速度

（1）根据患者营养需求和治疗情况确定输注速度，持续输注速度应保持在40～150ml/h，间歇输注速度可高达200～300ml/h，含有葡萄糖的肠外营养输注速度为5～7mg/（kg·min）。

（2）对于接受肠外营养的糖尿病患者，葡萄糖输注速度应＜4mg/（kg·min）。

（3）脂肪乳建议由输液泵精密控制输注速度，长期肠外营养且伴脂肪乳输注时，应将每日剂量控制在2.5g/（kg·d）以下，输注速度不超过0.11g/（kg·h）。

四、并发症的预防及处理

（一）导管相关性血流感染

1. 定义

血流感染是由病原体侵入血流所导致的全身性感染性疾病。导管相关血流感染是肠外营养相关的重要并发症之一，可导致脓毒症、休克，增加患者的死亡风险、住院时间和医疗成本。

2. 血流感染相关因素

（1）患者或医护人员手卫生差，屏障预防措施差。

（2）使用紧急情况下置入的CVC。

（3）患者病情严重。

（4）CVC留置时间长。

3. 处理

（1）加强人员管理，加强静脉通路管理，严格无菌技术操作，控制感染发生。

（2）定期更换敷料，密切观察穿刺部位有无红斑、水肿、疼痛、压痛、渗液、硬结、皮肤破损和/或体温升高等静脉导管相关感染的迹象和症状。

（3）除核心体温升高外，无其他与导管相关感染症状时，不建议拔除功能状态的中心静脉通路装置。

（4）可疑血管导管相关感染时，应立即停止输液，拔除外周静脉导管，暂时保留PICC、CVC、PORT，在抗菌治疗前，遵医嘱给予抽取血培养样本等处理。

（二）静脉炎

1. 定义

静脉炎是由于血管内壁受到不同因素的刺激，使血管壁发炎，静脉局部疼痛、红肿、水肿，重者局部静脉条索状甚至出现硬结的炎性改变。

2. 处理

（1）发生静脉炎后，应拔除外周静脉导管，可暂时保留PICC，并通知医生给予对症处理，抬高患肢，避免受压，根据需要提供镇痛、消炎等药物干预，必要时停止在患肢静脉输液，同时观察局部及全身情况的变化并记录。

（2）向患者或照护者提供有关静脉炎体征和症状的宣教。

（三）导管堵塞

1. 定义

导管堵管是指血管内置导管完全或不完全性堵塞，致使药液输注受阻，表现为输注困难无法冲管，无法抽到回血，输液速度减慢或停止。

2. 处理

（1）应注意药物配伍禁忌。

（2）输注前回抽并用无防腐剂生理盐水冲管以评估静脉导管装置的通畅性。

（3）导管堵塞时，分析导管堵塞原因，不应强行推注生理盐水，外周静脉导管应立即拔除，PICC、CVC应遵医嘱及时处理并记录。

（四）脂肪乳过敏

1. 评估

输液过程中应评估患者有无瘙痒、体温轻微升高、寒战、食欲缺乏、恶心呕吐、皮肤潮热、疼痛等不良反应。

2. 处理

（1）过敏反应轻微则暂停肠外营养输注，去除脂肪乳后重新开始输注，以确认无其他反应发生；过敏反应严重则停止肠外营养输注，并进行过敏反应检测，以确定过敏成分。

（2）若患者需行含脂肪乳的长期肠外营养治疗，可考虑替换另一种脂肪乳产品。

（3）定期监测患者的血清甘油三酯水平，当甘油三酯＞2g/L时慎用脂肪乳。

（五）代谢影响

肠外营养配方中各组分供给不足或过量均会引起代谢性并发症，包括高血糖、再喂养综合征、高甘油三酯血症及肠外营养相关性肝脏疾病。在临床实践中应监测相关指标，根据患者的代谢需求调整营养方案，防治肠外营养相关的代谢并发症。

1. 高血糖

（1）葡萄糖是重症患者肠外营养配方重要成分之一，是机体能量代谢的主要底物。重症患者应激性高血糖和胰岛素抵抗较常见，维持血糖在7.8～10.0mmol/L有利于患者恢复，减少感染并发症的发生。高血糖是肠外营养患者常见的并发症，与临床不良结局和病死率增加相关。

（2）处理。

1）评估血糖异常危险因素，包括高血糖危险因素（高龄、C反应蛋白水平、糖化血红蛋白、糖尿病、感染性并发症、碳水化合物输注量及其他升糖药物的使用）。

2）行肠外营养患者每4～6h床旁测量并记录血糖水平。

3）血糖正常患者至少每24～48h行床旁血糖检测，检测时机依据临床状况而定。

4）无糖尿病病史患者，若血糖值低于7.8mmol/L，在达到预期热量摄入后24～48h内未接受胰岛素治疗，可停止床旁血糖检测。

5）当血糖＞7.8mmol/L，且持续需要（12～24h）胰岛素校正的患者应开始胰岛素治疗。

6）添加胰岛素是肠外营养时控制血糖的常用方法。胰岛素可通过静脉微量泵或皮下注射途径给药，也可通过混合在肠外营养液中给药。持续静脉泵入胰岛素更有利于将血糖水平维持在目标范围内，以实现血糖的精确控制。

2. 再喂养综合征

（1）定义

指机体经过长期饥饿后因提供喂养（包括经口进食、肠内、肠外营养）所引起的一组表现。包括严重的电解质紊乱（低磷血症、低镁血症和低钾血症）、维生素缺乏（主要是维生素B_1）、液体超负荷和水钠潴留，严重者可发生器官功能障碍，出现恶性心律失常甚至死亡，常见于营养治疗72h内。

（2）处理：强化临床监测，包括生命体征、液体平衡状态和血清电解质、维生素水平测定，血磷＜0.65mmol/L或较营养实施前降低0.16mmol/L以上是重要标志。建议在肠外营养开始前尽量纠正电解质紊乱，特别是钾、镁、磷，补充维生素B_1，能量摄入应从目标量的50%以下开始，并逐步加量。一旦发生再喂养综合征，应减少营养摄入量，并及时补充磷、维生素B_1等。

3. 高甘油三酯血症

（1）输注脂质可能诱发或加重高甘油三酯血症。

（2）处理：治疗期间甘油三酯水平≤400mg/dl是可以接受的，无需改变肠外营养液中的脂质含量。当甘油三酯水平＞400mg/dl时，可通过降低输注频率来减少脂肪乳的剂量（如1周2～3次而非1日1次），给予过多葡萄糖也可能会升高甘油三酯水平，因此也可降低葡萄糖供能比。

4. 肠外营养相关性肝脏疾病

（1）肠外营养相关性肝脏疾病是长期肠外营养患者常见的并发症，包括肝脏脂肪变性和胆汁淤积等，甚至可导致肝硬化，容易发生于存在基础肝脏疾病或其他伴发疾病的患者，以γ-谷氨酰转移酶或碱性磷酸酶升高1.5倍以上和/或血清结合胆红素≥34.2μmol/L（2mg/dl）为标志。

（2）处理：建议定期监测肝功能及肝脏超声。

五、减停肠外营养时机

当患者明显能够耐受肠内营养时，应逐渐减少肠外营养，并在肠内营养满足患者60%以上的营养需求时停止肠外营养，我们通常按当前给予的肠内营养量，成比例地逐渐减少肠外营养，从而达到但不超过每日目标营养量。

六、肠外营养监测

1. 肠外营养的常规监测包括测定液体出入量，以及实验室检查。应根据个体患者的疾病严重程度、病情是否稳定及缺乏营养素的风险，调整实验室监测频率。

2. 启动肠外营养后，我们的监测方法如下。

（1）每日测定血清电解质、葡萄糖、钙、镁和磷酸盐水平，直到这些指标稳定，若患者发生再喂养综合征的风险高或已有相关表现，可增加测定频率。指标稳定后，实验室检查频率因人而异。对于非常稳定的住院患者，推荐至少每周进行1次实验室检查。

（2）在最初几周，每周至少测定1次氨基转移酶和胆红素。

（3）在给予肠外营养的最初2～3日，还要测定甘油三酯水平，如果结果稳定，随后几周每周测定1次，然后每月1次；如果结果升高，则需增加检测频率。

（4）在营养液成分改变和治疗特定营养素缺乏后，可能需要额外监测。

第七章

感染风险管理

第一节 目标性监测

一、呼吸机相关性肺炎

（一）呼吸机相关性肺炎的定义

医院获得性肺炎（hospital-acquired pneumonia，HAP）与呼吸机相关性肺炎（ventilator-associated pneumonia，VAP）是我国最常见的医院获得性感染，诊断和治疗较为困难，病死率高。HAP是指患者住院期间没有接受有创机械通气、未处于病原感染的潜伏期，而为入院48h后新发生的肺炎。VAP是指气管插管或气管切开患者接受机械通气48h后发生的肺炎，机械通气撤机、拔管后48h内出现的肺炎也属于VAP范畴。

（二）呼吸机相关性肺炎的诊断

1. 临床表现

如同时满足下列至少2项可考虑VAP。

（1）体温＞38℃或＜36℃；

（2）外周血白细胞计数＞10×10^9/L或＜4×10^9/L；

（3）气管支气管内出现脓性分泌物，需除外肺水肿、ARDS、肺不张、肺栓塞等疾病。

2. 影像学改变

胸部X线影像可见新发生的或进展性的浸润阴影是VAP的常见表现。

3. 病原学诊断

（1）标本的留取：VAP的临床表现缺乏特异性，早期获得病原学检查结果对VAP的诊断和治疗具有重要意义。疑诊VAP患者经验性使用抗菌药物前应留取标本行病原学检查。获取病原学标本的方法分为非侵入性和侵入性，非侵入性方法一般指经气管导管内吸（endotracheal aspiration，ETA）分泌物；侵入性方法常包括经气管镜保护性毛刷（protected specimen brush，PSB）和经气管镜支气管肺泡灌洗（bronchoalveolar lavage，BAL）获取样本。与ETA相比，PSB和BAL取气道分泌物用于诊断VAP准确性更高。

（2）气道分泌物涂片检查：分泌物涂片检查革兰染色法是一种快速的检测方法，可在接诊患者的第一时间初步区分革兰阳性菌、革兰阴性菌和真菌。≥2%的白细胞内有微生物吞噬为阳性标准。气道分泌物涂片检查，有助于VAP诊断和病原微生物类型的初步判别。

4. 活检肺组织培养

活检肺组织培养是肺炎诊断的金标准。

5. 其他感染相关标志物

感染相关标志物、CPIS（临床肺部感染评分）。

（三）呼吸机相关性肺炎的预防

VAP是机械通气患者常见并发症，不仅延长通气时间和住院天数（时间），医疗成本增加，而且还是危重病患者重要的致死原因。目前已证实多种预防措施可降低VAP的发病率，故采用适当的措施以预防VAP对临床非常重要。VAP的预防不能单靠某一项措施。

1. 与器械相关的预防及护理措施

（1）呼吸机清洁与消毒：对呼吸机的整个气路系统如呼吸回路、传感器、内部回路及机器表面的消毒应遵照卫生行政管理部门对医疗机构的消毒管理规定和呼吸机的说明书及规范进行；过滤网的清洁及一次性物品使用后，应按照卫生部门相关规定丢弃，并保证环境安全。

（2）呼吸回路的更换：呼吸回路污染是导致VAP的外源性因素之一。研究结果提示机械通气患者无需定期更换呼吸回路，当管路破损或被污染时应及时更换。

（3）热湿交换器（HMEs）的更换：机械通气患者若使用HMEs，每5～7天更换1次，但HMEs受到污染、气道阻力增加时应及时更换。湿化器类型：加热湿化器（HHs）用于需要高流量（60～100L/min）送气的患者或存在气道分泌物异常黏稠、痰液栓或有痰痂形成时。热湿交换器（HMEs）：常用于运输、麻醉等短时间的通气。目前研究结果提示机械通气患者无论采用何种湿化装置，均不影响VAP的发生。

（4）细菌过滤器：优点是可过滤病原体，缺点是可增加气道阻力和无效腔。RCT（随机对照试验）研究发现，在呼吸机的吸气管路和呼气管路均放置细菌过滤器，并未降低VAP的发病率，对怀疑（疑似）或确诊为肺结核的机械通气患者，应在呼气管路端放置细菌过滤器，避免污染呼吸机和周围环境。

（5）吸痰装置：①开放式吸痰管。不利于保持气道压力和密闭性。②密闭式吸痰管。不影响患者与呼吸机管路的连接，可维持呼气末正压和减少对周围环境的污染。目前研究显示，两种吸痰装置均不影响VAP的发生。

（6）纤维支气管镜：研究发现，ICU纤维支气管镜操作是VAP发生的独立危险因素，其在患者间的细菌传播中有重要作用；所以，严格管理内镜的消毒、灭菌和维护具有重要意义。

2. 与器械相关的预防及护理措施

（1）经口气管插管优于经鼻气管插管，可以避免引发鼻窦炎从而降低VAP风险。经鼻气管插管可增加鼻窦炎的发病率；经鼻气管插管出现难以解释的发热，需行影像学检查评估是否患有鼻窦炎，并及时治疗；应用药物可预防鼻窦炎，但不降低VAP发病率。

（2）声门下分泌物引流：持续和间断声门下吸引均可明显降低VAP的发病率。

（3）气管切开的时机：早期切开为机械通气8天以内，晚期切开为机械通气13天以上；研究发现，早期气管切开不降低已建立人工气道的患者VAP的发病率，且两者对早期病死率的影响无明显差别。

（4）动力床治疗：是对机械通气的重症患者使用可持续旋转及保持至少50°以上翻转的护理床。研究发现，该治疗可以降低VAP的发病率，但无证据提示其能够降低ICU病死率，缩短机械通气时间及ICU留治时间，且费用、安全性和可行性等缺陷限制了其应用。

（5）抬高床头（30°～45°）：对于机械通气的患者，在保证患者可以耐受，且不影响医疗效果、不增加护理难度的条件下，抬高床头使患者保持半坐卧位可提高氧合，减少面部水肿，减少肠内营养患者出现反流和误吸。机械通气患者应抬高床头以降低VAP的发病率。

（6）俯卧位通气：效果不明显。

（7）肠内营养：和鼻胃营养比，鼻肠营养使患者吸收营养更多，且呕吐率低。同时行胃潴留量的检测，防止反流。

（8）气管导管气囊的压力：有研究发现，持续监测气囊压力并使目标压力控制25～30cmH_2O，可有效降低VAP的发病率。机械通气患者应定期监测气管内导管的气囊压力；持续控制气管内导管的气囊压力可降低VAP的发病率。

（9）控制外源性感染：①医护人员严格手卫生可降低VAP发病率，将引起VAP的危险因素对医护人员宣教也可降低VAP的发病率和缩短机械通气时间。②环境卫生和保护性隔离均为切断外来感染的重要途径，是院内感染控制的重要措施。

（10）口腔护理：口腔护理方法包括使用生理盐水、洗必泰或聚维酮碘冲洗、用牙刷刷洗牙齿和舌面等；研究发现，在普通口腔护理的基础上加用牙刷刷牙齿和舌面，不影响VAP发病率，以洗必泰护理口腔可有效降低VAP的发病率。

（11）早期康复治疗：胸部物理治疗指采用物理方法可预防或减少气道内分泌物淤滞，防止发生肺部并发症，改善肺功能；包括体位引流、胸部叩拍、呼吸锻炼等；早期物理治疗可能有助于患者的早期康复。

3. 药物预防

（1）雾化吸入抗菌药物：机械通气患者不常规使用雾化吸入抗菌药物预防VAP。

（2）静脉使用抗菌药物：预防性抗生素的长期使用会引起迟发性VAP，增加耐药性细菌的增殖，不建议常规静脉使用抗菌药物预防VAP。

预防性抗生素应该应用于适当的高危人群，如创伤、严重脑外伤、昏迷和高危外科患者，需要应用时需考虑细菌耐药问题。

二、血管导管相关感染

留置血管内导管是为患者实施诊疗时常用的医疗操作技术，置管后的患者存在发生血管导管相关感染的风险。血管导管根据进入血管的不同分为动脉导管和静脉导管，静脉导管根据导管尖端最终进入血管位置分为中心静脉导管和外周静脉导管。

（一）血管导管相关感染的定义

血管导管相关感染（vessel catheter associated infection，VCAI）是指留置血管导管期间及拔除血管导管后48h内发生的原发性且与其他部位感染无关的感染，包括血管导管相关局部感染和血流感染。患者局部感染时出现红、肿、热、痛、渗出等炎症表现，血流感染除局部表现外还会出现发热（＞38℃）、寒战或低血压等全身感染表现。血流感染实验室微生物学检查结果：外周静脉血培养细菌或真菌阳性，或者从导管尖端和外周血培养出相同种类、相同药敏结果的致病菌。

（二）血管导管相关感染的管理要求

1．医疗机构应当健全预防血管导管相关感染的规章制度，制定并落实预防与控制血管导管相关感染的工作规范和操作规程，明确相关责任部门和人员职责。

2．应当由取得医师、护士执业资格，并经过相应技术培训的医师、护士执行血管导管留置、维护与使用。

3．相关医务人员应当接受各类血管导管使用指征、置管方法、使用与维护、血管导管相关感染预防与控制措施的培训和教育，熟练掌握相关操作规程，并对患者及家属进行相关知识的宣教。

4．医务人员应当评估患者发生血管导管相关感染的风险因素，实施预防和控制血管导管相关感染的工作措施。

5．中心导管置管环境应当符合《医院消毒卫生标准》中医疗机构Ⅱ类环境要求。

6．医疗机构应当建立血管导管相关感染的主动监测和报告体系，开展血管导管相关感染的监测，定期进行分析反馈，持续质量改进，预防感染，有效降低感染率。

（三）血管导管相关感染的预防措施

1. 置管前

（1）严格掌握置管指征，减少不必要的置管。

（2）对患者置管部位和全身状况进行评估。在满足病情和诊疗需要的前提下选择管径最细、管腔数量最少的导管，应该是满足处方治疗所需的创伤性最小的装置。

（3）置管使用的医疗器械、器具、各种敷料等医疗用品应当符合医疗器械管理相关规定的要求，必须无菌。

（4）患疖肿、湿疹等皮肤病或呼吸道疾病（如感冒、流感等）的医务人员，在未治愈前不应进行置管操作。

（5）如为血管条件较差的患者进行中心静脉置管或经外周静脉置入中心静脉导管（以下简称PICC）有困难时，有条件的医院可使用超声引导穿刺。

2. 置管中

（1）严格执行无菌技术操作规程。置入中心静脉导管、PICC、中线导管、置入全植入式血管通路（输液港）时，必须遵守最大无菌屏障要求，戴工作圆帽、医用外科口罩，按《医务人员手卫生规范》有关要求执行手卫生并戴无菌手套、穿无菌手术衣或无菌隔离衣、铺覆盖患者全身的大无菌单。置管过程中手套污染或破损时应立即更换。置管操作辅助人员应戴工作圆帽、医用外科口罩、执行手卫生。完全植入式导管（输液港）的植入与取出应在手术室进行。

（2）采用符合国家相关规定的皮肤消毒剂消毒穿刺部位。建议采用含2%氯己定的消毒剂进行皮肤局部消毒。

（3）中心静脉导管置管后应当记录置管日期、时间、部位、置管长度，导管名称和类型、尖端位置等，并签名。

3. 置管后

（1）应当尽量使用无菌透明、透气性好的敷料覆盖穿刺点，对高热、出汗、穿刺点出血、渗出的患者可使用无菌纱布覆盖。

（2）应当定期更换置管穿刺点覆盖的敷料。更换间隔时间为：无菌纱布至少1次/2天，无菌透明敷料至少1次/周，敷料出现潮湿、松动、可见污染时应当及时更换。

（3）医务人员接触置管穿刺点或更换敷料前，应当严格按照《医务人员手卫生规范》有关要求执行手卫生。

（4）中心静脉导管及PICC，尽量减少三通等附加装置的使用。保持导管连接端口的清洁，每次连接及注射药物前，应当用符合国家相关规定的消毒剂，按照消毒剂使用说明对端口周边进行消毒，待干后方可注射药物；如端口内有血迹等污染时，应当立即更换。

（5）应当告知置管患者在沐浴或擦身时注意保护导管，避免导管淋湿或浸入水中。

（6）输液1天或者停止输液后，应当及时更换输液管路。输血时，应在完成每个单位输血或每隔4h更换给药装置和过滤器；单独输注静脉内脂肪剂时，应每隔12h更换输液装置。外周及中心静脉置管后，应当用不含防腐剂的生理盐水或肝素盐水进行常规冲封管，预防导管堵塞。

（7）严格保证输注液体的无菌。

（8）紧急状态下的置管，若不能保证有效的无菌原则，应当在2天内尽快拔除导管，病情需要时更换穿刺部位重新置管。

（9）应当每天观察患者导管穿刺点及全身有无感染征象。当患者穿刺部位出现局部炎症表现，或全身感染表现的，怀疑发生血管导管相关感染时，建议综合评估决定是否需要拔管。如怀疑发生中心静脉导管相关血流感染，拔管时建议进行导管尖端培养、经导管取血培养及经对侧静脉穿刺取血培养。

（10）医务人员应当每天对保留导管的必要性进行评估，不需要时应当尽早拔除导管。

（11）若无感染征象时，血管导管不宜常规更换，不应当为预防感染而定期更换中心静脉导管、肺动脉导管和脐带血管导管。成人外周静脉导管3～4天更换1次；不宜在血管导管局部使用抗菌软膏或乳剂。

（12）若患者出现高热、寒战及穿刺点炎症等表现，通知医生，必要时应立即拔除导管，遵医嘱同时留取外周血培养、导管血培养及导管尖端送检。

三、导尿管相关尿路感染

（一）导尿管相关尿路感染的定义及诊断

导尿管相关尿路感染主要是指患者留置导尿管后，或者拔除导尿管48h内发生的泌尿系统感染。临床诊断：患者出现尿频、尿急、尿痛等尿路刺激症状，或者有下腹触痛、肾区叩痛，伴有或不伴有发热，并且尿检白细胞男性≥5个/高倍视野，女性≥10个/高倍视野，插导尿管者应当结合尿培养。

（二）导尿管相关尿路感染的预防措施

医务人员应当接受关于无菌技术、导尿操作、留置导尿管的维护，以及导尿管相关尿路感染预防的培训和教育，熟练掌握相关操作规程。

1. 置管前

（1）严格掌握留置导尿管的适应证，避免不必要的留置导尿。医务人员应当对患者发生导尿管相关尿路感染的危险因素进行评估，实施预防和控制导尿管相关尿路感染的措施。

（2）仔细检查无菌导尿包，如导尿包过期、外包装破损、潮湿，立即更换导尿包。

（3）根据患者年龄、性别、尿道等情况选择合适大小、材质的导尿管，最大限度降低尿道损伤和尿路感染。

（4）对留置导尿管的患者，应当采用密闭式引流装置。

（5）告知患者留置导尿管的目的，配合要点和置管后的注意事项。

2. 置管时

（1）医务人员要严格按照《医务人员手卫生规范》，认真洗手后，戴无菌手套实施导尿术。

（2）严格遵循无菌操作技术原则留置导尿管，动作要轻柔，避免损伤尿道黏膜。

（3）正确铺无菌巾，避免污染尿道口，保持最大的无菌屏障，操作无污染。

（4）按导尿操作要求充分消毒尿道口，防止污染。用0.5%碘伏消毒剂消毒尿道口及其周围皮肤黏膜，一次只能使用一个棉球，不得重复使用。男性：先协助患者洗净包皮及冠状沟，然后自尿道口、龟头向外旋转擦拭消毒。女性：先按照由上至下、由内向外的原则清洗外阴，然后清洗并消毒尿道口、前庭、两侧大小阴唇，最后会阴、肛门。

（5）导尿管插入深度适宜，男性20～22cm，女性4～6cm，插入后，向水囊注入10～15ml无菌水，轻拉尿管以确认尿管固定稳妥，不会脱出，避免损伤尿道。

（6）置管过程中，指导患者放松，协调配合，避免污染，如尿管被污染应当重新更换尿管。

3. 置管后

（1）妥善固定尿管，避免打折、弯曲，保证集尿袋高度低于膀胱水平，避免接触地面，防止逆行感染。

（2）保持尿液引流装置密闭、通畅和完整，活动或搬运时夹闭引流管，防止尿液反流。

（3）应当及时清空集尿袋中尿液，清空集尿袋中尿液时，要遵循无菌操作原则，避免集尿袋的出口触碰到收集容器。

（4）留取小量尿标本进行微生物病原学检测时，应当消毒导尿管远端后，使用无菌注射器抽取标本送检。在符合“留置导尿管所致尿路感染”诊断标准时，应及时获得治疗，72h无效则需重复病原学检查。

（5）不应当常规使用含消毒剂或抗菌药物的溶液进行膀胱冲洗或灌注以预防尿路感染。

（6）应当保持尿道口清洁，大便失禁的患者清洁后还应当进行消毒。留置导尿管期间，应当每日清洁或冲洗尿道口。

（7）患者沐浴或擦身时应当注意对导管的保护，不应当把导管浸入水中。

（8）长期留置导尿管患者，不宜频繁更换导尿管（1次/2周、一次性集尿袋每日1次，子母式或抗反流1次/周）。若导尿管阻塞或不慎脱出时，以及留置导尿装置的无菌性和密闭性被破坏时，应当立即更换导尿管。

（9）患者出现尿路感染时，应当及时更换导尿管，并留取尿液进行微生物病原学检测。

（10）每天评估留置导尿管的必要性，不需要时尽早拔除导尿管，尽可能缩短留置导尿管时间。

（11）对长期留置导尿管的患者，拔除导尿管前，应当训练膀胱功能。

（12）医护人员在维护导尿管时，要严格执行手卫生。

（13）有完整的操作、观察与处置记录。

（14）循证医学不推荐的预防措施

（15）全身预防性使用抗菌药物。

（16）使用含消毒剂或抗菌药物的生理盐水进行膀胱冲洗或灌注预防泌尿道感染。

（17）引流袋内加入抗菌剂。

（18）抗微生物药物包裹的导尿管。

（19）对于长期留在尿管、患者体质虚弱，机体免疫力低下，推荐每天灭菌剂清洗会阴。

四、多重耐药菌感染

近年来，多重耐药菌已成为当今医院感染的主要致病菌之一，给患者的生命安全带来了严重的威胁。多重耐药菌的防控措施应着重强调“预防”，包括防止耐药菌的产生、防止耐药菌的传播。

（一）多重耐药菌感染的定义

多重耐药菌（MDROS）又称耐多药微生物，其出现是细菌变异及过度使用抗菌药物的结果。2011年卫健委颁布的《多重耐药菌医院感染预防与控制技术指南（试行）》中明确指出，多重耐药菌感染是指感染的病原微生物对3类或3类以上抗菌药物同时呈现耐药的细菌。目前医院内多重耐药菌主要包括耐甲氧西林金黄色葡萄球菌（MRSA）、耐万古霉素肠球菌（VRE）、产超广谱β-内酰胺酶（ESBLs）细菌、耐碳青霉烯类抗菌药肠杆菌科细菌（CRE）、耐碳青霉烯类抗菌药物鲍曼不动杆菌（CR-AB）、多重耐药/泛耐药铜绿假单胞菌（MDR/PDR-PA）和多重耐药结核分枝杆菌等。

（二）多重耐药菌感染的预防

1. 加强抗菌药物的合理应用是减少耐药菌产生的主要因素

细菌的多重耐药不是天然固有耐药，而是获得性耐药，与抗菌药物使用强度有关。微生物耐药率不断增加的原因主要是：不合理使用和滥用，如美国用于人类抗感染与农牧业应用各占50%，其中用于院内抗感染仅占20%，而社区却占了80%，滥用率为20%～50%；在农牧业中治疗性应用仅占20%，而预防和促生长应用却占了80%，滥用率为40%～80%，每年有4万死亡病例是由耐药菌所致。我国的滥用现象较美国更为严重，WHO对我国滥用抗菌药的评估是：中国97%的病毒性支气管感染患者使用了抗菌药；在初级医疗保健体系中30%～60%患者使用了抗菌药。

认真落实《抗菌药物临床应用指导原则》和《卫生部办公厅关于抗菌药物临床应用管理有关问题的通知》（卫办医发〔2009〕38号）要求，严格执行抗菌药物临床应用的基本原则，切实落实抗菌药物的分级管理，正确、合理地实施个体化抗菌药物给药方案，根据临床微生物检测结果，合理选择抗菌药物，严格执行围手术期抗菌药物预防性使用的相关规定，避免因抗菌药物使用不当导致细菌耐药的发生。

2. 加强对医务人员的教育和培训

医务处院感办联合检验科、药剂科，组织院内专家资源，对全体医务人员开展有关多重耐药菌感染及预防、控制措施等方面知识的培训。各临床科室应强化科室管理，结合自身特点，定期组织耐药菌防控、抗菌药物合理应用等相关培训。医务人员应对多重耐药菌医院感染控制工作给予重视，掌握并落实预防和控制多重耐药菌传播的策略和措施，保障患者的医疗安全。

3. 手卫生的执行情况是决定耐药菌在院内传播的重要环节

大量循证医学的证据证明，手卫生是预防医院感染最经济、最有效、最直接的方法。医务人员对患者实施诊疗护理活动过程中，应当严格遵循手卫生规范。

（1）在直接接触患者前后。

（2）对患者实施诊疗护理操作前后。

（3）接触患者体液或者分泌物后。

（4）摘掉手套后。

（5）接触患者使用过的物品后，以及从患者的污染部位转到清洁部位实施操作时，应洗手或手消毒。

（6）手上有明显污染时应当洗手。

（7）无明显污染时，可以使用速干手消毒剂进行手部消毒。

4. 严格实施隔离措施

对多重耐药菌感染或定植的患者实施严格的隔离措施，首选单间隔离，也可以将同类多重耐药菌感染患者或者定植患者安置在同一房间。不能将多重耐药菌感染患者或者定植患者与气管插管、深静脉留置导管、有开放伤口或者免疫功能抑制患者安置在同一房间。没有条件实施单间隔离时，应当进行床旁隔离。

与患者直接接触的相关医疗器械、器具及物品如听诊器、血压计、体温表、输液架等应专人专用，并及时消毒处理。轮椅、担架、床旁心电图机等不能专人专用的医疗器械、器具及物品要在每次使用后擦拭消毒。

医务人员对患者实施诊疗护理操作时，应当将高度疑似或确诊多重耐药菌感染患者或定植患者安排在最后进行。接触多重耐药菌感染患者或定植患者的伤口、溃烂面、黏膜、血液、体液、引流液、分泌物、排泄物时，应当戴手套，必要时穿隔离衣。完成诊疗护理操作后，完成对多重耐药菌感染患者或者定植患者的诊疗护理操作后，必须及时脱去手套和隔离衣。并进行手卫生。

5. 切实遵守无菌技术操作规程

医务人员严格遵守无菌技术操作规程，特别是实施中心静脉置管、气管切开、气管插管、留置尿管、放置引流管等侵入性操作时，应当严格执行无菌技术操作和标准操作规程，避免污染，有效预防多重耐药菌感染。

6. 加强环境卫生管理，保证清洁有序的医疗环境是控制多重耐药菌传播的有效措施

加强多重耐药菌感染患者或定植患者诊疗环境的清洁、消毒工作，特别要做好ICU、新生儿室、血液科病房、呼吸科病房、神经科病房等重点部门物体表面的清洁、消毒。要使用专用的抹布等物品进行清洁和消毒。对医务人员和患者频繁接触的物体表面（如心电监护仪、微量输液泵、呼吸机等医疗器械的面板或旋钮表面、听诊器、计算机键盘和鼠标、电话机、患者床栏杆和床头桌、门把手、水龙头开关等），采用适宜的消毒剂进行擦拭、消毒。被患者血液、体液污染时应立即消毒。出现多重耐药菌感染暴发或者疑似暴发时，应增加清洁、消毒频次。在多重耐药菌感染患者或定植患者诊疗过程中产生的医疗废物，应当双层黄色垃圾袋包扎。

第二节　隔离技术

一、呼吸道隔离

（一）定义

呼吸道隔离是对病原体经呼吸道传播的疾病所采取的隔离方法。适用于肺结核、麻疹、水痘、流感、不明原因肺炎等疾病。

（二）防护原则

实施标准预防的基础上，采取分级防护措施（表7-1）。

表 7-1 分级防护

防护级别	适用范围	工作内容	工作服	工作钳	外科口罩	乳胶手套	医用防护口罩	隔离衣	防护服	护目镜或面屏	鞋套
一级防护	普通门诊 普通病房	一般性诊疗活动	√	√	√	必要时					
二级防护	发热门诊	诊疗活动	√	√		√	√	√	必要时	√	必要时
三级防护	发热门诊 隔离区、 隔离病房	为患者实施吸痰、下呼吸道采样、气管插管和气管切开等有可能发生患者呼吸道分泌物、体内物质喷溅的工作时，以及相关检验实验室工作人员	√	√		√	√		√	√	√

（三）隔离原则

1. 隔离病室应有隔离标志，并限制人员的出入。黄色为空气传播的隔离，粉色为飞沫传播的隔离（表7-2）。

表7-2　飞沫传播与空气传播防护措施

传播途径	常见疾病	防护措施
飞沫传播	百日咳、白喉、流行性感冒、病毒性腮腺炎、流行性脑脊髓膜炎等	在标准预防的基础上，还应做好以下防护措施 （1）与患者近距离（1m以内）接触，应戴帽子、医用防护口罩（N95）；进行可能产生喷溅的诊疗操作时，应戴护目镜或防护面罩，穿防护服 （2）当接触患者及其血液、体液、分泌物、排泄物等物质时应戴手套
空气传播	肺结核、麻疹、水痘等	在标准预防的基础上，还应做好以下防护措施 （1）应严格按照区域流程，在不同区域，穿戴不同的防护用品，离开时按要求摘脱，并正确处理使用后的物品 （2）进入确诊或可疑传染病患者的房间时，应戴帽子、医用防护口罩（N95）；进行可能产生喷溅的诊疗操作时，应戴护目镜或防护面罩，穿防护服。当接触患者及其血液、体液、分泌物、排泄物等物质时应戴手套 （3）防护用品应符合国家相关标准，在有效期内使用，能正确使用防护用品
近距离空气飞沫传播	急性传染性非典型肺炎、人感染高致病性禽流感	（1）将患者安置在有效通风的隔离病房或隔离区域内，必要时置于负压病房隔离 （2）医务人员应做好以下防护措施 1）经过专门培训，掌握正确的防护技术，方可进入隔离病区工作

续　表

传播途径	常见疾病	防护措施
近距离空气飞沫传播	急性传染性非典型肺炎、人感染高致病性禽流感	2）严格执行区域划分的流程，按程序做好个人防护，方可进入病区，下班前应沐浴、更衣后，方可离开隔离区 3）正确使用防护用品。医用防护口罩（N95）的效能持续应用6～8h，遇污染或潮湿，应及时更换 4）离开隔离区前应对佩戴的眼镜进行消毒 5）接触多个同类传染病患者时，防护服可连续应用；接触疑似患者，防护服应于每个患者之间进行更换。防护服被患者血液、体液、污物污染时，应及时更换 6）隔离区工作的医务人员应每日监测体温两次，体温超过37.5℃时，及时就诊 7）空气与物体表面的消毒应遵循《消毒技术规范》

2. 隔离患者尽量安置在单间隔离病房，受条件限制时，同种病原体感染的患者可安置于一室。

3. 接触隔离患者的工作人员，应按照隔离要求，穿戴相应的隔离防护用品，并进行手卫生。

4. 防护用品被血液、体液、分泌物等污染时应当及时更换。

5. 物品应专人专用，定期清洁与消毒，患者出院或转科后应进行终末消毒。转科时，科室之间应做好交接。

6. 使用呼吸机的患者应连接一次性密闭吸痰器，使用简易呼吸器时应安装呼吸过滤器。

7. 产生的医疗废物应放入双层黄色垃圾袋内并封闭标注。

8. 临床送检标本前，应主动联络并告知检验科室，送检的微生物学检查样品（痰液、血液等其他体液）必需使用标有“生物危险”标志的防漏安全包装袋/盒运送至检验科室指定的样品接收处。

（四）消毒隔离要求

1. 物体表面

诊疗设施设备表面及床围栏、床头柜、桌椅、门把手、洗手池、水龙头、马桶冲水按钮等有肉眼可见污染物时，应先完全清除污染物再消毒。无肉眼可见污染物时，用1000mg/L的含氯消毒剂、75%酒精消毒剂或过氧化氢湿巾进行擦拭；1000mg/L的含氯消毒剂喷洒或浸泡消毒，作用30min以上，再用清水擦拭（表7-3）。

表7-3 环境物体消毒要求

危险级别	包含区域	清洁范围	清洁消毒方法	频次
低度危险区	行政管理部门、图书馆、会议室、病案室等	各类物体表面、地面墙面/天花板、通风口	清水擦拭	1次/日 1次/季度
中度危险区	普通病房、门诊部、功能检查室	低频接触	75%酒精或0.5%含氯消毒剂擦拭	地面2次/日，墙面/天花板1次/月
		医疗设备表面	含醇消毒湿巾擦拭或清洁后使用75%酒精或0.5%含氯消毒剂擦拭	每名患者使用后：1～2次/周
		高频接触表面		2次/日；床头、床栏杆、床头柜1次/日；通风系统1次/月

续　表

危险级别	包含区域	清洁范围	清洁消毒方法	频次
高度危险区	急诊、手术室、产房、NICU、ICU、导管室、血透中心、CSSD、实验室	低频接触表面，通风系统	清洁后使用75%酒精或0.5%含氯消毒剂擦拭	地面2次/日，墙面/天花板1次/周；空气净化1次/周，普通空调1次/月
		医疗设备表面	含醇消毒湿巾擦拭或清洁后使用75%酒精或0.5%含氯消毒剂擦拭	每名患者使用后；1～2次/周
		高频接触表面		3次/日
极高度危险区	发热门诊、隔离病房、核酸检测实验室及场所内的电梯楼梯等	低频接触表面	清洁后使用1%含氯消毒剂擦拭	地面4次/日；墙面/天花板2次/周
		医疗设备表面	含醇消毒湿巾擦拭或清洁后使用75%酒精或1%含氯消毒剂擦拭	每名患者使用后；2次/周
		高频接触表面		6次/日
		通风系统		空气净化1次/周，普通空调2次/月

2. 地面、墙面

有肉眼可见污染物时，应先完全清除污染物再消毒。无肉眼可见污染物时，用1000mg/L的含氯消毒剂擦拭消毒。如地面进行喷洒消毒，先由外向内喷洒一次，喷药量为100～300ml/m^2，喷洒完之后必须进行擦拭，作用30min以上，再用清水擦拭。

3. 污染物（患者血液、分泌物和呕吐物）

（1）少量（＜10ml）污染物可用一次性吸水材料（如纱布、抹布等）沾取5000～10000mg/L的含氯消毒剂（或能达到高水平消毒的消毒湿巾/干巾）小心移除。

（2）大量（＞10ml）污染物应使用含吸水成分的消毒粉或漂白粉完全覆盖，或用一次性吸水材料完全覆盖后将浓度为5000～10000mg/L的含氯消毒剂浇在吸水材料上，作用30min以上（或能达到高水平消毒的消毒干巾），小心清除干净。清除过程中避免接触污染物，清理的污染物按医疗废物集中处置。

（3）患者的分泌物、呕吐物等应有专门容器收集，用20000mg/L的含氯消毒剂，按物、药比例1∶2浸泡消毒2h。清除污染物后，应对污染的环境物体表面进行消毒。盛放污染物的容器可用5000mg/L的含氯消毒剂溶液浸泡消毒30min，然后清洗干净。

4. 室内空气

室内空气消毒可用紫外线灯照射60min（室内无人时），然后通风30min，必要时也可使用低容量过氧化氢喷雾消毒机进行空气消毒。室内空气消毒前关好门窗，将过氧化氢空气消毒机置于待消毒环境中，并根据所需消毒的空间容积大小，参照空气消毒机使用说明书，按规定的时间进行消毒。消毒结束后，封闭房间60min。房间封闭结束后打开门窗通风30min以上，房间即可正常使用。

5. 终末消毒及环境采样注意事项

（1）个人防护要求：采用二级防护，包括帽子、医用防护口罩、隔离衣、手套等。必要时采用三级防护，加穿防护服、防溅屏/护目镜等。

（2）消毒前准备：房间消毒前，应先关闭门窗、关闭新风/封堵回风口。进行现场观察，了解污染情况，划定清洁区和污染区，禁止无关人员进入消毒区内，按面积或体积、物品多少计算所配制的消毒药物量，并注意所用药物的有效成分含量，保证配制药物有效浓度。

（3）消毒顺序：先空气消毒后进行物体表面消毒。

（4）消毒工作完毕后，消毒员应彻底清洗双手。

（五）消毒隔离措施

1. 用具隔离

呼吸机使用中，科室应由专人负责机器表面的清洁消毒，防止被污染。

（1）呼吸机外置管路及附件应达到一人一用一消毒或灭菌，在呼气端安装过滤器。

（2）呼吸机外表面每日用75%酒精擦拭1次；保持屏幕清洁。

（3）污染严重和呼吸机用毕消毒时，需用75%酒精擦拭，触摸屏式操作面板，用湿润的纱布擦拭即可；若有痰渍、血渍随时进行清洁消毒。

（4）呼吸机管道、压舌板等尽量使用一次性用品。

（5）应及时倾倒呼吸机管道内积水，清除集水杯内的冷凝水，冷凝水按污物处理。

（6）听诊器、血压计、瞳孔笔、按压板等物品每次使用后采用500mg/L含氯消毒剂进行彻底擦拭消毒。

（7）体温计每次使用后采用75%酒精浸泡30min，清洗干燥后备用。

（8）可重复使用的诊疗器械、器具和用品如为一般用品，使用完毕后立即以500mg/L含氯消毒剂浸泡30min。

（9）抢救车、物品车、治疗车、呼吸机、监护仪、电脑、除颤仪、输液泵、微量泵等仪器设备每4h用75%酒精擦拭1次。

（10）床单位每4h用500mg/L含氯消毒剂擦拭消毒1次。

（11）尽量选用一次性使用的诊疗器械、器具和物品，可重复使用的诊疗器械、器具和物品专人专用。

2. 标本运送

（1）标本采集好后用75%酒精充分擦拭标本试管、标本盒或盛装容器表面，并将标本放入带有生物安全标识的双层标本袋内，标识清楚。

（2）使用密闭袋再次封装（第二层）。

（3）标本交接时，接收人员打开自己携带的清洁接收袋，公共卫生中心工作人员将盛装标本的密封袋直接置于收集人员的清洁袋内，注意不能污染接收人员的手及接收袋的外表面。

（4）使用专用容器密封送检，或存放于标本间，及时送检，做好交接记录。

（六）终末处理

1. 终末消毒未结束前等同于隔离间，所有进入人员均需按要求防护。

2. 呼吸机管路应单独清洗、消毒。

3. 被服及窗帘均需送洗。

4. 用含氯消毒剂（浓度500mg/L）擦拭床单位并紫外线消毒一次，将地面、墙壁、玻璃、洗手池擦拭。

5. 病房内所有一次性使用物品应弃置。

（七）护理措施

1. 心理干预

患者常存在紧张、焦虑情绪，应当加强心理疏导，必要时遵医嘱辅以药物治疗。

2. 病情观察

根据患者病情，明确护理重点并做好基础护理。重症患者密切观察患者生命体征和意识状态，重点监测血氧饱和度。重症患者24h持续心电监测，每小时测量患者的心率、呼吸频率、血压、血氧饱和度（SpO_2），每4h测量并记录体温。合理、正确使用静脉通路，并保持各类管路通畅，妥善固定。卧床患者定时变更体位，预防压力性损伤。按护理规范做好无创机械通气、有创机械通气、人工气道、俯卧位通气、镇静镇痛、ECMO治疗的护理。特别注意患者口腔护理和液体出入量管理，有创机械通气患者防止误吸。提醒患者及时评估心理状况，做好心理护理。

二、消化道隔离

（一）基本定义

对消化道传播疾病的隔离。适用于伤寒、细菌性痢疾、甲型肝炎、戊型肝炎等粪-口传播疾病。

隔离要点：接触患者时穿隔离衣、换鞋及手清洗消毒；患者粪便及排泄物严格消毒，日用品、餐具、便器等定期消毒，地面洒消毒剂；室内防杀苍蝇和蟑螂等。

（二）消化道隔离规定

1. 不同病种最好能分室居住，如条件不许可，也可同居一室，但必须做好床边隔离，每一病床应加隔离标记，患者不准互相接触，以防交叉感染。

2. 每一患者应有自己的食具和便器（消毒后方可给他人使用）。其排泄物、呕吐物、剩余食物均须消毒。

3. 护理人员在接触患者时，须按病种分别穿隔离衣，并消毒双手。

4. 病室应有防蝇设备，保持无蝇、无蟑螂。

（三）医护人员消毒管理制度

1. 严格执行消化道隔离消毒制度，消化道隔离患者的病室清洁消毒有专人负责，并做好记录。

2. 医务人员工作必须穿工作服、戴帽子，检查和护理患者时必须戴口罩。

3. 医务人员接诊处理完患者后应严格执行手卫生规范；病室内安装非手触式洗手装置等消毒设施，检查每一位患者后用1500mg/L含氯消毒剂溶液擦拭手3min，再用肥皂水，用流水冲。每日更换泡手消毒剂及擦手毛巾。

4. 诊疗器械一人一用一消毒或灭菌：听诊器、血压计等用品专室专用，用后消毒（如用75%酒精擦拭等方法消毒）。体温表用后清洗、消毒（如用1000mg/L含氯消毒剂浸泡30min），冲洗后备用。诊疗桌等物体表面，每日清洁消毒（如用500mg/L含氯消毒剂擦拭消毒；抹布用后用500mg/L含氯消毒剂浸泡30min，清洁后晾干备用）。

（四）物品及环境消毒管理制度

1. 地面每日清洁消毒（如用500mg/L含氯消毒剂拖地一次，其余无污染时采用湿式清扫；有可见血液及体液污染物时，先用1000mg/L含氯消毒剂作用30min，擦拭后，再湿式清扫；拖把用后用含氯消毒剂浸泡30min，冲洗后备用）。

2. 便器用2000mg/L含氯消毒剂作用30min，冲洗后备用。

3. 在诊室通风不良的情况下，可使用空气消毒机或紫外线灯对空气进行消毒。

4. 对患者的污水、污物经二次消毒后排放，若有周围环境或物品被污染，均必须严格消毒。

5. 医疗废物用黄色垃圾袋双层封闭包扎，按《医疗废物管理条例》处理。

（五）患者转运制度

1．凡消化道隔离患者转运后要做好终末消毒处理。

2．病室用臭氧机或紫外线灯消毒1h，布类和器械就地用500mg/L含氯消毒剂浸泡1h后送洗衣房处理。

3．病历、化验单、票证及收回的药瓶、用物等应高强度紫外线照射或臭氧消毒后再行保存、应用及送出。

4．处理完患者，先用消毒剂浸泡手，再用肥皂洗，最后用流水冲净。

（六）发现可疑霍乱或确诊霍乱病例的处理制度

1．对疑似霍乱的处理

发现疑似霍乱时，应迅速电话报告疫情，保留好标本以备区、县疾病预防控制中心复核结果，做好污染环境的彻底消毒，随后补报疫情报告卡。在报告疾病预防控制机构时，应同时向医院有关部门报告，并注意执行传染病保密制度，对患者实行隔离治疗。

2．对防护流程的要求

检查疑似或确诊霍乱患者后，更换隔离衣和床单，用1500mg/L含氯消毒剂擦拭诊室的桌椅、门把手、门窗、诊察床及诊疗器械，并浸泡被污染物品1h；患者呕吐物、排泄物，可用2000mg/L含氯消毒剂浸泡消毒，放置2h倒入下水道。便器、痰盂可用2000mg/L含氯消毒剂作用30min，冲洗后备用。

3．对密切接触者的处理

对霍乱的密切接触者也应进行留观，留便化验，登记，投放预防药物，待区、县疾病预防控制中心工作人员来医院后再做进一步处理。

4．对确诊霍乱病例的处理

（1）按照属地管理原则迅速向所属区、县的疾病预防控制中心上报疫情。

（2）保留好初次分离的标本平皿，以备区、县疾病预防控制中心复核。

（3）医院应负责查找患者，对查找到的患者采取临时、相应的隔离、控制措施，待疾控人员到达后对实验结果进行复核。

（4）确诊患者应就地隔离治疗。对症状严重的患者和便培养阳性的病例应选用敏感抗生素，并给予有效的补液治疗。

（5）通知患者所在地疾病预防控制机构对其密切接触者进行流行病学调查；如果患者已返回原籍，通知原籍当地疾病预防控制中心进行协查。

三、保护性隔离

保护性隔离是指将免疫功能极度低下的少数易感者置于基本无菌的环境中，使其免受感染，如层流室及器官移植病区等。隔离技术是应用各种屏障技术切断传播途径中断感染链的方法。

（一）目的

保护性隔离是以保护易感人群作为制订措施的主要依据而采取的隔离。

（二）适应证

保护性隔离适用于抵抗力低或极易感染的患者，如严重烧伤、早产儿、白血病、脏器移植及免疫缺陷患者等。

（三）环境准备

1. 患者应入住单间病房隔离。
2. 病室外悬挂明显隔离标志。
3. 病室内空气保持正压通风、定时换气。
4. 病室内所有家具、地面均应每天使用含氯消毒剂擦拭。

（四）物品准备

大小合适的一次性医用帽子、一次性医用防护口罩、无菌手套一双、拖鞋、隔离衣一件、挂衣架、手消毒剂。

（五）操作流程

1. 七步洗手法洗手。
2. 戴帽子：将帽子遮住全部头发。
3. 戴口罩。
4. 在病室外更换拖鞋。
5. 在隔离病室外的特定区域或缓冲间内，按照要求穿好隔离衣。
6. 操作结束后，脱去手套弃至黄色医疗垃圾袋内，再次使用手消毒剂进行手部消毒后，在指定的区域脱去隔离衣，并按照要求悬挂。
7. 按照七步洗手法洗手。

（六）穿、脱隔离衣

1. 目的

保护医护工作人员、患者和他人，防止感染和交叉感染。

2. 穿隔离衣步骤

（1）穿衣前，摘下手表、戒指及其他装饰物，将贴身衣服卷袖过肘（冬季卷过前臂中部即可）。

（2）剪指甲、洗手、戴帽子和口罩。

（3）检查隔离衣有无破损，手持衣领取下隔离衣，清洁面朝自己。将衣领两端向外折齐，对齐肩缝，露出袖子内口。

（4）右手持衣领，左手伸入袖内并向上抖，右手将衣领上拉，盖住肩膀并使左手露出。换手持衣领，依法穿好另一袖，穿衣过程中，勿使衣袖触及面部或其他物品。

（5）两手持衣领由前向后理顺领边，系好领扣，再系好袖扣或袖带。

（6）从隔离衣腰部自一侧将隔离衣向前拉，摸到衣服边缘捏住，同法捏住另一侧边缘。两手在背后将两边侧衣对齐，并向一侧按压折叠（手不可触及隔离衣的内面），然后将腰带拉至背后压住折叠处，两手在背后将两侧腰带交叉，并拉至前面打一活结，系好腰带。有摆扣者，身体略下蹲将摆扣系好。

（7）穿好隔离衣后，即可进入工作区。使用手消毒剂进行手部消毒，戴无菌手套后，方可为保护性隔离的患者进行护理操作。

（8）再次使用手消毒剂进行手部消毒后，在指定的区域脱去隔离衣，并按照要求悬挂。

3. 脱隔离衣步骤

（1）解开摆扣，松开腰带，在前面打一活结。

（2）解开袖扣或袖带，将衣袖上拉塞入工作服的袖管内（不可使衣袖内卷），充分暴露双手及前臂，进行手消毒。

（3）解开领扣，一手伸入另一侧袖口内，拉下衣袖过手（遮住手），再用衣袖遮住的手在外面拉下另一侧衣袖，两手在袖内解开腰带，双手转换逐渐从袖管中退出。

（4）当双手退出至肩缝处时对齐衣领，双手持领，将隔离衣两边对齐，挂在衣钩上。

4. 注意事项

（1）隔离衣应完好无破损，长短要合适，能完全遮盖工作服。

（2）穿好隔离衣后，只可在限定的区域内活动，不得进入其他区域，避免接触其他物品。

（3）保持衣领清洁，系领扣时避免衣袖触及衣领、面部和帽子。隔离衣内面及衣领为清洁面，穿脱时要注意避免隔离衣外面被污染。

（4）在缓冲区挂隔离衣时，清洁面向外，衣袖不能外露；确保隔离衣外面在内不被污染。

（5）隔离衣应每日更换，如有潮湿或污染，应立即更换。隔离衣如有破损，须补好后再穿。

（七）保护性隔离患者护理常规

1. 安排患者在正压或相对隔离区域。

2. 收治患者前，房间内台面、床头柜、医疗设备及门把手应用500mg/L的含氯消毒剂擦拭，地面用浸泡过1000mg/L含氯消毒剂的地巾擦拭。

3. 备好隔离衣，正确穿、脱和悬挂隔离衣；进入隔离单位前应严格洗手，戴好口罩和帽子，穿好隔离衣。

4. 门上悬挂“保护性隔离”的标识牌；随时关好隔离单位的门。

5. 严格执行无菌操作及手卫生制度。

6. 物品专人专用，尽可能使用一次性物品；公用物品避免进入此区域内，如蒸馏水壶和会阴冲洗壶等，须经严格消毒后方可进入。

7. 有人工气道的患者尽可能使用密闭式吸痰装置。

8. 进行治疗或护理操作前，应将用物备齐，尽量将各种操作集中进行，避免反复穿脱隔离衣。

9. 每日更换隔离衣，在患者的房间内进行操作后，需要严格洗手后方可离开房间，脱下隔离衣后，需再洗手。

10. 房间内台面、床头柜、医疗设备及门把手应用500mg/L的含氯消毒剂每日擦拭一次，地面用浸泡过1000mg/L含氯消毒剂的地巾擦拭两次。

11. 凡呼吸道疾病及咽部带菌者，包括工作人员均应避免接触患者。

12. 限制探视：探视者需要进入隔离病室时应采取相应的隔离措施。

四、接触隔离标准操作规程

（一）基本原则

1. 适用于预防通过直接或间接接触患者或患者医疗环境而传播的传染病，如耐甲氧西林金黄色葡萄球菌（MRSA）、耐万古霉素肠球菌（VRE）、艰难梭菌、诺如病毒等，无论是疑似或确诊感染或定植的患者都应隔离。

2. 在标准预防的基础上，应有第二至第六项的预防措施。

（二）患者安全

1. 应将患者安置于单人病房，条件受限时，应遵循如下原则。

（1）优先安置容易传播感染的患者，如大、小便失禁的患者。

（2）将感染或定植相同病原体的患者安置在同一病房。

（3）当需与未感染或定植相同病原体的患者安置于同一病房时，应遵循如下原则。①避免与感染后可能预后不良或容易传播感染的患者安置于同一病房，如免疫功能不全，有开放性伤口或可能长期住院的患者。②床间距应≥1m，并拉上病床边的围帘。③同一病房的患者，无论是否采取接触隔离，在接触同一病房内不同的患者之间，都应更换个人防护装备及执行手卫生。④设立隔离标识。

2. 医务人员对患者实施诊疗护理操作时，应当将高度疑似或确诊多重耐药菌感染患者或定植患者安排在最后进行。

（三）个人防护装备

1. 不论是接触患者完整的皮肤或环境表面，如医疗设备、床栏杆，都应在进入房间或分隔间时戴手套。

2. 隔离衣：进入病房或分隔间时应穿隔离衣，并于离开患者医疗环境前脱隔离衣及执行手卫生；脱隔离衣后，应确保衣服及皮肤不接触污染的环境表面。

（四）患者转运

1. 除非必须，应限制患者在病房外活动及转运。

2. 确需转运时，应覆盖患者的感染或定植部位。

3. 转运前工作人员应执行手卫生并脱卸和丢弃受污染的个人防护装备。

4. 转运到达目的地后，医务人员再穿戴干净的个人防护装备处置患者。

（五）医疗装置和仪器（设备）

1. 遵循标准预防的原则处理相关医疗装置和仪器（设备）。

2. 一般诊疗用品，如听诊器、血压计、体温表、压舌板、止血带等应专用，不能专用的医疗装置应在每一位患者使用前后进行清洁和消毒。

3. 患者使用后的医用织物应当置入双层橘色垃圾袋，双袋双扎。

4. 患者诊疗过程中产生的医疗废物，应当双层黄色垃圾袋包扎。

（六）环境

对医务人员和患者频繁接触的物体表面（如心电监护仪、微量输液泵、呼吸机等医疗器械的面板或旋钮表面、听诊器、计算机键盘和鼠标、电话机、患者床栏杆和床头桌、门把手、水龙头开关等），采用适宜的消毒剂每4h 1次进行擦拭、消毒。

第八章
心理社会护理

第一节 与患者沟通

重症监护室主要收治病情危重且复杂的患者，患者本身往往具有依赖性强、心理脆弱等特点。“良言一句三冬暖，恶语伤人六月寒”，良好的护患沟通是护患间的桥梁，意义非凡。一方面可缓解患者因“文化休克”产生的焦虑恐惧情绪，增强患者心理防御，提高患者对疾病的应对力，促进患者身心康复，另一方面护患沟通障碍也是诱发护患纠纷的一个重要因素，应用有效的沟通技巧能预防护患纠纷和矛盾，推动高质量护理发展，提高医院竞争力。

一、沟通的基本方式

（一）语言性沟通

语言性沟通是指使用语言、文字或符号进行的沟通，涉及生活的各个方面，是人们交流、交换和学习的最有效途径。只有当信息发出者与信息接收者清楚地理解了信息的内容，语言才有效。

1. 书面语言

书面语言是以文字及符号为传递信息工具的交流载体，即写出的字，如报告、信件、文件、书本、报纸等。书面沟通不受时空限制，传播范围广，具有标准性及权威性，并便于保存，以便查阅或核查。

2. 口头语言

口头语言是以语言为传递信息的工具，即说出的话，包括交谈、演讲、汇报、电话、讨论等形式。口头语言具备信息传递快速、反馈及时、灵活性大、适应面广及可信度较高等优点。口头语言沟通是所有沟通形式中最直接的方式。

3. 类语言

类语言指伴随沟通所产生的声音，包括音质、音域及音调的控制、嘴型的控制，发音的清浊、节奏、共鸣、语速、语调、语气等的使用。类语言可以影响沟通过程中人的兴趣及注意力，且不同的类语言可以表达不同的情感及态度。

（二）非语言性沟通

非语言性沟通是以身体语言（如面部表情、手势、眼神接触、触摸等）作为载体，通过人的目光、表情、动作和空间距离等，向患者及其家属传递心理活动信息的一种沟通方式。它弥补了言语沟通的不足，使沟通更加全面深入。护理人员的仪表、面部表情、眼神、身体姿势等非语言性沟通形式，在沟通中可以起到支持，修饰、替代或否定语言行为的作用。

1. 面部表情

面部表情是非语言沟通中最直接、最生动的形式之一。医护人员可以通过观察患者的面部表情，判断其疼痛、厌恶、恐惧、愤怒等情感变化，从而采取相应的护理措施。同时，医护人员应保持微笑服务，用微笑来形成和谐的非语言沟通环境，让患者感受到关爱和温暖。

2. 眼神交流

眼神是心灵的窗户，通过眼神交流可以传递情感和信息。在重症监护室中，由于医护人员常佩戴口罩，眼神交流变得尤为重要。医护人员应保持与患者的目光接触，用同情、关注的眼神给予患者鼓励和支持。同时，通过观察患者的眼神变化，可以判断其心理状态和需求，及时给予帮助。

3. 肢体语言

肢体语言包括手势、头部、躯干等人体各部分的姿势动作。在重症监护室中，医护人员可以利用手势、点头或摇头等方式与患者进行沟通。例如，当患者感到不适时，可以通过手势指向身体相应部位；当需要叫医生时，可以通过点头或摇头等方式表达需求。此外，对于能够写字的患者，可以提供写字板等工具，让他们自行写出自己的想法和需求。

4. 触摸

触摸是人际沟通中最亲密的动作，在护理沟通中，护士使用适当的触摸可以起到治疗作用，能表达关心、理解和支持，使情绪不稳定的患者平静下来，触摸也是护士与视角、听觉有障碍的患者进行有效沟通的重要方式。

5. 沉默

沉默会给患者以充分的思考及调节的时间和机会，使患者能充分宣泄自己的感情，也给护士观察患者和调适自己的机会。尤其在患者悲伤、焦虑时，患者会感受到护士是在认真听，在体会他的心情。

6. 倾听

倾听能减轻患者的心理负担，消除紧张、焦虑等不良情绪反应。护士要耐心倾听，让患者把话说完，不要急于做出判断或打断患者的述说。在认真倾听患者谈话内容的同时，要注意通过患者说话的声调、频率、面部表情、身体姿势及移动等，尽可能捕捉、理解患者所传达的所有信息。

7. 心理暗示

心理暗示是心理治疗方法之一。有时暗示能带来优于药物作用的效果。在护患沟通中有很多地方可借鉴心理暗示来帮助护患架起沟通的桥梁。护士在沟通中，要学会运用暗示的积极方面来影响患者，使患者的护理治疗效果达到预期目的。

8. 图文并茂的图片与示意图

针对无法用语言表达需求的患者，可以制作图文并茂的图片和示意图。这些图片内容生动形象、通俗易懂，涵盖了患者常用的需求（如头痛、有痰咳嗽、需要叫医生等）。患者可以通过指认图片上的相应位置与医护人员进行有效沟通，大大缩短了沟通时间并提高了沟通效率。

9. 其他形式的沟通

创造温馨的环境，满足患者的心理需要。在日常工作中护士高超的护理操作水平可换取患者的信任，从而建立良好的护患关系。

在重症监护室中，非语言沟通作为一种重要的补充手段，在护患沟通中发挥着不可替代的作用。医护人员应掌握必要的非语言沟通技巧和方法，灵活运用这些技巧来与患者进行有效沟通；同时，还应不断创新和完善沟通方式和方法，以更好地满足患者的需求并提升整体护理质量。

二、沟通技巧

1. 树立好的第一印象，维护良好的护患关系

护士在岗期间应注意职业形象，佩戴胸牌，保持衣物整洁，以专业人员的形象面对患者；称呼得体，为以后的交往打下互相尊重、互相信任的基础并遵守以下称呼原则：①要根据患者身份、职业、年龄等具体情况因人而异，力求得当；②避免直呼其名，尤其是初次见面；③不可用床号取代称谓；④与患者谈及其配偶或家属时，适当用敬称如“您夫人”，以示尊重。

2. 运用合适的词语、语速、语调、声调

以患者为中心，避免使用不易理解的医学术语；采取合适的语速，恰当停顿，给患者消化和理解的时间；及时调整情绪，以免影响语调和声调造成患者心理不适。

3. 缓解患者对环境的困惑

在病情稳定的情况下，遵循正常生理节律，为患者提供合适的休养环境；ICU主要收治重症患者，环境特殊，患者缺乏家庭社会支持，护士应当热情向患者全面介绍ICU的环境特点，消除其孤独感，讲解由于病情需要收住ICU的必要性，以及严格的探视制度主要是为了保护患者，安慰患者病情好转后即可转出；对于心电监护、呼吸机等管路影响患者翻身活动，以及时常的报警声，常与患者介绍监测的必要性，解释异常报警的原因，并帮助患者进行翻身及日常活动，解除患者不适感；ICU频繁抢救，患者会产生恐惧不安的情绪，多安慰患者，重视对患者心理疏导。

4. 主动沟通，语言清晰简练

患者进入陌生环境，与医护人员沟通需求强烈，护士要主动与患者沟通，理解患者因分离与陌生感产生的焦虑紧张情绪；对于不能语言交流或因病不能长时间交流的患者，加强非语言交流，可采取图片、写字、手势等方式；重症患者多数需安静卧床休息，交流过程中要注意语言清晰简练，以免使患者过于疲乏。

5. 医护协作，及时传递疾病信息，使用保护性语言

护士要时刻关注患者对疾病信息的需求，应当在常规健康教育的基础上，联合医生为患者讲解此时的疾病状态及疾病的进展，缓解患者在未知情况下的焦虑恐惧心理；若患者病情突发变化，护士应及时与患者沟通，可利用肢体语言进行抚摸或拍打患者，并为患者简要描述突发病情变化的原因，以及可能带来的不适感，同时给予安慰性、鼓励性语言，缓解患者濒死感；避免说出刺激性语言，如“没希望了”等。

6. 避免物化护患关系

ICU有很多的特殊仪器及检查，使用时应向患者解释仪器使用目的、注意事项、需要固定特殊体位及仪器带来不适等，避免护患关系物化，频繁操作而缺乏解释。

三、常见的错误沟通

1．突然改变话题，转移谈话的焦点，阻碍患者说出有意义的信息。

2．虚假或不恰当的保证，虽是为缓解患者的不良情绪，若保证无效，反而会增加患者不信任感。

3．缺乏同理心，主管说教与判断，导致患者产生距离感。

4．调查式提问或过度提问，使患者感觉不被尊重，而对护士产生抵触情绪。

5．大声讨论患者病情，增加患者病耻感。

6．盲目行使“知情同意权”，忽视患者“病情保密权”，不顾患者家属要求，详尽告知患者病情，使患者一时难以接受现状，陷入不良情绪。

第二节　与家属沟通

在医疗领域，医护人员与家属之间的沟通是至关重要的一环。这种沟通不仅关乎患者的治疗进程，更关乎患者及其家属的心理安抚与信任建立。一次成功的沟通，能够为患者带来更好的治疗效果，也能够让家属在艰难的时刻感受到温暖与支持。

一、沟通的注意事项

1．在与家属进行沟通之前，医护人员需要做好充分的准备。这包括了解患者的病情、治疗方案，以及可能的风险与并发症。同时，医护人员还需要对家属的背景、情绪状态，以及他们对患者病情的了解程度有一个大致的把握。这样，在沟通时才能更加有效，避免信息的不对称导致误解或冲突。

2．医护人员应尊重家属的情感与意见，理解他们在患者生病期间的焦虑与无助。通过耐心的倾听和温柔的语气，让家属感受到被重视与关怀。

3．在传达医疗信息时，医护人员应使用简洁明了的语言，避免使用过于专业或晦涩的术语。同时，要确保信息的准确性，以免给家属带来不必要的误解与恐慌。

4．在介绍治疗方案时，医护人员应全面阐述各种治疗方法的优缺点，以及可能的风险与后果。同时，要细致入微地解答家属的疑问，消除他们的顾虑。

二、沟通技巧

医护人员与家属进行有效沟通的关键技巧包括避免指责型沟通，持续沟通与教育，专业调解，以及培训学习。

1．避免指责型沟通

指责型沟通通常只关注自己的感受和情境，而不关注对方的感受和情绪，容易导致被指责者产生恐惧、反抗和烦躁。相反，医护人员应关注患者的感受和情绪，以理解和同情的态度进行沟通。采取相应措施协助沟通：面对语言和文化障碍，医护人员可以寻求翻译或咨询专业人士的帮助，以确保信息的准确传递。此外，使用图表、图片等辅助工具也有助于家属更好地理解和接受治疗方案。

2．持续沟通与教育

医护人员应定期向家属提供患者的病情和治疗进展，解答他们的疑问，并提供相关的健康教育和护理指导。这有助于提高家属的医疗知识水平，增强他们的护理能力，从而更好地协助患者的康复过程。

3. 专业调解

在无法与家属达成一致意见时，医护人员可以寻求中立的第三方进行调解，如医院的医疗社工或专门的矛盾调解人员。这有助于双方更好地理解彼此的立场，并寻找到妥协的解决办法。

4. 培训学习

临床医生和护士应接受一些必要的沟通培训，在与家属沟通的过程中可采取一些特殊的沟通技巧，包括主动聆听、共情、鼓励和决策。Lautrette等发现，使用VALUE沟通技巧（尊重、接受、倾听、理解和引出）可以使家属创伤后应激、抑郁、焦虑的发生率下降22%～27%。此外，我们可以给予已故患者的家属一些心理学方面的书籍以减少其焦虑、抑郁、创伤后应激，并提升家属对沟通的满意度。另外，可以在ICU中定期举办多学科参与的家庭会议，给家属提供一个更加私密的环境来分享患者的信息，获得多学科的意见，了解临床决策的制定过程，从而提高家属对沟通的满意度，使患者更加信任临床医生，减少医患矛盾。有研究表明，定期举办多学科参与的家庭会议可以有效缓解医患冲突，并促进家属正确决策，缩短患者ICU住院时间。

医护人员与家属之间的沟通是一门艺术，需要双方共同努力与配合。在重症监护室这个生命与死亡交织的特殊场所，医护人员与家属之间的沟通是连接生命与情感的纽带。通过理解家属心态、及时准确传递信息、注重情感支持、尊重家属意愿及持续沟通，为患者带来更好的治疗效果，也为家属带来心灵的慰藉。

第九章

功能护理与康复

第一节　吞咽障碍

吞咽障碍（dysphagia）是临床上多学科常见的症状，重症患者的发生率高，却容易被忽视，易导致误吸、吸入性肺炎、营养不良等严重后果。早期进行综合性的吞咽功能康复训练可促进吞咽障碍患者的吞咽功能恢复，降低并发症的发生，促进患者身心健康，增加患者对未来生活的信心。

一、吞咽障碍概述

吞咽障碍是指由于下颌、唇、舌、软腭、咽、喉、食管等器官结构或功能异常，使得食物不能有效地从口腔转移到胃的临床表现。

吞咽功能障碍会导致食物和液体的吞咽效率低下，增加误吸风险；还可能导致营养不良，延长住院时间。超过40%的ICU患者在插管后存在吞咽困难，其中27%的患者在出院时依旧持续存在吞咽功能障碍。

二、吞咽障碍评估

吞咽功能的评估由筛查开始，观察患者进食时有无咳嗽、食物是否从气管套管溢出等表现，初步判断是否存在吞咽障碍及障碍程度。如果有或高度怀疑有风险，则请康复专科医生做进一步的临床功能评估和仪器检查。常见的吞咽障碍筛查方法有以下几种。

1. 吞咽障碍简易筛查表（表9-1）

表9-1　吞咽障碍简易筛查表

问题	选项		
1. 有发热吗？	A. 经常	B. 偶尔	C. 无
2. 有曾经诊断为肺炎吗？	A. 经常	B. 偶尔	C. 无
3. 体重有减轻吗？	A. 明显	B. 轻微	C. 无
4. 觉得胸闷吗？	A. 经常	B. 偶尔	C. 无
5. 与以前相比，有难以下咽吗？	A. 经常	B. 偶尔	C. 无
6. 吃硬食物自觉有困难吗？	A. 经常	B. 偶尔	C. 无
7. 有反复吐口水吗？	A. 经常	B. 偶尔	C. 无
8. 进食时有哽噎感吗？	A. 经常	B. 偶尔	C. 无
9. 进食有呛咳吗？	A. 经常	B. 偶尔	C. 无
10. 喝水有呛咳吗？	A. 经常	B. 偶尔	C. 无
11. 不进食时有呛咳吗？	A. 经常	B. 偶尔	C. 无
12. 有食物从口中溢出吗？	A. 经常	B. 偶尔	C. 无
13. 进食时有呼吸困难吗？	A. 明显	B. 偶尔	C. 无
14. 餐后口腔内有残留物吗？	A. 经常	B. 偶尔	C. 无
15. 餐后说话声音有改变吗？	A. 经常	B. 偶尔	C. 无
16. 进食后有呕吐、反流吗？	A. 经常	B. 偶尔	C. 无
有如下诊断吗？	脑卒中（尤其脑干部位）、脑外伤、痴呆、运动神经元病、重症肌无力、脑瘫、吉兰巴雷综合征、重症肌无力、第5颈椎以上脊髓损伤、帕金森病；口腔、咽喉、食管等肿瘤；喉部创伤；口腔、咽喉、食管、颈椎等手术后气管切开及使用呼吸机		

注：以上若任何一项为A及多个B选项，即为高风险摄食-吞咽障碍患者，需要进一步进行诊断检查。

2. 反复唾液吞咽试验

反复唾液吞咽试验可评估反复吞咽的能力，与误吸的相关性高，是一种安全的筛查检查。

3. 洼田饮水试验（表9-2）

洼田饮水试验通过饮用30ml水来筛查患者有无吞咽障碍及其程度，安全快捷。

表9-2 洼田饮水试验

分级	试验结果
1	能顺利地一次将水咽下
2	分两次以上，但不呛咳咽下
3	能一次咽下，但有呛咳
4	分两次以上咽下，但有呛咳
5	频繁呛咳，不能全部咽下

注：吞咽功能正常，1级，5s之内；可疑吞咽障碍，1级5s以上或2级；吞咽功能异常，3级、4级、5级。

4. 进食评估问卷调查（表9-3）

进食评估问卷调查（EAT-10）有10项吞咽障碍相关问题，每项评分分为4个等级，0分无障碍，4分严重障碍，总分在3分及以上视为吞咽功能异常。EAT-10有助于识别误吸的征兆和隐性误吸，以及异常吞咽的体征，与洼田饮水试验合用，可提高筛查试验的敏感性和特异性。

表9-3 进食评估问卷调查（EAT-10）

问题	选项				
1. 我的吞咽问题已让我体重减轻	0＝无	1	2	3	4＝严重
2. 我的吞咽问题影响到我在外就餐	0＝无	1	2	3	4＝严重

续　表

问题	选项				
3. 喝液体时费力	0＝无	1	2	3	4＝严重
4. 吃固体食物费力	0＝无	1	2	3	4＝严重
5. 吞药片（丸）费力	0＝无	1	2	3	4＝严重
6. 吞东西时有疼痛	0＝无	1	2	3	4＝严重
7. 我的吞咽问题影响到我享用食物时的乐趣	0＝无	1	2	3	4＝严重
8. 我吞东西时有食物卡在喉咙里的感觉	0＝无	1	2	3	4＝严重
9. 我吃东西时会咳嗽	0＝无	1	2	3	4＝严重
10. 我吞咽时紧张	0＝无	1	2	3	4＝严重

注：将各题的分数相加，如果EAT-10总分（最高40分）大于等于3分，您可能在吞咽的效率和安全方面存在问题。我们建议您带着EAT-10的评分结果就诊，做进一步的吞咽检查和/或治疗。

筛查一般由护士完成，其他专业人员也可参与。筛查并非用于量化吞咽障碍的风险程度或指导吞咽障碍的管理，筛查不能取代临床功能评估和仪器检查。

三、吞咽障碍功能训练

（一）安全进食策略

根据患者吞咽功能、营养状态和医师、治疗师建议为患者选择不同的进食途径，包括持续置管注食、间歇置管注食、治疗性经口进食并给予相应的饮食护理和管道护理。如需进行治疗行经口进食，需注意安全进食策略。

1. 国际吞咽障碍饮食标准（IDDSI Framework）分为八个连续等级，以0～7级代表，每个等级均以数字、文字描述及颜色作为区别。总体来说，越稠的液体越容易吞咽，越细软的固体越容易吞咽。让患者进食不同容积与黏度的食物，确定适合患者安全吞咽的食物质地及一口量，给予患者相应质地食物推荐，逐渐增加经口饮食量，促进吞咽功能康复。

2. 食物选择应该避免太黏的食物，如米糕；太干的食物，如白煮蛋黄、蒸红薯；硬脆的食物，如饼干；有颗粒的食物，如小米粥、坚果等。液体食物可以加冻粉制成果冻或杏仁豆腐样；在口中不宜成块的食物，可以勾芡；鱼、肉、蔬菜可以切成小块，与鸡蛋一起蒸成鸡蛋羹。

（二）吞咽姿势指导

让患者90°坐直后确认口腔清洁再进食；对于不能坐位的患者，一般至少取躯干30°仰卧、头部前屈；颈部前屈可使颈前肌群放松，有利于吞咽，防止误吸。饮食时尽量避免仰头，用矮杯喝水，小口饮食，不要用吸管喝液体；在安静环境进食，细嚼慢咽，吞咽完清喉咙，确保完全吞咽，避免食物残留。

（三）进食时提醒

进食时提醒以促进患者的吞咽，帮助患者减少吸入的危险。主要有以下五种方法。

1. 语言示意

如照顾者在患者边进食边说“吞”提醒患者。

2. 手势示意

如照顾者指着自己的嘴唇以提醒患者在吞咽期保持嘴唇闭紧。

3. 身体姿势示意（physical cues）

如使用下巴和头的支撑器以提醒患者保持正确的身体

姿势。

4. 文字示意

利用文字给患者和照顾者提供不断的提醒注意预防并发症。

5. 食物的味道和温度示意

冷觉可刺激触发吞咽反射，而热的液体可提醒患者慢慢吸吮液体。

（四）吞咽肌群训练

1. 口唇运动

口唇运动主要包括缩唇、噘嘴和龇牙，交替发长音“a-u-i”，吹纸片、吹蜡烛、吹口哨等。

2. 颊肌运动

颊肌运动包括鼓腮动作，并保持3～5s；做吸吮手指的动作，也需持续3～5s。

3. 舌运动

舌运动包括伸舌训练、舌左右运动、舌上下运动等。

（五）口腔感觉训练

1. 冷刺激训练

冷刺激训练使用冰棉棒刺激或冰水漱口，是一种特别的感觉刺激，适用于口腔感觉较差的患者。

2. 嗅觉刺激

嗅觉刺激多用芳香味刺激物，故又称芳香疗法。芳香疗法是通过芳香物质中的小分子物质（芳香小分子）刺激嗅觉来达到对嗅觉的调节及对嗅觉信息传递的促进作用，包括黑胡椒、薄荷脑刺激等。

3. 味觉刺激

舌的味觉是一种特殊的化学性感觉刺激，通常舌尖对甜味敏感，舌根部感受苦味，舌两侧易感受酸味刺激，舌体对咸味与痛觉敏感，将不同味道的食物放置于舌部相应味蕾敏感区域，可以增强外周感觉的传入从而兴奋吞咽皮质，改善吞咽功能。

（六）呼吸训练

1. 缩唇呼吸

指导患者练习在嘴唇半闭（缩唇）时呼气，类似于吹口哨的嘴型。

2. 深呼吸训练

指导患者练习胸腹式呼吸联合进行的呼吸。

3. 呼吸阻力训练器

指导患者将余气呼尽后立即含住咬嘴深慢的吸气，吸满后嘴巴移开咬嘴缓慢做缩唇呼气。

（七）口腔卫生教育

1. 含漱法

含漱法适应于洼田饮水试验 3 级以下的吞咽障碍患者，嘱患者选择适宜的漱口液进行漱口。

2. 传统特殊口腔护理

传统特殊口腔护理针对气管插管患者满足口腔清洁，避免误吸。由双人操作，一人固定插管与患者前额，另一人清洁口腔。

3. 负压冲洗式刷牙法

负压冲洗式刷牙法适用于昏迷、气管插管、气管切开或洼田饮水试验 2 级以上的吞咽障碍患者。由护士操作，用冲吸式口腔护理吸痰管的进水腔在冲洗口腔后及时通过吸水腔吸走，硅胶刷毛在口腔内不断刷洗。

4. 冷热口腔刷洗

冷热口腔刷洗是通过对患者口腔肌群的冷、热刺激，在清洁口腔的同时早期介入口腔运动，有效地促进舌肌、颊肌、咀嚼肌及咽喉部肌群的训练，建议康复护理专业人员优先推广使用。

第二节　肺康复

重症患者往往高发于呼吸系统疾病人群，且多需要卧床治疗，尤其是机械通气患者在卧床后，因机体各项功能逐渐衰退，并伴随多种基础性疾病，导致肺功能降低，加重病情发展。肺康复作为一种多学科、多措施相互结合的干预方案，可有效改善重症患者周围肌肉力量与呼吸肌肉力量，从而缓解肺部不良症状，阻止病理生理进一步变化，促进患者身体健康恢复。

一、肺康复概述

2013年美国胸科学会（ATS）与欧洲呼吸学会（ERS）针对肺康复给出官方定义，即以循证医学为基础所建立的肺康复训练是一种针对患者身心具体情况而展开的整体评估与个体化定制的干预方式，包括但不仅限于行为改变、运动训练教育等，通过肺康复改善重症患者生理状况，促进其健康恢复。

该干预方式涉及多个学科，明确重症患者心肺功能降低的主要因素，自心血管与呼吸两大系统为出发点，通过呼吸训练、健康教育等方式提高患者摄氧量与运动耐力，从而延缓患者肺功能衰退速度。

二、肺康复目的

（一）改善肺功能

重症患者在接受机械通气或呼吸机支持后，可能出现并发症肺康复有助于恢复肺部功能，减少肺部疾病的发展。

（二）预防并发症

肺康复可以预防并发症的发生，如肺不张、肺部感染和肺血栓栓塞等。

（三）提高生活质量

重症患者早期接受肺康复可以改善肺功能，提高生活质量。

（四）加速康复进程

肺康复可以帮助其更快地康复，减少住院时间。

（五）提供心理支持

重症患者易出现许多负面情绪，可以帮助其消除功能障碍和心理影响，增强康复信心。

三、肺康复评估

（一）ICU相关评估

ICU相关评估包括神经、心理方面的评估。常用的有：APACHE Ⅱ评分，RASS评分、CAM-ICU评分及焦虑、抑郁自评量表。

（二）常规检查

常规检查包括X线片、CT、血气分析等检查。需要评估患者的生命体征、生化检验、影像学、血气分析结果及肺功能情况。

（三）关节活动度及肌力评估

关节活动度及肌力评估可采用特定的仪器或徒手肌力检测。

（四）全身功能状态评估

全身功能状态评估可使用相应量表对患者进行评估。常用的量表有：Barthel指数评定量表、功能独立性测定、医学结局研究简明调查表、步行测试等。

四、肺康复训练

（一）介入时机

1. 可在血流动力学及呼吸功能稳定后立即开始。

2. 入ICU 24～48h后，须符合以下标准：40次/分＜心率＜120次/分、90mmHg＜收缩压≤180mmHg和/或舒张压≤110mmHg、65mmHg≤平均动脉压≤110mmHg、呼吸≤25次/分、SPO_2≥90%、FIO_2≤60%、PEEP≤10cmH_2O。

3. 生命体征稳定的患者，可逐渐过渡到每天选择适当时间作离床、坐位、站位、躯干控制、移动活动、耐力训练及适宜的物理治疗等。

（二）体位管理

治疗性体位的摆放应让患者感觉舒适放松任何不舒适的体位都会影响患者的通气，可使患者头颈后仰，腰部支撑，下肢微曲。

（三）常规康复治疗

当患者不能进行主动运动时可采取被动运动，如良肢摆放位、体位变换、保持关节活动度训练、多途径感觉运动刺激、被动排痰、气压治疗等。当患者无意识障碍时，康复治疗以被动运动与辅助运动相结合的方式向主动运动为主的方式转变，如躯干控制能力训练、保持关节活动度训练、多途径感觉运动刺激、呼吸训练、排痰训练等。

（四）呼吸模式训练

1. 腹式呼吸训练

膈肌运动，注意仰卧位，髋膝轻度屈曲，吸气：呼吸≈1:2，每次练习5～10min。

2. 抗阻呼吸训练

可让患者练习缩唇呼吸、吹瓶呼吸、吹蜡烛呼吸，延长患者的呼气时间。

3. 深呼吸训练

经鼻深吸一口气，在吸气末，屏住几秒钟，配合缩唇呼吸及气体排出。

（五）呼吸肌训练

建议训练频率是3～5次/周，20～30分钟/次，持续6周。训练肌力的原则是高强度低次数，耐力训练的原则为低强度多次数。

1. 增强吸气肌

用抗阻呼吸器进行练习，在吸气时产生阻力，呼气时没有阻力（图9-1）。

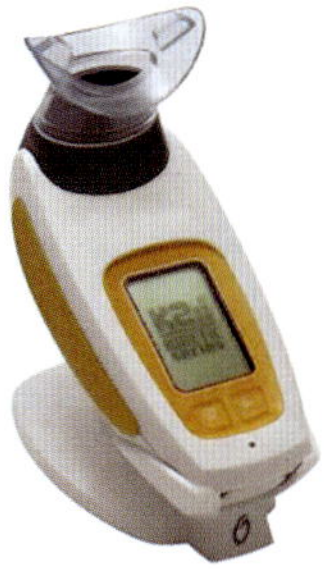

图9-1 抗阻呼吸器

2. 增强腹肌

可以让患者取仰卧位，腹部放置沙袋做挺腹练习。

（六）气道廓清技术

1. 胸部扣拍

胸部扣拍是将手掌微曲或用机械扣拍器在吸气或呼气时扣击患者胸壁，频率为3～5次/分，将支气管壁上的分泌物松解。

2. 体位引流

根据痰液位置，采取不同体位进行引流。病变部位在上，引流支气管开口在下，体位倾斜度为10°～45°，维持姿势3～15min，4～6h 1次，总治疗时间不应大于30～40min，体位引流期间适当提高氧浓度。

3. 有效咳嗽

患者坐或立位，上身可略倾斜，缓慢深吸气，屏气几秒，然后张口咳嗽，咳嗽时收缩腹肌腹壁内缩，或用手按压上腹部帮助咳嗽。停止咳嗽，缩唇将剩余气体呼出。缓慢吸气重复以上动作，连做2～3次后需休息或正常呼吸几分钟再重新开始，对咳嗽无力的患者，应给予手法辅助，双手掌放在患者的下胸部或上腹部，在咳嗽时加压。

重症患者的肺康复需要在保证安全的基础上，逐渐改变体位。在不同体位下，根据患者病情，增加其他治疗（如呼吸训练、排痰训练等），治疗方案要循序渐进。

第三节 早期活动

重症患者由于卧床、使用镇静药、肌松药等原因，易导致肌肉功能障碍，肌肉无力延长呼吸机的使用时间，延长住院天数，增加医院病死率。因此，及早运动减少卧床时间十分重要，欧洲重症监护医学顾问委员会建议危重患者应当及早开始功能锻炼。

一、早期活动概述

早期活动被定义为在自生命体征稳定开始到继续留在ICU期间，患者在没有支撑作用下在病床上坐起，离开病床转移坐到椅子上，然后使用行走协助器，需要时在工作人员的扶持下开始行走。活动包括被动四肢活动、坐位、离床活动、在病房行走等。其能有效缩短机械通气时间，减少相关制动后的后遗症，减少机体障碍和谵妄发生率，缩短ICU入住时间和病死率，提高ICU患者的生活质量和远期预后。

二、早期活动实施

（一）早期活动的时机

1. 患者进入ICU 24h后，病情平稳即开始评估患者是否适合进行早期活动。使患者尽可能早的进行床上锻炼，进阶性进行床旁和下地递进式早期活动。

2. 正常情况下，患者生命体征平稳后就可进行早期活动。能够开展早期活动的最低准入标准：①神经系统，RASS评分为-1～+3分。②呼吸系统，吸入氧浓度（FiO_2）为0.60，呼气末正压（PEEP）为10cmH_2O。③循环系统，至少2h未增加血管升压药输注量；无活动性心肌缺血；无需药物控制的心律失常。

3. 暂停指征：心率＜40次/分或＞130次/分，SBP＜90mmHg或＞200mmHg，MAP＜65mmHg或＞110mmHg，

以及新发心律失常等心血管系统指征；SpO_2＜88%、呼吸频率＜5次/分或＞40次/分，以及机械通气时需要提高PEEP等呼吸系统的指征；出现非计划性拔管、跌倒、兴奋、焦虑等指征。

（二）早期活动的原则

早期活动应遵循循序渐进、安全合理的原则。考虑患者病情、自身状况等因素，制定个体化的干预方案。评估患者的个体差异，评估患者在活动中可能出现的意外风险和可能出现的康复效果，制定个性化的早期活动计划。早期活动应以患者不能耐受为宜，并在活动前应充分告知患者及其家属活动方式和注意事项。

（三）早期活动的方案

ABCDEF集束化措施是最佳的非药理学治疗方案。A：唤醒（awakening trials），呼吸机辅助通气患者的唤醒试验；B：呼吸（breathing trials），自主呼吸试验；C：协作（coordinated effort），在减少或停止镇静剂、患者恢复自主意识后，护士和呼吸治疗师共同进行自主呼吸试验，重新评估是否更换镇静镇痛药或减量；D：谵妄评估（delirium assessment），包括治疗及预防措施；E：重症患者早期活动及步行（early mobilization and ambulation）。早期活动包括物理锻炼（physical therapy，PT）和职业治疗（occupational therapy，OT）；F：家庭（family），家庭的支持与帮助。

（四）早期活动量的分级

根据ICU活动评分（ICU mobility scale，IMS），可分为

10级（表9-4）。

表9-4　ICU活动评分量表

分级		定义
0	无活动	被动的翻身和进行活动，没有主动运动
1	床上活动	在床上进行任何的锻炼活动，包括滚动、主动锻炼、自行车
2	被动挪至椅子	被动提升或滑动转移到椅子上，没有站立或坐在床边
3	床边坐	可以主动坐到床边，可以医务人员协助
4	站立	用脚支撑整个身体站立，可以有医务人员协助
5	有自主参与地转移到椅子	在转移的过程中一定有自己站立的动作
6	原地踏步	两只脚交替踏步抬起，有单脚支撑身体动作，至少4次，每只脚2次
7	两个人搀扶走	至少5m
8	一个人搀扶走	至少5m
9	助步器行走	至少5m，如果没有助步器，则让患者自行控制轮椅行驶大于5m
10	自己走	至少5m

（五）早期活动步骤

1. Ⅰ级活动：床上被动四肢活动

握拳运动、肘关节运动、踝泵运动、脚踏车被动运动，每个运动4节拍，循环2次，15min 1次，每日2次。

2. Ⅱ级活动：床上仰卧位四肢主动活动

Ⅰ级运动的基础上，加上直腿抬高运动。每个运动6节拍，循环2次，20min 1次，每日2次。

3. Ⅲ级活动：床上坐位或双腿悬空坐在床边

Ⅱ级运动的基础上，加脚踏车主动运动、扩胸运动。每个运动8节拍，循环2次，15～30min 1次，每日2次。

4. Ⅳ级活动：医务人员协助下床边站立

床上坐位、床旁坐位、床沿转移活动、床边辅助站立、床边辅助器助力原地踏步。15～30min 1次，每日2次。

5. Ⅴ级活动：医务人员协助下步行锻炼

床边辅助器站立、床边辅助器助力原地踏步、步态训练、辅助器助力行走、独立行走。15～30min 1次，每日2次。

早期活动中，医护人员及家属应给予充分理解，尤其是对于老年人、患有慢性病的患者更应给予必要的支持服务。患者在活动中应注意保持安静，不应高声喧哗、吵闹、大声喧哗、大声说话等不良行为。

第十章
应急预案与防范措施

在重症护理领域，时间就是生命。重症患者通常病情复杂，变化迅速，要求护理人员必须随时准备应对突发状况，如心搏骤停、呼吸衰竭、大出血等，而应急预案与防范措施是确保患者安全和提高护理质量的关键，亦是我国护理应急管理领域的研究热点。本章节旨在为护理人员提供一套全面的、实用的指导原则和操作流程，以应对重症患者可能遇到的各种紧急情况。

第一节　应急预案

一、应急预案概述

在重症专科护理中，应急预案是确保患者安全、减少护理风险的重要措施。应急预案管理是指对可能发生的紧急情况制定详细的标准操作应对流程，并通过培训和实践确保每一位护理人员都能熟练掌握并正确执行。

二、应急预案的分类及主要内容

1. 护理不良事件

如护理差错、患者皮肤压力性损伤、患者跌倒（坠床）、患者非计划拔管、患者意外伤害等。

2. 突发意外事件

如患者心搏骤停、大出血；监护室停水、停电、泛水；护士医疗锐器伤等。

第二节　防范措施

一、患者发生护理差错时的应急处理

1．迅速通知医生，遵医嘱采取补救措施。

2．当事人立即向护士长汇报。

3．发生严重差错或导致严重后果事件的各种有关记录、检验报告及药品、器械等均应妥善保管，不得擅自涂改、销毁，以备鉴定（图10-1）。

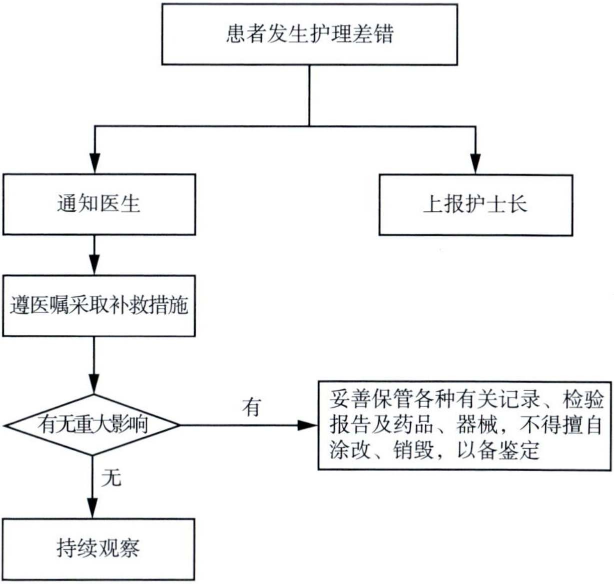

图10-1　患者发生护理差错时的应急处理流程

二、患者发生皮肤压力性损伤时的应急处理

1．发现患者皮肤压力性损伤，要及时向护士长报告。

2．因抢救不能评估皮肤时，待抢救结束需及时评估。

3．经评估患者属于压力性损伤危险人群，应密切观察皮肤变化，积极采取护理措施，并准确记录（图10-2）。

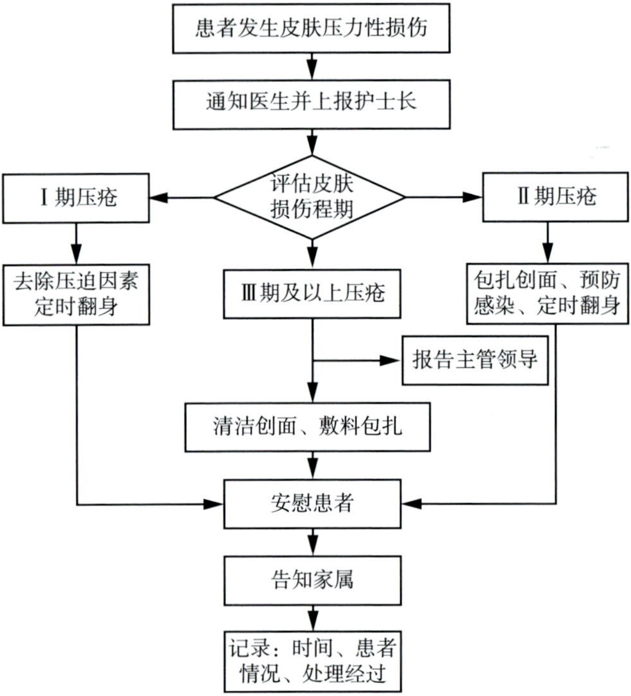

图10-2　患者发生皮肤压力性损伤时的应急处理流程

三、患者跌倒（坠床）时的应急处理

1．呼叫值班医生，遵医嘱迅速采取救助措施。

2．值班护士要向护士长汇报。

3．加强巡视，随时了解患者情况并记好护理记录（图 10-3）。

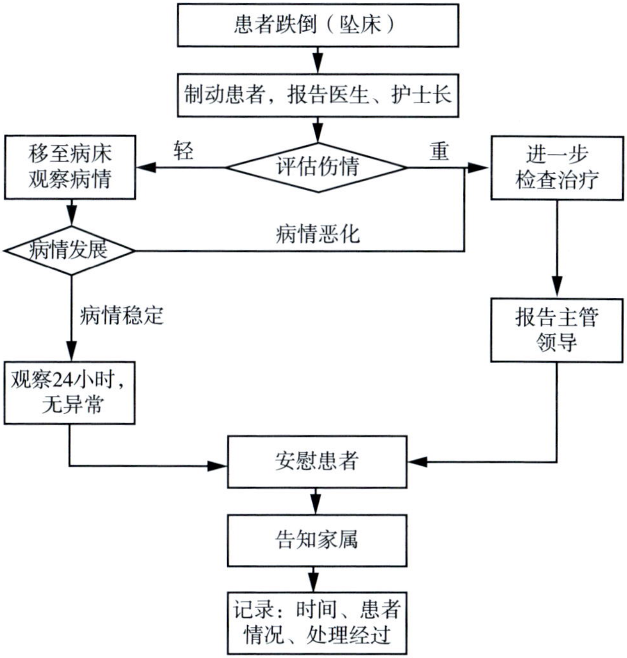

图 10-3　患者跌倒（坠床）时的应急处理流程

四、患者发生误吸时的应急处理

1. 必要时遵医嘱取俯卧头低足高位，叩拍背部，尽可能使吸入物排出，并同时通知值班医生。

2. 停止正在进行的鼻饲治疗。

3. 有人工气道者及时清理气道内、口腔内痰液、呕吐物等。

4. 监测生命体征和血氧饱和度，如出现严重发绀、意识障碍及呼吸频率、深度异常、无人工气道者，在采用简易呼吸器维持呼吸的同时，配合医生急行插管吸引或气管镜吸引。有人工气道者，彻底清除误吸物后立即行机械通气治疗或行纤维支气管镜吸痰。

5. 必须有畅通的静脉通路，以便进行下一步治疗。

6. 备好抢救仪器和物品，床旁待用。

7. 协助医生通知并安抚患者家属。

8. 加强巡视和病情观察，认真做好护理记录和交接班（图10-4）。

五、患者突然发生病情变化时的应急处理

1. 立即通知值班医生。

2. 推抢救车到患者床旁，准备好抢救物品及药品。

3. 积极配合医生进行抢救，并通知家属。

4. 密切观察患者病情变化，及时书写护理记录。

5. 协助医生做好患者及家属的安抚工作（图10-5）。

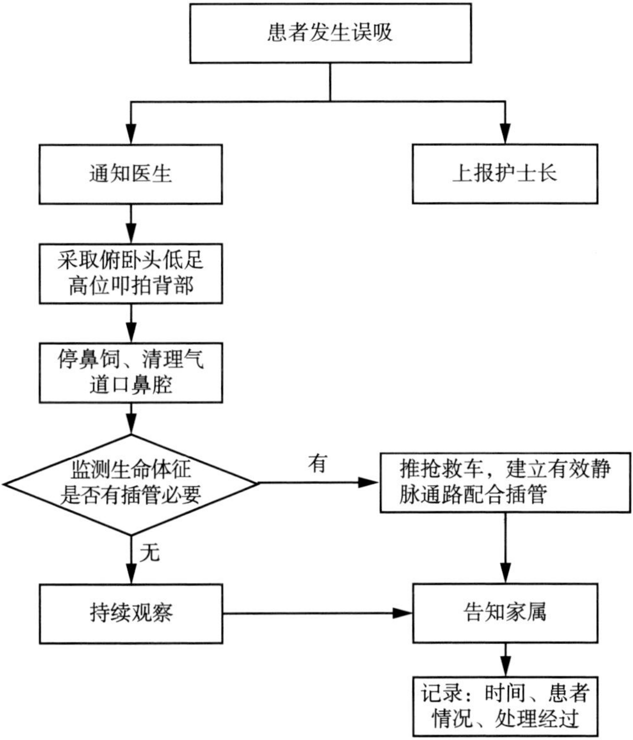

图10-4　患者发生误吸时的应急处理流程

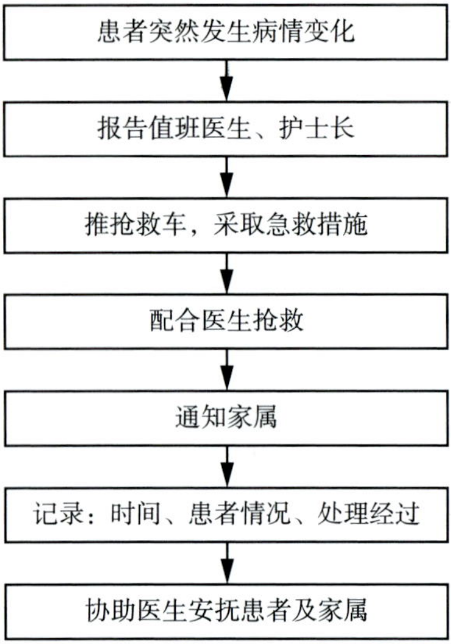

图 10-5　患者突然发生病情变化时的应急处理流程

六、患者输液过程中发生空气栓塞时的应急处理

1．发现输液器内出现气体或患者出现空气栓塞症状时，立即关闭输液器，保留静脉通路，排空输液器内残余空气或更换输液器。

2．报告值班医生，并进行紧急处理。

3．将患者置左侧卧位和头低足高位。

4．密切观察患者病情变化，遵医嘱给予吸氧及药物治疗。

5．病情危重时，配合医生积极抢救。

6．加强巡视和病情观察，认真记录病情变化及抢救经过，做好交接班（图 10-6）。

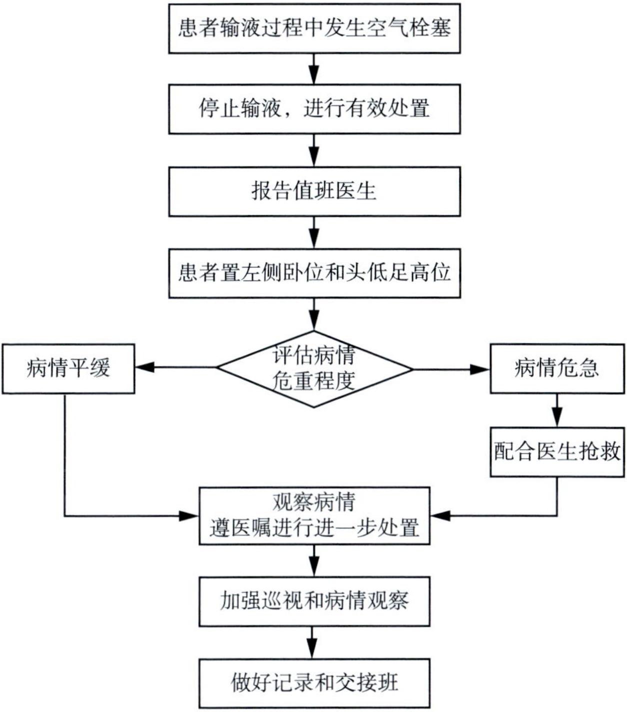

图10-6　患者输液过程中发生空气栓塞时的应急处理流程

七、患者发生上消化道大出血时的应急处理

1．保证患者绝对卧床，头稍高并偏向一侧，防止呕吐物误吸。

2．通知值班医生，备好抢救车、负压吸引器、简易呼吸器、麻醉机等抢救设备，积极配合抢救。

3．建立有效的静脉通路，遵医嘱实施输血输液及各种止血治疗。

4．及时清除血迹、污物。必要时用负压吸引器清除呼吸道内分泌物。

5．给予吸氧。

6．严密监测患者的心率、血压、呼吸和神志变化，必要时进行心电监护。

7．准确记录出入量。观察呕吐物和粪便的颜色、性质及量，判断患者出血量，防止发生并发症。

8．遵医嘱进行护理治疗工作，如冰盐水洗胃、加入去甲肾上腺素洗胃等，可根据出血程度的改善，逐渐减少频次，直至出血停止。

9．加强巡视和病情观察，认真做好护理记录和交接班。

10．做好心理护理，关心安慰患者（图10-7）。

八、患者院内转运途中突发病情变化时的应急处理

1．配合医生立即给予紧急救治。必要时立即将患者送入途中最近的医疗单元实施急救。

2．及时通知病房主管医生、护士长。

3．协助医生通知患者家属，如医护抢救工作紧张可通知住院处，由住院处通知家属。

4．密切观察患者病情变化，做好护理记录（图10-8）。

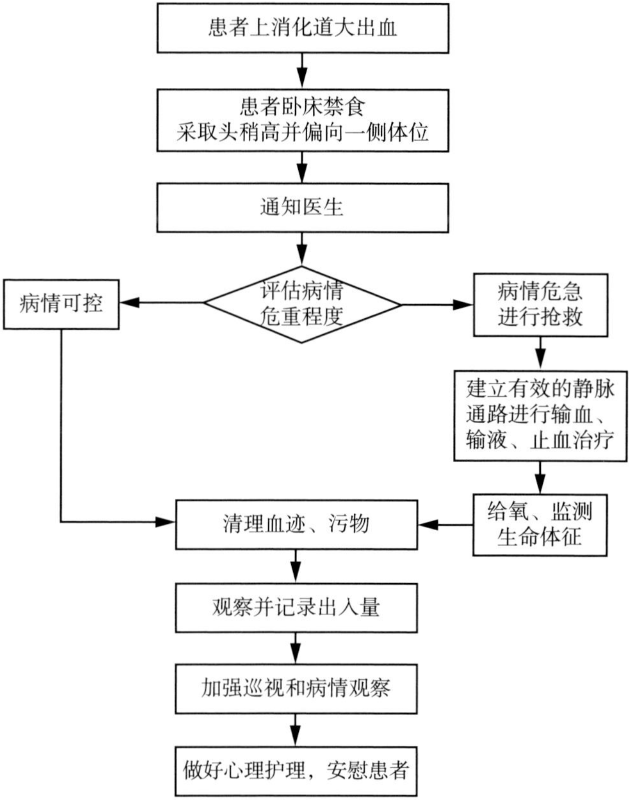

图 10-7　患者发生上消化道大出血时的应急处理流程

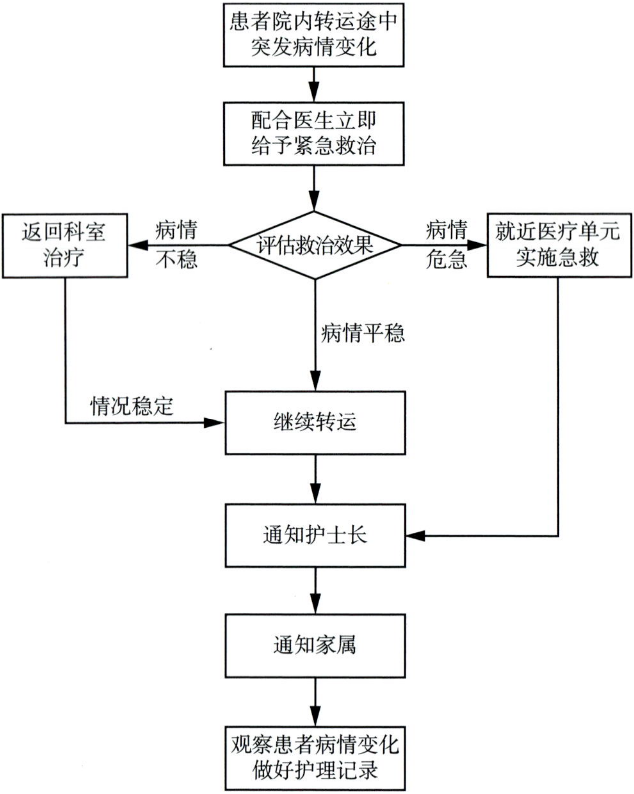

图 10-8　患者院内转运途中突发病情变化时的应急处理流程

九、患者有自杀倾向时的应急处理

1．发现患者有自杀倾向时，应立即通知主管医生和护士长。必要时向上级领导汇报。

2．做好必要的防范措施，包括没收锐利的物品，锁好门窗，防止意外。

3. 加强巡视，必要时对患者进行保护性约束，以及遵医嘱使用镇静剂。

4. 协助医生通知患者家属并向家属说明情况，如有需要可请家属协助做好患者的心理护理。

5. 密切关注患者生命体征及患者状态，多关心患者，掌握患者的心理状态。

6. 做好交接班工作（图 10-9）。

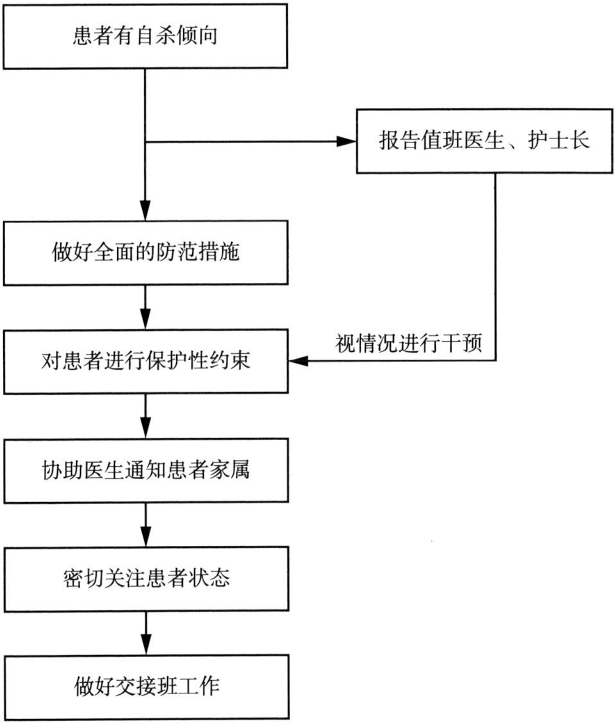

图 10-9　患者有自杀倾向时的应急处理流程

十、患者发生自杀后的应急处理

1. 确认患者生命状态同时立即通知值班医生。

2. 携带抢救物品及药品赶赴现场，实施抢救工作。

3. 保护病房内及病房外现场。

4. 通知医务处、护理部或院总值班，服从领导安排处理。

5. 协助医生通知患者家属。

6. 配合相关部门的调查工作。

7. 做好护理记录。

8. 保证病室常规工作的进行及其他患者的治疗工作（图10-10）。

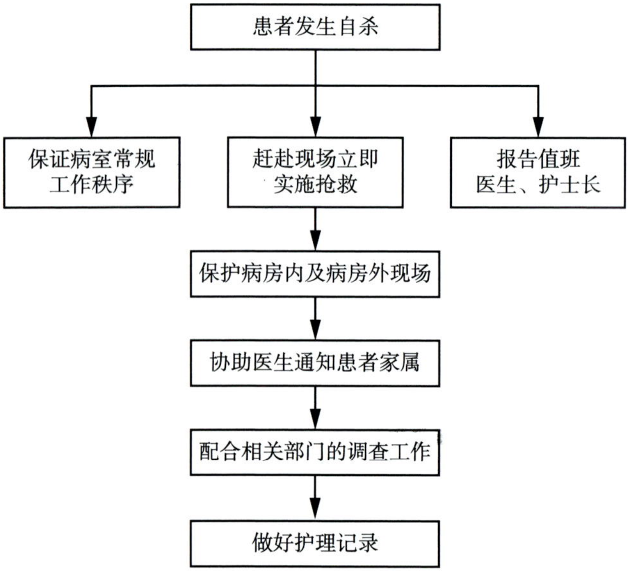

图10-10　患者发生自杀后的应急处理流程

十一、患者发生非计划拔管时的应急处理

1. 立即报告医生，迅速采取措施。

2. 密切观察患者病情变化，详细记录护理记录。

3. 根据医嘱要求及患者病情需要，给予再次置管，并对管路进行二次妥善固定。

4. 进行健康宣教，评估患者意识状态及合作程度，若患者配合度差，给予患者适宜的约束措施并做好交接班，防止发生再次管路意外滑脱。

5. 加强巡视，随时了解患者情况及检查约束部位，并记好护理记录（图10-11）。

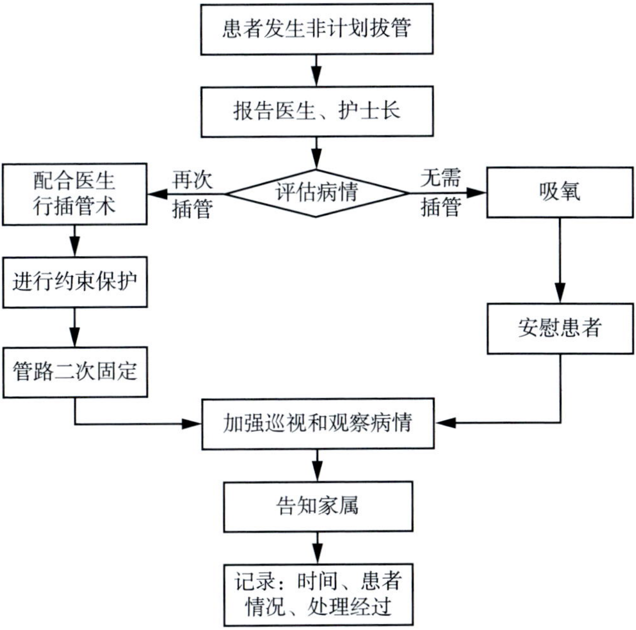

图10-11　患者发生非计划拔管时的应急处理流程

十二、患者意外伤害预防及报告制度

1. 患者意外伤害主要包括药物外渗、烫伤、误吸/服、自杀、走失、噎食及其他意外受伤等。

2. 如果患者发生意外伤害，应按如下内容进行。

（1）立即通知医生，迅速采取急救措施挽救患者生命，并保护现场。

（2）值班护士要立即报告护士长，必要时向保卫处或总值班报告。

3. 加强巡视，多关心患者，了解患者的心理状态，重点交接班（图10-12）。

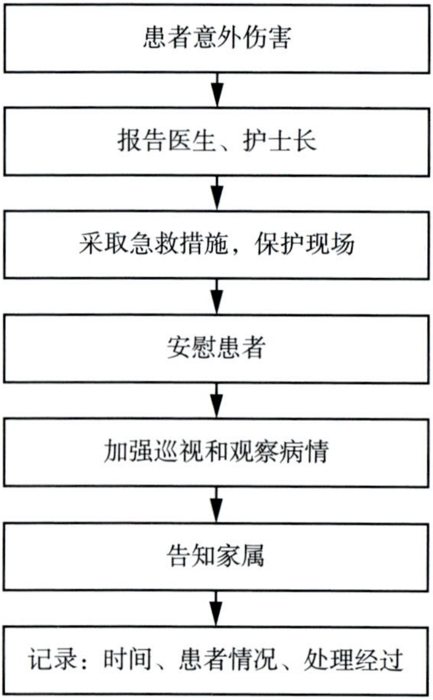

图10-12　患者意外伤害预防及报告制度流程

十三、患者发生输液、输血反应时的应急处理

1. 发现患者发生输液反应，应立即撤除所输液体，重新更换液体和输液器。保留残余药液和输液器，以备检验。

2. 发现患者发生输血反应，应立即停止输血，换输生理盐水。保留残余血袋和输血器，以备检验。

3. 立即报告值班医生和护士长，遵医嘱给予抗过敏药等相应处理。

4. 若是一般过敏反应，应密切观察患者病情变化，安慰患者，减少患者的焦虑。

5. 若病情紧急，需备好抢救药品及物品，配合医生进行紧急救治，并给予吸氧。

6. 加强巡视及病情观察，做好护理记录，记录患者的生命体征、一般情况和抢救过程（图10-13）。

十四、患者突然发生猝死时的应急处理

1. 立即组织抢救，呼叫值班医生。

2. 行CPR，协助医生行气管插管术等抢救工作。

3. 协助医生通知患者家属。

4. 如患者抢救无效死亡，应等家属到院后，再通知接诊室将尸体接走。

5. 做好病情记录和抢救记录（图10-14）。

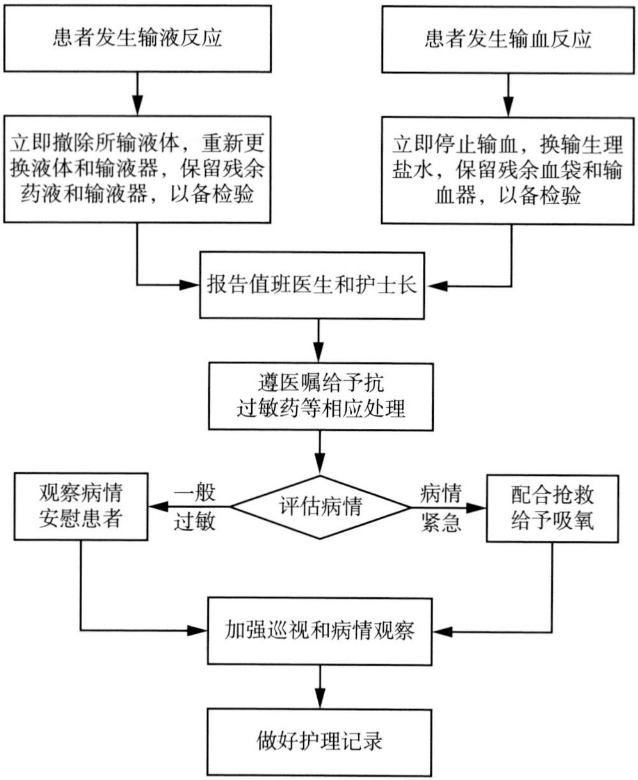

图 10-13　患者发生输液、输血反应时的应急处理流程

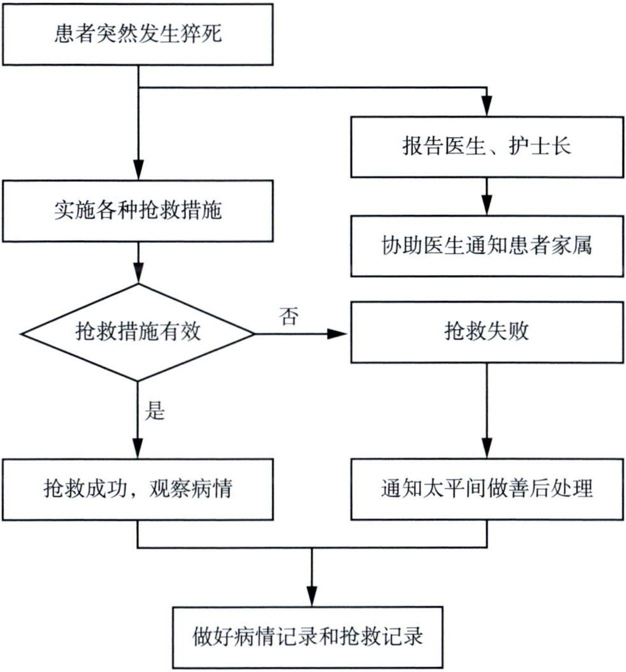

图 10-14 患者突然发生猝死时的应急处理流程

十五、患者发生躁动时的应急处理

1. 发现患者突然发生躁动，立即说服患者，必要时行保护性约束，呼叫医护人员，并通知值班医生。

2. 积极查找原因。

3. 观察患者神志变化，监测生命体征，遵医嘱给予镇静药物。

4. 观察约束带使用情况，约束带固定松紧程度及约束部位皮肤情况等。

5. 协助医生告知患者家属，取得家属理解和配合。

6. 做好护理记录，必要时遵医嘱建立静脉通路，备好抢救仪器和物品（图 10-15）。

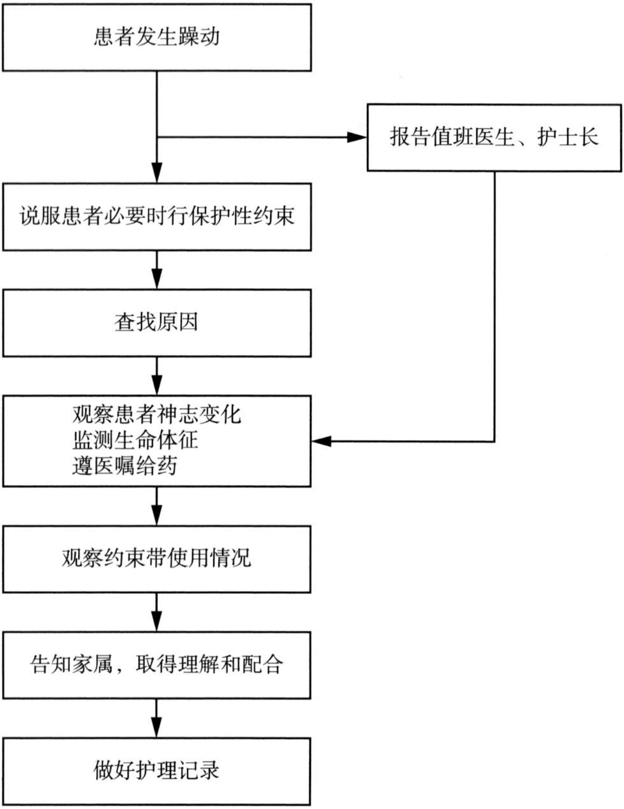

图 10-15 患者发生躁动时的应急处理流程

十六、重症监护室停水和突然停水的应急处理

1. 接到停水通知后，做好停水准备包括以下几点。

（1）通知所有医护人员停水时间，以便进行工作的安排。

（2）通知病房护士长。

（3）准备好使用水和饮用水。

（4）病房热水炉烧好热水备用。

2. 突然停水时，与维修科联系，汇报停水情况，查询原因，及时维修。

3. 加强巡视，协助解决患者饮水及用水需求。

4. 保证工作人员的手部清洁，可使用免洗消毒剂进行停水期间的手部清洁（图10-16）。

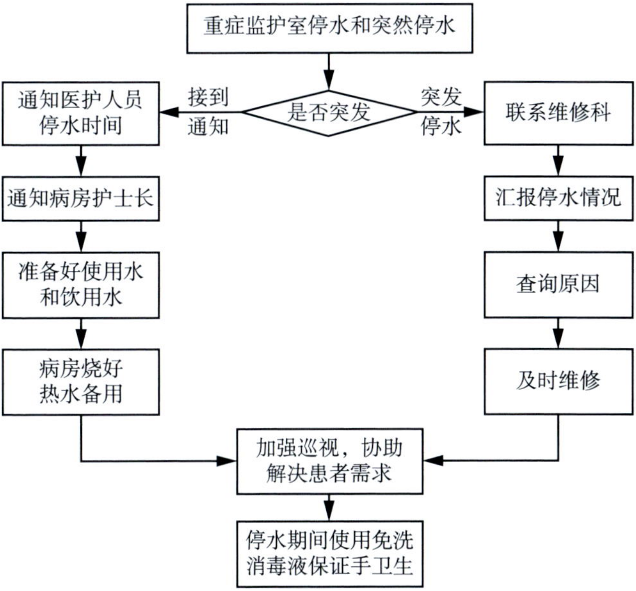

图10-16　重症监护室停水和突然停水的应急处理流程

十七、重症监护室停电和突然停电的应急处理

1. 接到计划停电通知后，提前做好停电准备，检查医疗仪器蓄电状况，备好应急灯、手电等，救治仪器如使用电动力工作时，需备替代的方法。

2. 做好患者的安全保障工作，患者床旁应至少1名医护人员在场。

3. 如遇突然停电，立即检查有储电功能的仪器运作情况，无储电的仪器如血液透析机，应马上使用替代方法，维持正常运转。

4. 使用呼吸机的患者，必须立即将呼吸机脱开，使用简易呼吸器进行人工呼吸，若呼吸机内置蓄电池，检查蓄电池是否能够维持呼吸机正常运转。

5. 立即通知值班医生和护士长，统一指挥，病房全部人力投入患者紧急救治中。

6. 电话通知维修部门，查询停电原因要求尽快恢复用电，必要时可电话通知相关部门，协助临床解决停电造成的困难，由医院其他科室调配医护人员组织紧急抢救。

7. 加强巡视，密切观察患者生命体征，安抚患者。关注患者安全，避免跌倒（坠床）等不良事件的发生，同时注意防火、防盗（图10-17）。

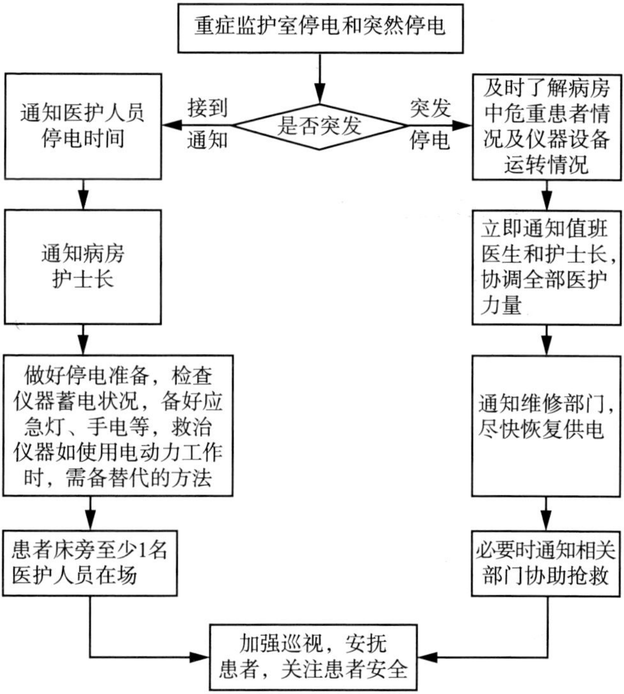

图10-17　重症监护室停电和突然停电的应急处理流程

十八、仪器设备使用故障的应急预案

1. 在使用仪器设备过程中，如出现仪器故障致不能正常工作时，护士应首先做到以下几点。

（1）检查墙电是否供电正常，仪器电源线是否正确连接。

（2）检查仪器交流指示灯是否正常显示。

（3）检查各线缆和传感器是否有破损，确认线缆和传感器连接正常。

（4）检查仪器参数设定是否处于禁止状态，如果是，请开通。

2. 根据初步检查判断原因，排除故障。采取措施后如仍不能正常工作，请停止应用该设备。

3. 条件允许时应及时更换备用设备，或安排人员到临近科室或医学工程处租赁中心等处借用。

4. 协助医生进行抢救。

5. 严密观察患者的生命体征及病情变化，并将突发情况过程及患者生命体征准确记录。

6. 必要时对清醒患者做好心理护理。

7. 治疗结束后，对故障仪器设备进行维修或请领新设备（图10-18）。

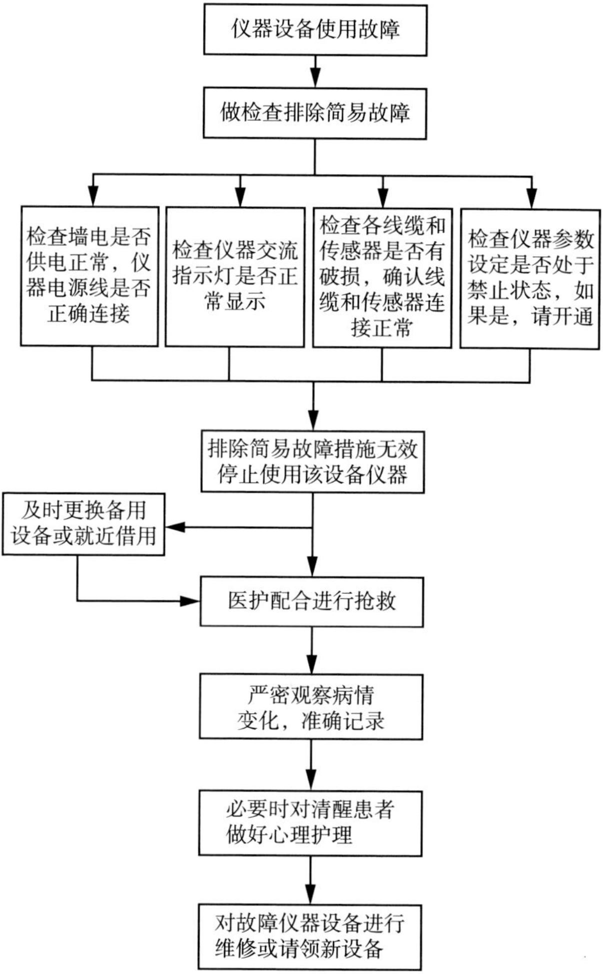

图10-18　仪器设备使用故障的应急预案流程

十九、信息系统突发瘫痪时的应急处理

1. 及时通知信息中心，确认信息系统运行的问题。

2. 启动手工医嘱流程，通知医生取得配合，并与药剂、检验及其他医技科室沟通，确保临床医疗护理安全。

3. 加强巡视，安抚患者和家属取得其理解和配合，维持好现场秩序。

4. 随时查看信息系统修复情况，一旦启动，即刻启用，并处理好系统瘫痪期间的遗留工作。

5. 信息系统修复后，及时补录医嘱，与医生核对患者现有医嘱是否正确（图 10-19）。

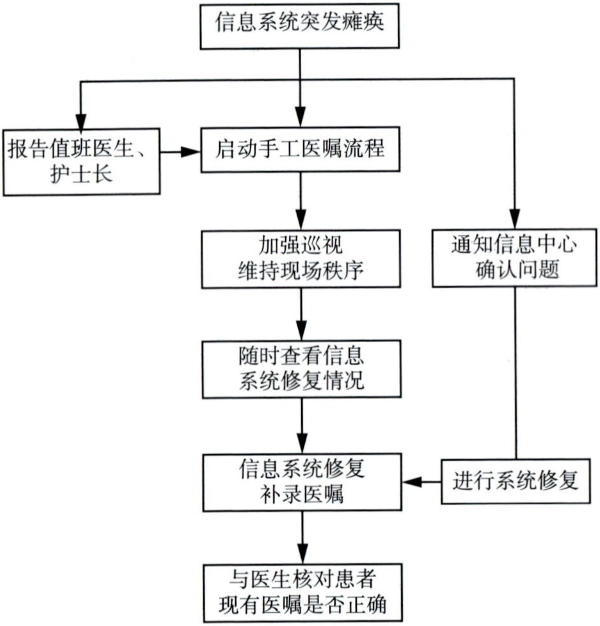

图 10-19 信息系统突发瘫痪时的应急处理流程

二十、泛水的应急处理

1．立即寻找泛水的原因，如能自行解决应立即解决。

2．如不能自行解决，立即联系维修部门。

3．仪器设备、电源、插线板远离泛水区域。

4．协助维修人员的工作，通知病室保洁人员及时清扫。

5．设立警示牌，提示患者不可涉足泛水区或潮湿处，防止发生跌倒，保证人员安全（图 10-20）。

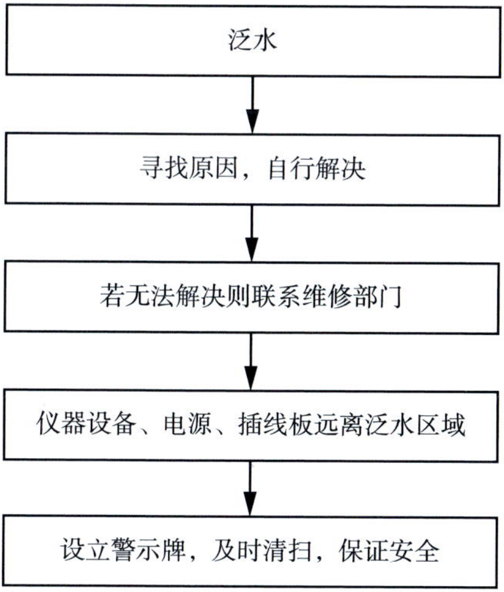

图 10-20　泛水的应急处理流程

二十一、医疗锐器伤的防护措施

1．如不慎被尖锐物体划伤刺破时，按照以下步骤立即进行处理。

（1）立即由近心端向远心端挤压伤口，切忌只挤压伤口局部，尽可能挤出损伤处的血液。

（2）立即用肥皂水和流动水清洗。

（3）污染眼部等黏膜时，应用大量生理盐水反复冲洗黏膜。用0.5%碘伏或75%酒精对伤口局部进行消毒，必要时去外科进行伤口处理。

2. 发生锐器伤后，按要求上报和登记。

3. 暴露后根据感染科专家建议，制定个体访视计划和暴露后免疫防护方案（图10-21）。

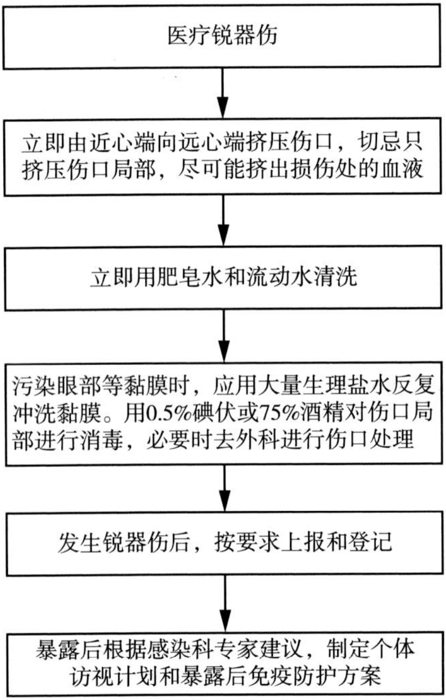

图10-21　医疗锐器伤的防护措施流程

二十二、病房发现传染病患者时的应急处理

1．发现甲类或乙类传染病患者，立即通知上级领导及有关部门（医务处、护理部、感染办公室）。必要时在医院统一指挥下启动院级应急预案。

2．根据传染源的性质，立即采取相应的隔离措施及医护人员防护措施。

3．保护同病室的患者，必要时将患者转至其他病室。

4．患者使用的物品按消毒隔离要求严格处理。

5．加强巡视和病情观察，认真做好护理记录和交接班。

6．患者出院、转出后，应按传染源性质进行严格的终末消毒（图10-22）。

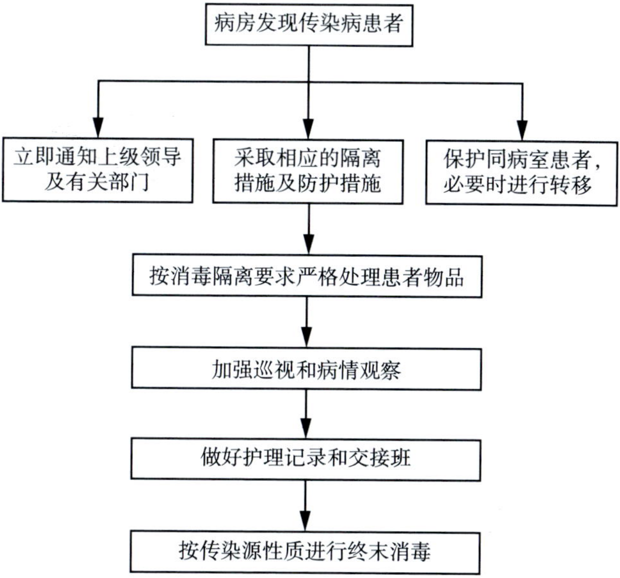

图10-22　病房发现传染病患者时的应急处理流程

二十三、遭遇暴徒的应急处理

1. 遇到暴徒时，护理人员应保持头脑冷静，采取必要措施保护患者和自身安全。

2. 设法报告保卫处，夜间通知院总值班，或寻求在场其他人员的帮助。

3. 减少在场人员的焦虑、恐惧情绪，尽力保证患者的生命安全及国家财产。

4. 暴徒逃走后，注意其走向，主动协助保卫人员的调查工作。

5. 尽快恢复科室的正常医疗护理工作，保证患者的医疗安全（图 10-23）。

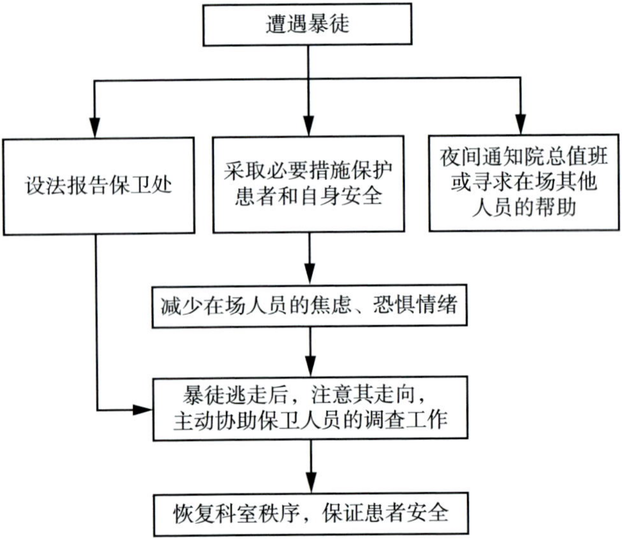

图 10-23　遭遇暴徒的应急处理流程

二十四、血液标本溢出的应急处理

1. 戴好口罩、手套。

2. 及时用纸巾或棉布类吸湿材料吸附物表上的血液。将污染物放入医用垃圾，避免二次污染。

3. 使用清水对遗撒的物表进行初步清洁。

4. 使用75%医用酒精或500mg/L含氯消毒剂进行遗撒的物表消毒。

5. 消毒毕，及时将手套及污染物放入医用垃圾桶，手卫生（图10-24）。

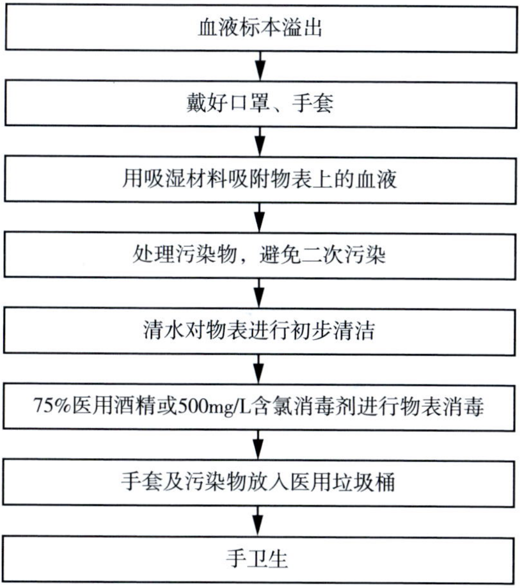

图10-24　血液标本溢出的应急处理流程

二十五、失窃的应急处理

1. 发现失窃，保护现场，禁止人员出入。

2. 通知保卫处到现场处理，协助保卫人员进行调查，并保存当日监控资料。必要时，夜间通知院总值班、护理部值班护士长及病房护士长。

3. 维持科室秩序，安抚患者，注意有无可疑人出现，保证患者医疗护理安全，加强巡视（图10-25）。

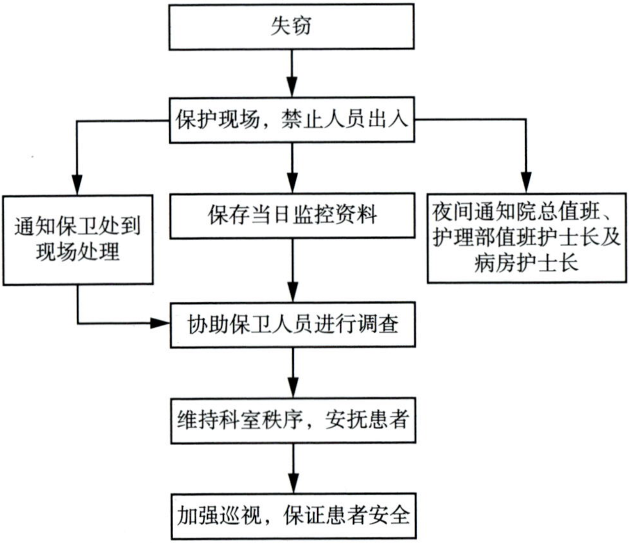

图10-25 失窃的应急处理流程

二十六、火灾应急处理

1. 发现火情后立即呼叫周围人员分别组织灭火，同时报告保卫处及上级领导，夜间电话通知院总值班。

2. 根据火势，应用现有的灭火器材组织人员积极扑救。

3. 关好邻近房间的门窗，以减慢火势扩散速度。

4. 打开消防通道，医护人员协助/指引患者（湿毛巾捂口鼻）经安全通道紧急撤离，尽可能以最低的姿势或匍匐快速前进。组织患者撤离时，不要乘坐电梯。

5. 切断氧源、电源，撤出易燃易爆物品，并抢救贵重仪器设备及重要资料。

6. 将患者撤离疏散到安全地带，稳定患者情绪，保证患者生命安全（图10-26）。

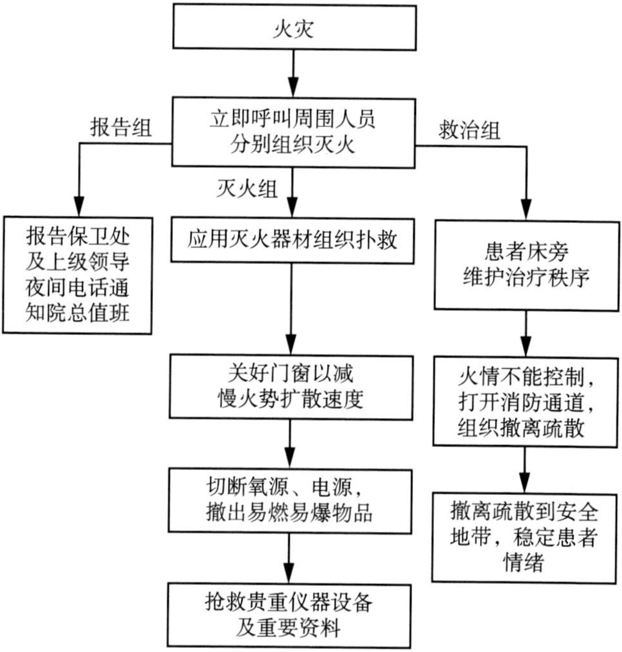

图10-26　火灾应急处理流程

二十七、地震的应急处理

1．地震来临，值班人员应冷静面对，关闭电源、水源、气源、热源，尽力保障人员的生命及国家财产安全。

2．发生强烈地震时，医护人员协助/指引患者，将患者撤离病房，疏散至花园或广场空地。撤离过程中，护理人员要注意维持秩序，安慰患者，减少患者的恐惧。

3．情况紧急不能撤离时，指导在场人员及患者寻找有支撑的地方蹲下或坐下，保护头颈、眼睛，捂住口鼻。

4．维持秩序，防止混乱发生（图10-27）。

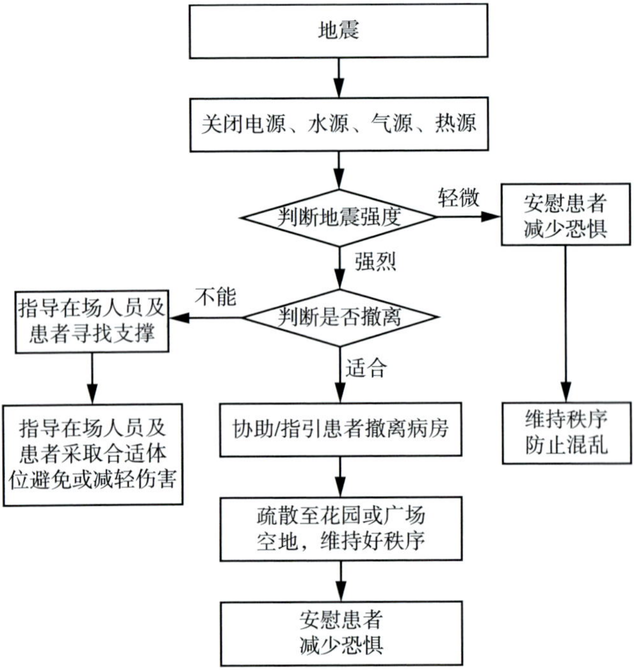

图10-27　地震的应急处理流程

二十八、有毒气体泄漏的应急处理

1. 发现有毒气体泄漏后，立即用湿毛巾捂住口鼻，并通知上级领导及有关部门，协助组织疏散在场人员。

2. 立即开窗通风，应用科室内所有通风设备，加强换气。

3. 及时通知医生，积极救治出现中毒症状的患者，采取有效治疗及护理措施。

4. 如毒气源在科室内或附近，设法关闭毒气阀门，叮嘱在场人员远离毒气源。

5. 维护科室秩序，保证患者医疗安全，安抚患者及家属（图10-28）。

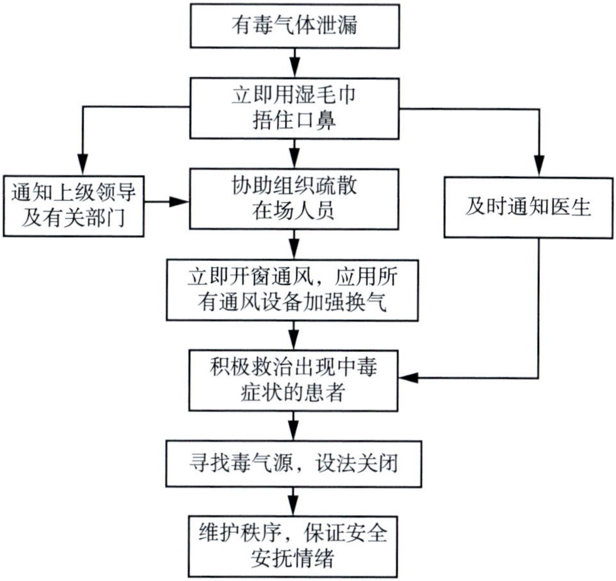

图10-28　有毒气体泄漏的应急处理流程

第十一章
专科技术护理

在重症护理领域，专科技术的应用是一项至关重要的工作。随着医疗技术的不断发展和进步，越来越多的专科技术被应用于临床实践中，为患者的诊断和治疗提供了更精准和有效的手段。本章节旨在系统地介绍重症护理中常见的专科技术及其相关护理要点，以提高护理人员的技术水平和护理质量，为重症患者提供更安全、有效的护理服务。

第一节　体外膜肺氧合

一、概述

（一）定义

体外膜肺氧合（extracorporeal membrane oxygenation，ECMO），是以体外循环系统为基本设备，采用体外循环技术进行操作和管理的一种辅助治疗手段，可以为常规支持治疗无效的顽固性循环或呼吸衰竭患者提供体外心肺功能支持。它通过循环血流泵与体外氧合器为核心组成的人工体外循环装置，进行替代性气体交换支持和心脏替代支持。ECMO可以降低重症患者对其他常规心脏支持措施的需求，减少血管活性药物用量，降低通气参数设置，为心肺功能的恢复赢得时间。

按照ECMO支持的方式和目的，可分为三种模式：从静脉到动脉（V-A）、从静脉到静脉（V-V）及从静脉到肺动脉（V-P）。其中V-V常用于呼吸支持，V-A用于呼吸和循环支持，而V-P用于右心辅助，其他如动脉－静脉（A-V）模式近年来已较少使用。

（二）目的

1. 保障组织氧供，包括改善氧含量，以及氧输送。
2. 为心肺功能恢复赢得时间。
3. 为心、肺移植提供过渡作用。
4. 器官移植领域，保持供体器官功能。

（三）适应证和禁忌证

1. 适应证

（1）V-V模式：①重度呼吸窘迫综合征（外伤性、感染性、手术后、肺移植前后等各种原因导致的，内科治疗无效的严重ARDS）；②严重的肺部感染；③CO_2潴留（且平台压＞30cmH_2O）④严重的漏气综合征；⑤肺移植患者的过渡等。

（2）V-A模式：①常规治疗无法纠正的心源性休克，包括心脏外科手术后低心排综合征；②暴发性心肌炎；③休克难治性低血压；④心脏移植前过渡等。

2. 相对禁忌证

（1）不可恢复性中枢神经系统损伤。

（2）高龄老人，一般年龄＞80岁需反复评估。

（3）严重慢性器官功能不全，且不可逆转或无法进行移植或接受长期支持设备如左室辅助装置等替代治疗。

（4）伴有重度预后不良性疾患（末期癌症或其他晚期疾病）。

（5）严重出血倾向（颅内出血＞Ⅱ级）。

（6）免疫抑制性疾患。

（7）对ECMO治疗无法提供长期支持或无法维持生命的情况。

（8）其他特殊情况：对ECMO治疗存在特殊禁忌的情况，如先天性心脏病严重的解剖学异常等。

二、操作流程与步骤

（一）上机前评估

ECMO上机前的评估内容包括患者评估和核对两方面。

1. 患者评估

（1）温习患者病史，明确无ECMO禁忌证。

（2）评估患者的临床症状和体征，包括呼吸频率、心率、血压、血气分析结果等。

（3）评估患者的意识状态和神经系统功能等。

（4）评估患者的各器官功能，包括心脏、肝功能、肾功能及凝血功能等。

（5）合并症的评估，评估患者是否存在合并症，如感染、出血、栓塞等，并评估其对ECMO治疗的影响。

2. 核对

核对内容包括医嘱及知情同意书。

（二）上机准备

ECMO上机前准备包括患者、用物及人员准备。

1. 患者准备

（1）体位摆放：取平卧位，穿刺部位下方铺清洁垫巾。

（2）手术部位：常规选择右侧颈内静脉和右股静脉置管，予以穿刺部位皮肤备皮。

（3）皮肤保护：保护骶尾部位和骨突处皮肤，以免形成压疮。

（4）静脉通路：患者常规避开置管穿刺部位，在对侧肢体开通静脉通道，便于术中给药。至少留置一路中长导管，保证置管过程中药物输注的稳定。

（5）有效监护：进行有效心电监护，建立有创动脉进行血压监测，利于术中连续动态监测血压。

2. 护士准备

护士应着装整洁，洗手，戴口罩。

3. 药物准备

遵医嘱准备包括血管活性药物、镇静镇痛药物、抗凝药物等。

（1）血管活性药物：去甲肾上腺素、肾上腺素、多巴胺等。

（2）镇静镇痛药物：丙泊酚、芬太尼、爱可松等。

（3）扩容液体：琥珀酰明胶注射液、乳酸钠林格注射液等。

（4）血制品：悬浮红细胞、血浆等。

（5）抗凝药物：首选肝素。

4. 物品准备

（1）设备：ECMO主机、空氧混合器、水箱、超声机、ACT机（必要时）（图11-1）。

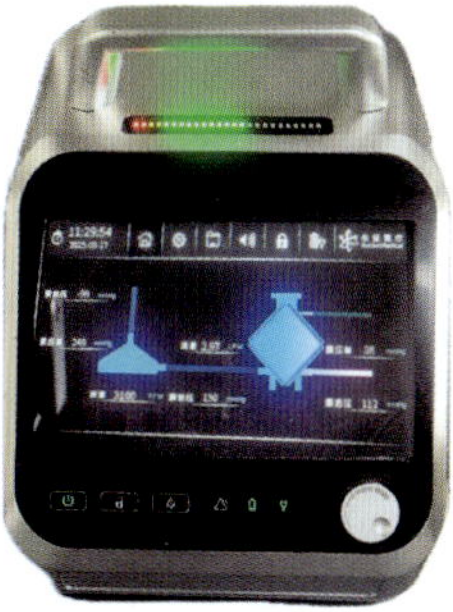

a. ECMO主机

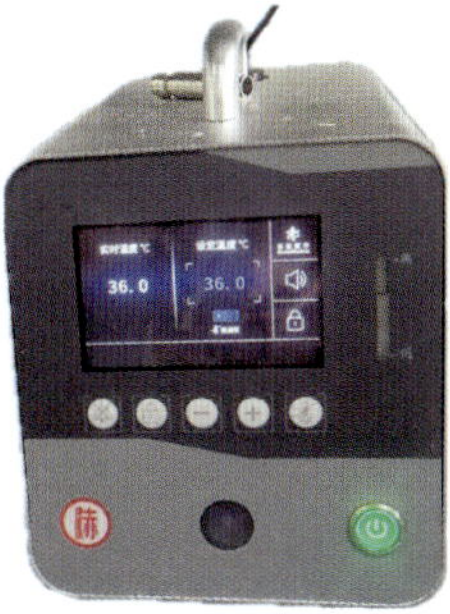

b.变温水箱

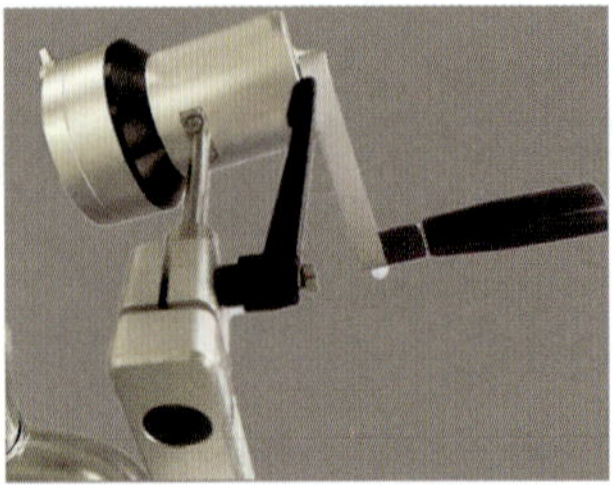

c.离心泵/手摇泵

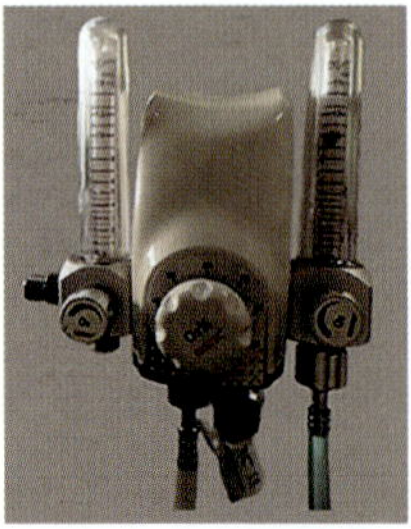

d.空氧混合器

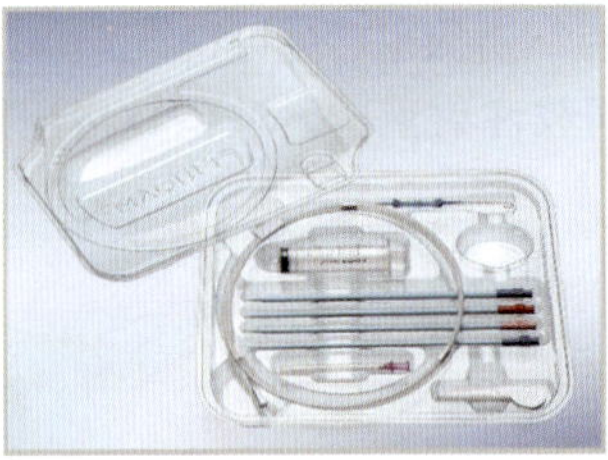

e.穿刺套包

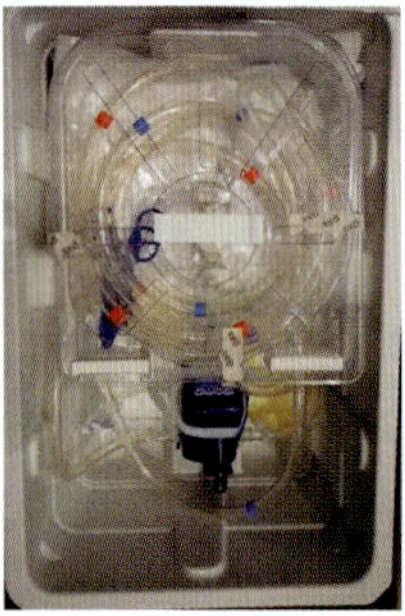

f.膜肺管路套包

图 11-1　ECMO 上机准备设备

（2）预冲物品：预冲套包、0.9%氯化钠注射液 1000ml、无菌管钳。

（3）无菌物品：手术衣、无菌铺巾包、血管切开包、换药包、缝合包、无菌手套、75%乙醇、络合碘、超声套等。

（4）置管物品：穿刺针、鞘管、导丝、微创扩张引流套件、动静脉导管等。

（5）固定物品：无菌敷料、泡沫压力敷贴、宽胶带、弹力胶带（必要时）等。

（6）其他：压力传感器、压力套、约束带、ECMO 置管核查表（表 11-1）、监护记录单等。

表 11-1　ECMO 置管核查表

床号：　姓名：　病案号：　年龄：　性别：　诊断：　上机时间：

项目内容				确认
操作前评估	患者评估	意识状态	清醒□　嗜睡□　模糊□ 昏迷□　躁动□　镇静状态□ （RASS =______分）	
		生命体征	T：______；P：______；R：______； ABP：______；SpO_2：______	
		药物应用	1．名称：__________； 剂量：__________ 2．名称：__________； 剂量：__________ 3．名称：__________； 剂量：__________ 4．名称：__________； 剂量：__________ 5．名称：__________； 剂量：__________	
	核对	医嘱□　知情同意书□		
操作前准备	人员准备	患者准备	体位□　备皮□　充分镇静、镇痛□　充分吸痰及囊上吸引□ 延长静脉管路□　中心静脉留置□ 皮肤保护□	
		医务人员准备	洗手□　戴口罩□　戴帽子□	
	药品准备		医嘱： 1．__________（名称）； 剂量：__________□ 2．__________（名称）； 剂量：__________□ 3．__________（名称）； 剂量：__________□ 4．__________（名称）； 剂量：__________□ 5．__________（名称）； 剂量：__________□ 备红细胞□　备血浆□	

续　表

项目内容				确认
操作前准备	物品准备	设备	ECMO主机□　空氧混合器□ 水箱□　超声机□	
		预冲物品	预冲套包□　0.9%氯化钠注射液1000ml□　无菌管钳□	
		无菌物品	手术衣□　无菌铺巾包□　血管切开包□　换药包□　缝合包□　无菌手套□　75%乙醇□　络合碘□　超声套□	
		置管物品	穿刺针□　鞘管□　导丝□　微创扩张引流套件□　动静脉导管□	
		固定物品	无菌敷料□　泡沫压力敷贴□ 宽胶带□　弹力胶带□	
		其他	压力传感器□　压力套□　约束带监护记录单□	
操作后处理	安置患者		合适的体位　导管固定完全	
	用物处理		规范处理用物　洗手	
	观察记录		记录ECMO上机参数： 气体流量______________； 氧浓度______________ 转速：______________； 流速______________	

（三）上机配合

1. 核对

携用物至患者床旁，采用至少两种身份识别方法进行患者身份确认。

2. 准备

协助医生准备穿刺用物，并连接ECMO电源、气源。

3. 预充

护士洗手，戴无菌手套，根据所在中心ECMO预充规范，进行预充。

4. 穿刺配合

由医生在超声引导下穿刺置管，护士协助配合。

（1）密切观察患者血流动力学变化，观察患者生命体征，及时汇报患者异常生命体征。

（2）遵医嘱应用升压药物及加速补液。

（3）遵医嘱留取血标本，配合完成各项检查。

5. 记录

（1）安装完毕，评估呼吸/循环支持效果，及时遵医嘱调整并记录药物使用剂量。

（2）记录各项生命体征变化。

（3）确认ECMO的转速、流量、气流量、氧浓度并做好记录。

（4）根据医嘱目标，降低呼吸机条件及减量升压药物。

6. 整理

收拾用物，整理床单位，垃圾分类处理。

三、过程管理

（一）ECMO的护理要点

（1）保证氧源，电源的可靠连接，确保固定牢固。

（2）床旁备用手动驱动器，并置于随时可用的位置。

（3）保证ECMO管路的连接紧密，避免管路松动滑脱，打折或扭曲，保持管路中三通的密闭性。

（4）观察膜肺出气口有无血浆渗漏，表现为黄色泡沫。

（5）按需于血泵处涂抹耦合剂，过程中密切注意生命体征的变化。

（6）尽量避免管路上的操作，保证设备的密闭性。

（7）每小时准确记录泵的转速及流量，监测流量变化，记录报警原因。

（8）观察穿刺点有无渗血或活动性出血，保证贴膜紧密，如有出血，及时换药。

（9）观察穿刺肢体的皮温、色泽，有无肢体肿胀，以及足背动脉搏动情况。

（10）肝素抗凝过程中，密切关注实验室凝血相关指标。观察尿液、胃液及大便的颜色；各项操作动作轻柔，尤其是吸痰；进行有创操作后延长局部按压时间。

（11）注意患者神志的变化，定时观察瞳孔。

（12）加强体温监测，ECMO停机后体温极易反跳，需严密观察并实施相应的护理措施。

（13）异常报警立即通知医生。

（14）定期进行突发情况应急演练，提升应急处置能力。

（二）ECMO使用过程中的应急处置

1. MAQUET Rotaflow机器“SIG！”报警的处理

MAQUET Rotaflow机器发生“SIG！”报警时，机器流量监测不准确，但离心泵仍以当前模式继续运行，主要是因为耦合剂不足，所以需要重新涂抹耦合剂来保证机器正常运转。涂抹耦合剂的流程如图11-2所示。

2. 低流量报警的处理

发生低流量报警的主要原因包括：导管阻力（扭曲、打折）、血容量不足、管路移位、膜肺原因等。当发生低流量报警时，可进行如下处置（图11-3）。

若患者膜肺中血栓过多，同时查看膜肺后血氧分压小于200mmHg，说明膜肺性能欠佳，可考虑更换。

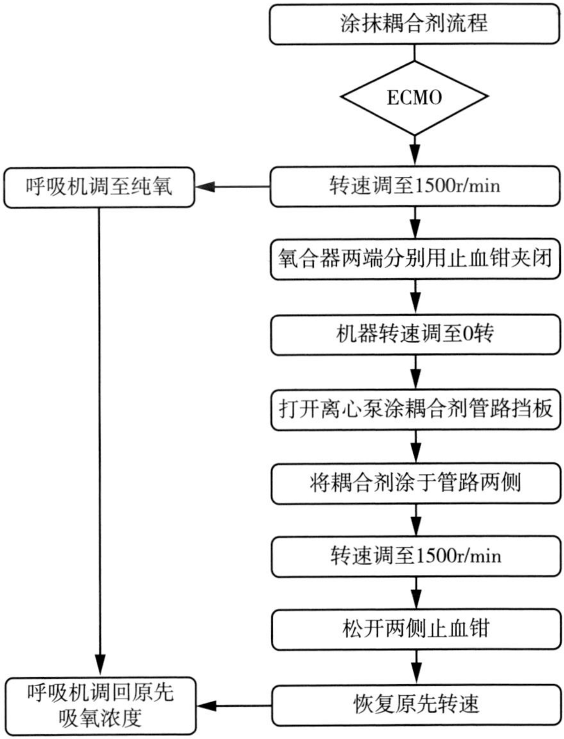

图11-2　ECMO涂抹耦合剂流程

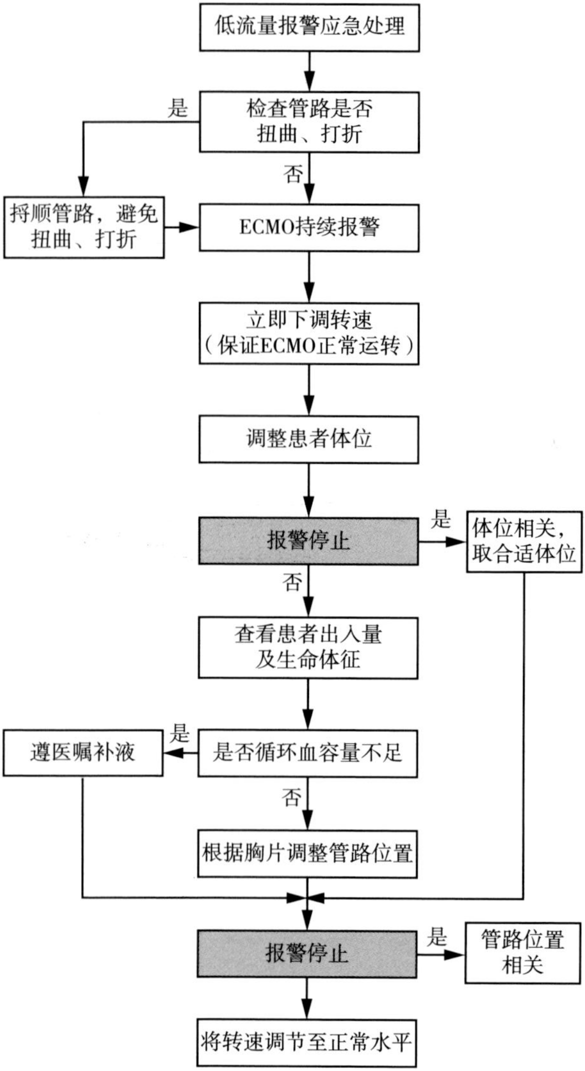

图 11-3 ECMO低流量报警应急处理流程

3. 断电的应急预案

引起断电的主要原因包括：主电路断电、电源插头松动、电源线与主机接头处松动、主机误触发关机、主机故障。当发生断电时，应及时进行断电原因排查并进行应急处置。

（1）若机器因电源松动或接头松动等原因所导致，此时机器会启动内部电池以保持继续工作状态，只需紧急处理电源松动即可恢复正常。

（2）若因机器故障或误触发关机等情况，此时机器会停止运转，我们需立即启动手动驱动器以保证运转。遵医嘱将手动驱动器调至需要转速，同时注意观察患者生命体征，其余人员立即对机器进行检查，排除故障或重新启动。

4. 管路滑脱的应急预案

管路滑脱分为两种情况：引血端管路滑脱和回血端管路滑脱。一旦发生管路滑脱，应立即采取紧急处理措施（图 11-4）。

（三）ECMO撤机步骤与观察要点

调整至正常范围，观察患者血流动力学有无波动，重点关注心率、血压、氧饱和度、中心静脉压和血气分析结果等，观察循环指标对血管活性药物的反应，观察血气及内环境变化。ECMO撤机流程见图 11-5。

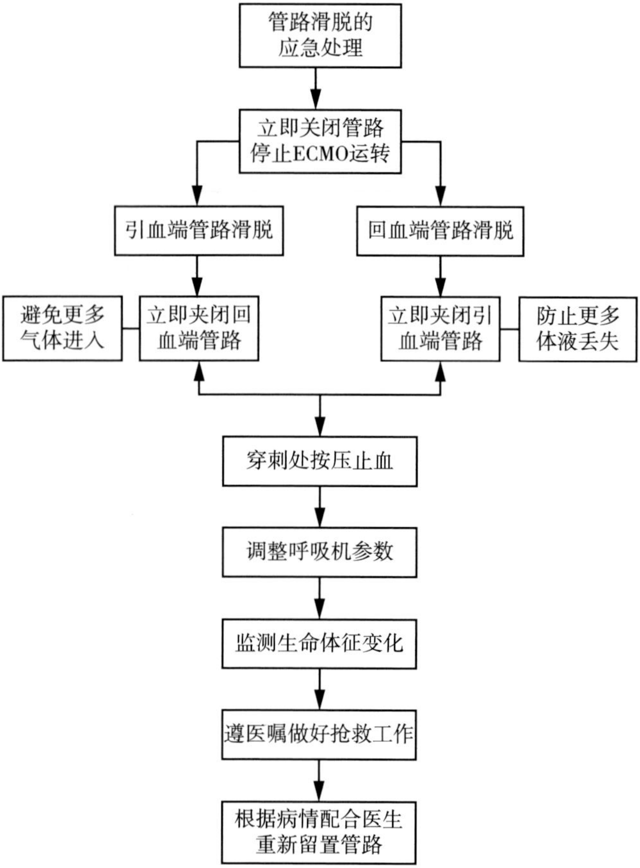

图 11-4 ECMO 管路脱出的应急处理流程

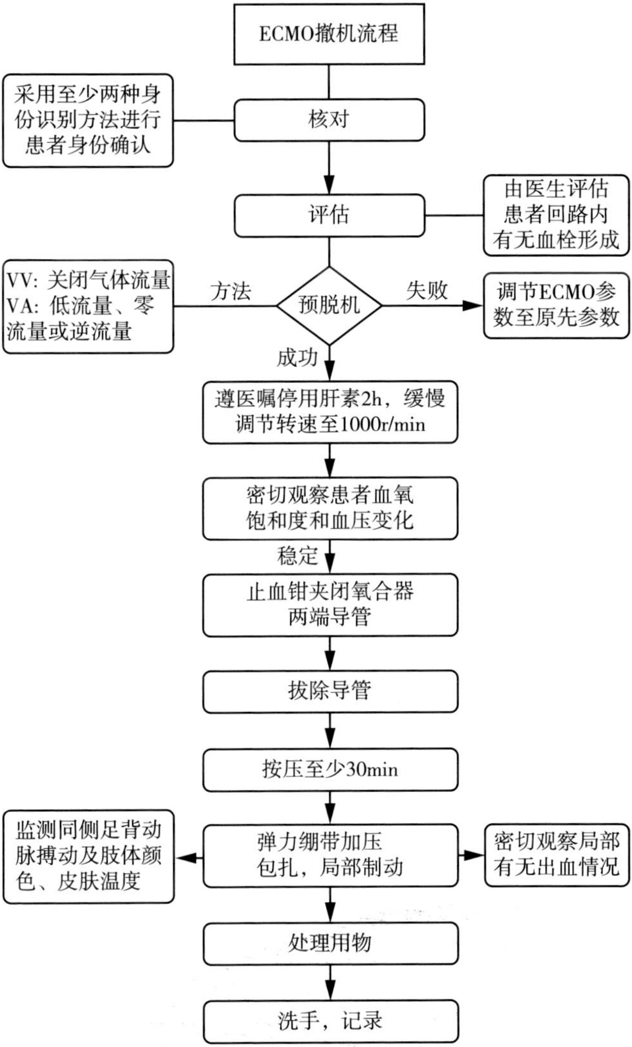

图11-5　ECMO撤机流程

第二节　连续性肾脏替代疗法

一、概述

（一）定义

连续性肾脏替代疗法（continuous renal replacement therapy，CRRT），采用24h连续治疗的一种连续性血液净化疗法，替代受损的肾脏功能，即为连续性肾脏替代疗法。2000年中国专家共识，将CRRT更名为连续性血液净化（continuous blood purification，CBP）。CRRT、机械通气和体外膜肺合称为危重患者的“三大生命支持技术”。

20世纪70年代末，CRRT主要用于治疗重症急性肾衰竭患者。随着技术不断发展，近30年，CRRT已用于系统性炎症反应综合征（systemic inflammatory response syndrome，SIRS）（如严重创伤、重症急性胰腺炎等）、脓毒血症、中毒和多脏器功能衰竭等重症的救治。另外，对重症患者并发的特殊情况，如严重电解质紊乱、过高热等，CRRT也能显示良好疗效。

（二）目的

1．通过清除多余水分来减轻容量负荷。

2．纠正水电解质和酸碱平衡紊乱。

3．保障患者体液平衡，为全静脉营养提供了有利条件，满足患者的营养要求。

4．清除炎性介质。

（三）适应证和禁忌证

1. 适应证

（1）急性肾损伤（AKI）伴血流动力学不稳定和需要持续清除过多水分或毒性物质。

（2）慢性肾衰竭（CRF）合并急性肺水肿、尿毒症脑病、心力衰竭、血流动力学不稳定等。

（3）非肾脏疾病：包括多脏器功能不全综合征、脓毒血症、全身炎症反应综合征、急性呼吸窘迫综合征、严重的电解质和酸碱代谢紊乱、中毒等。

2. 禁忌证

无绝对禁忌证，但下列情况应慎用。

（1）活动性出血特别是颅内出血或颅内压增高。

（2）难以纠正的严重休克或低血压。

（3）严重心肌病变并有难治性心力衰竭。

（4）严重心律失常。

（5）严重的凝血功能障碍。

（6）精神障碍不能配合治疗。

（7）无法建立合适的血管通路。

二、操作流程与步骤

（一）上机前评估

CRRT上机前的评估内容包括患者评估和核对两方面。

1. 患者评估

上机前需采集动脉血气，以便根据血气监测结果配置预冲液及各项治疗参数；评估血管通路通畅。

2. 核对

核对内容包括医嘱及知情同意书。

（二）上机准备

CRRT上机前准备包括患者、用物及人员准备。

1. 患者准备

患者取合适体位，充分暴露上机中心静脉；处于安静状态，配合操作，意识障碍不能配合的患者必要时遵医嘱合理使用镇静并行保护性约束。

2. 护士准备

护士应着装整洁，洗手，戴口罩。

3. 物品准备

医嘱单、血滤机、滤器、置换液、PBP液、三通、500ml生理盐水2袋、10ml生理盐水、输液器、10ml或20ml注射器、肝素帽、治疗巾、消毒剂、换药包、无菌手套。

（三）上机

1. 核对

携用物至患者床旁，采用至少两种身份识别方法进行患者身份确认（腕带、反问式）。

2. 预充

连接电源，启动血滤机，机器自检。自检结束，提示正常后选择治疗模式并按照提示逐步安装滤器、管路，连接预冲液及置换液，驱除管路及滤器中的空气。

3. 设置治疗参数

上机前再次测量并记录患者的血压、心率、呼吸、体温及体重，再次确认并设置机器运行及治疗的各项参数。

4. 确认中心静脉留置导管通畅

在静脉导管下铺无菌治疗巾，打开导管敷料，将导管置于治疗巾上。戴无菌手套消毒导管及夹子，将肝素帽取下，消毒导管接头，回抽导管内封管液，将回血推注在纱布上检查是否有凝血块，回抽通畅且无血凝块则用20ml生理盐水正压封管，夹闭管道。如回抽或冲管不畅，需认真查找原因，注意深静脉穿刺管周围有无红肿、渗血、渗液，固定的缝线有无脱落。

5. 连接管道

依次连接动脉（引血端）及静脉端（回血端）管路，两个管路前端分别连接冲管盐水；遵医嘱连接碳酸氢钠及葡萄糖酸钙注射液。

6. 再次核对参数

双人再次核对治疗参数。

7. 启动治疗

点击开始治疗，启动血泵。

8. 患者保暖

静脉端（回血端）连接加温线，启动加温装置；同时根据患者情况给予其他保暖措施，如使用加温毯或增加被褥。

9. 固定管路

妥善固定管路，确保无打折、无扭曲。

10. 记录

（1）记录各项生命体征变化。

（2）记录治疗方式、开始时间、血滤运行各项参数。

（四）下机

1. 用物准备

消毒剂、棉签、10ml生理盐水、肝素帽、20ml注射器、纱布、胶布。

2. 核对

携用物至患者床旁，采用至少两种身份识别方法进行患者身份确认（腕带、反问式）。

3. 洗手

七步洗手法正确洗手，戴清洁手套。

4. 患者体位准备

患者取合适卧位，充分暴露血滤用深静脉。

5. 引血端回血

暂停血泵，打开引血端生理盐水预冲侧管，关闭滤器侧管路，用生理盐水将引血端管路内的血液回输到患者体内。夹闭动脉管路侧夹子及穿刺针处夹子，断开引血端连接。

6. 管路回血

将引血端三通旋转至500ml生理盐水侧，使用生理盐水回血。

7. 冲、封管

回血结束，使用10～20ml生理盐水分别冲、封动、静脉端导管后夹闭导管并连接肝素帽。

8. 固定管路

保证导管动、静脉管路上无血迹、无污渍。动静脉夹呈夹闭状态，无菌纱布包裹导管接口端并妥善固定。

9. 移除滤器

结束加温管工作，将加温管与透析管分离；根据机器提示，卸装滤器及泵管。

10. 垃圾处理

将使用后的整套管路、废液袋及注射器等一并弃于黄色利器盒内。

11. 仪器处理

关闭机器电源开关，拔除电源线，遵照医院感染防控要求，擦拭消毒机器，消毒核查后放至固定位置备用。

三、过程管理

（一）并发症的护理

CRRT的并发症包括低血压、感染、电解质、矿物质和酸碱失衡、低体温。

1. 电解质、矿物质和酸碱失衡

CRRT通常易发生低磷血症、低钾血症、低镁血症。其中低钾血症是CRRT过程中一种常见的并发症，发生低钾血症的风险会随着血流速的增加和CRRT的溶液成分改变而增加。因此，我们应遵医嘱动态监测患者的血液生化指标，定时监测血糖及血气中电解质的变化，遵医嘱调整置换液配方，对症纠正电解质紊乱；遵医嘱及时调整碳酸氢钠液体输入剂量和速度。

2. 低血压

低血压风险取决于患者实际超滤率，当液体清除速率超过血管内液体再充盈率时，就会发生低血压。当患者存在心脏射血分数降低、舒张功能障碍或脓毒症时，其再充盈能力（即血管内血容量再充盈的速率）下降，因此特别容易发生低血压。因密切关注患者是否出现恶心、头晕、多汗、面色改变等低血压症状，留置有创动脉血压的患者密切监测和观察患者血压变化情况。治疗过程中患者出现低血压时，应停止或降低患者脱水量，减慢血流速，遵医嘱补液。

3. 低体温

长时间的体外血液循环可引起低体温。CRRT患者中约有17%的患者会出现低体温，CRRT诱发的低体温可能会掩盖发热。可以使用血滤机自带的加温器、外部加热设备（如暖风机、加温毯等）或盖被来防止温度过低。

4. 感染

中心静脉置管是CRRT患者的生命线，而感染是静脉置管主要的并发症，为有效预防感染，必须严格遵循无菌操作原则。定时观察穿刺点皮肤情况，有无发红、分泌物等情况。普通敷料72h换药1次，氯己定敷料7天换药1次，有渗血及渗液情况及时更换。CRRT导管与中心静脉连接处用无菌巾覆盖。透析管路应专管专用，置管处禁止输液、采血，保持置管周围皮肤清洁、干燥。配置置换液和更换液体过程中应注意出液口的消毒，避免造成污染。患者出现体温不明原因升高时，按要求采集血标本送培养。

（二）血滤常见报警原因及处理（表11-2）

表11-2　血滤常见报警原因及处理

报警原因	处理
回输压（静脉压）低报警	（1）因体温关系，中心静脉贴壁，造成血流速达不到时，应使患者安静，调整患者体位 （2）因血液低引起的低血容量，应遵医嘱补液，及使用升压药物，有条件可用中心静脉压（CVP）来辅助判断机体容量状况和心功能不全的情况 （3）上机前检查管路是否破损、漏气、管路连接处是否紧密，治疗过程中如管路破损，此时立即回血，保留中心静脉导管，更换新的滤器，重新预冲上机
回输压（静脉压）高报警	（1）滤器凝血时，应立即停泵，重新更换滤器 （2）检查管路是否打折，并捋顺管路 （3）判断是否是由于体位改变引起，若为体位改变引起，更换体位 （4）静脉穿刺处部位肿胀，应立即停机，拔除中心静脉，重新穿刺

续 表

报警原因	处理
输入压力低报警	(1)捋顺导管，避免夹闭或打折 (2)评估是否为导管内凝血，若是则立即下机，冲洗中心静脉 (3)判断是否为患者体位引起，若是则更换患者体位，必要时遵医嘱给予镇静药物 (4)判断导管是否在静脉内位置偏移，若是与医生一起评估是否需要调整/更换导管位置 (5)判断是否为低血压引起，若是则调整血流速，遵医嘱补液
跨膜压高报警	(1)观察滤器有无凝血，尽早发现凝血倾向并及时处理更换滤器。凝血表现：血色变暗，滤器中空纤维出现暗黑色条纹、跨膜压逐渐上升 (2)处理措施：降低置换液流速，降低患者每小时脱水量，增加血流速，增加前稀释，增加抗凝剂用量 (3)若处理后仍无法使跨膜压下降，应考虑在半小时内更换配套或停止治疗
液袋容量错误	(1)检查称上悬挂的液袋是否晃动或碰撞 (2)检查对应的称上是否有其他管路勾拽 (3)检查液袋是否有漏液情况

第三节 主动脉内球囊反搏技术

一、概述

(一)定义

主动脉内球囊反搏技术（intraaortic balloon pump，IABP）

是机械循环辅助方法之一，是通过动脉系统植入一根带气囊的导管至左锁骨下动脉开口远端和肾动脉开口上方的降主动脉内，通过物理作用，进行反搏，提高主动脉内舒张压，增加冠状动脉供血和改善心肌功能。

辅助原理：心脏舒张期，气囊迅速补气，主动脉舒张压升高，冠状动脉血流量增加，心肌供氧量增加。心脏收缩前，气囊迅速排气，主动脉压力下降，心脏射血阻力（后负荷）减少。心肌耗氧量降低，左心室排血更充分，从而降低左心室收缩末期容量（前负荷）。

（二）目的

（1）降低左心室负荷。

（2）改善冠脉灌注。

（3）改善心肌氧供/氧需比率的同时伴有外周灌注的增加。

（4）IABP是临床应用广泛和有效的一种机械循环辅助方式之一。

（三）适应证和禁忌证

1. 适应证

IABP是许多临床情况的有效临时治疗措施。

（1）心源性休克（左心力衰竭或急性心肌梗死的机械性并发症）。

（2）内科治疗无效的顽固性心绞痛。

（3）体外循环后心输出量低。

（4）高危非心脏外科手术的心脏支持。

（5）高风险或复杂血管成形术的辅助治疗。

（6）准备行外科手术的重度冠状动脉左主干狭窄患者的

预防治疗。

（7）缺血相关性顽固室性心律失常。

（8）心脏移植前后的辅助治疗、人工心脏的过渡治疗。

2. 绝对禁忌证

（1）明显的（轻度以上）主动脉瓣关闭不全。

（2）主动脉夹层或有临床意义的主动脉瘤。

3. 相对禁忌证

（1）未控制的出血性疾病。

（2）明确的主动脉瘤或重度动脉粥样硬化。

（3）不能使用支架预先处理的重度外周动脉疾病。接受了主动脉-双股动脉旁路移植术的患者可植入IABP。

（4）左室流出道梗阻。

（5）心动过速或心律不齐（如心房颤动、频发室性期前收缩）妨碍IABP的恰当充放气时相。

（6）脑出血或不可逆的脑损害。

（7）心脏病或其他疾病的终末期。

（8）严重的凝血机制障碍。

二、操作流程与步骤

（一）评估

IABP上机前的评估内容包括设备评估和患者评估两方面。

1. 设备评估

IABP机处于完好备用状态。

2. 患者评估

（1）评估患者的病情、诊断和治疗情况。

（2）评估患者的生命体征、身高。

（3）评估患者股动脉和足背动脉情况，判断搏动是否正常，观察双下肢皮肤颜色、温度、基础感觉和运动能力等。

（二）准备

IABP上机前准备包括患者、用物及人员准备。

1. 患者准备

（1）体位摆放：取平卧位，双下肢外展伸直，穿刺部位下方铺清洁垫巾。

（2）皮肤准备：穿刺部位皮肤备皮，充分暴露会阴部及双足；保护骶尾部位和骨突处皮肤，以免形成压疮。

（3）静脉通路：保持患者静脉通路开放，以备在导管插入过程中出现紧急情况可以快速给药。

（4）有效监护：进行有效心电监护，不合作的患者予以适当的约束或镇静。

2. 用物准备

IABP主机、IABP导管、压力传感器、无菌治疗巾、手术衣、无菌手套、免洗手消毒剂、无菌纱布、消毒剂、1000ml生理盐水、生理盐水、各型号注射器、利多卡因、肝素、加压输液袋及抢救药品。

3. 护士准备

护士应着装整洁，洗手，戴口罩。

（三）操作步骤

1. 核对

携用物至患者床旁，采用至少两种身份识别方法进行患者身份确认。

2. 准备

（1）协助医生准备穿刺用物。

（2）并连接IABP机心电输出线、压力导线，检查氦气容量。打开氦气水平阀门，开机。

（3）检查电源、心电信号（选择R波向上高尖的心电图波形）。

（4）配置肝素盐水（1000ml盐水＋肝素钠12 500U），装入加压输液袋（充气至300mmHg），打开压力套组连接肝素盐水并排气。

3. 穿刺的配合

（1）配合医生置管，确保操作过程中严格执行无菌技术。

（2）严密监测患者生命体征及血流动力学情况。

（3）置管成功后协助医生连接压力套组及氦气导管，压力归零，启动工作。

（4）协助医生局部缝皮固定导管并标记。

（5）各项参数无异常后，固定IABP机及屏幕位置，观察足背动脉搏动及双下肢皮温、颜色情况。

（6）处理穿刺部位，消毒后敷料覆盖，必要时术肢约束。

（7）协助医生予患者拍床旁胸片，确认导管位置（导管尖端位于第2～3肋间）。

（8）整理收拾用物，整理床单位，垃圾分类处理。

4. 置管后的护理

（1）患者绝对卧床，床头抬高＜40°，防止导管打折或移位。

（2）血流动力学监测：严密观察患者的生命体征、中心静脉压、肺动脉压、液体出入量、血气分析及其他实验室检查。

（3）注意观察有无并发症：下肢缺血、血栓、出血、血小板减少、球囊破裂感染等，一旦发现，立即通知医生并处理。

（4）观察充气放气时相是否正确。

1）充气时相正确指征：①充气起点于动脉切迹前0.04s发生；②球囊压上升线与患者血压上升线平衡；③PDP＜PSP。如果充气过早会令心脏每搏量减少、左心室容量增大及血压下降。如果充气过晚，对患者没影响，但不能达到舒张期增强的效果。

2）放气时相正确指征：①BAEDP＜PAEDP；②APSP＜PSP。如果放气过早，对患者没影响，但不能达到减低后负荷的效果。如果放气过晚，会令心脏左心室容量增大及血压下降。

（5）记录各项生命体征变化。

（6）确认ECMO的转速、流量、氧浓度并做好记录，每班交接。

（7）中央管腔的维护，每小时用肝素盐水加压冲管1次，每次冲管＜15s，监测反搏压力波形。

（8）抗凝治疗护理：使用低分子肝素ACT维持200s，APTT维持60～80s。

（四）撤机步骤

1．在医生指导下逐步减少IABP的辅助比例，并逐渐减少抗凝剂的应用，在拔除导管前4h停止肝素使用，确认ACT＜180s。

2．协助医生消毒，剪断固定缝线。

3．停机后医生将导管拔出，按压止血30min后弹力绷带加压包扎，沙袋压迫8～10h。嘱患者平卧，严密管擦好穿刺处出血情况。

4．检查远端动脉搏动情况及患者血流动力学情况，及时发现异常，通知医生做相应处理。

三、并发症的防治

IABP的并发症可分为血管和非血管事件。血管性并发症仍是IABP的主要风险，发生率为6%～25%，最常见的重大并发症包括：肢体或内脏缺血、动脉壁损伤和夹层及严重出血，其他并发症包括，血小板减少、溶血、血肿、感染及周围神经病变。机械性并发症包括氧合器、氧合泵、血管内导管等。

1. 下肢缺血

下肢缺血是经股动脉行IABP术最常见的并发症，发生率为5.0～26.7%。主要表现为缺血肢体颜色苍白，重症甚至发绀，足背动脉搏动微弱甚至消失，出现疼痛或肌肉痉挛等症状。防治措施包括：①选择合适气囊；②反搏期间密切观察下肢颜色、温度及足背动脉、抗凝，出现血栓立即外科介入。

2. 出血

轻者包括伤口渗血、局部血肿，局部出血表现为股动脉切开处渗血或周围血肿形成，腹腔内出血初期不易发现，待出现失血性休克时有血压下降，心率加快等休克症状。重者可因穿破大动脉发生大出血，甚至危及生命。当切口出现渗血时要及时更换敷料并稍加压；撤离IABP时局部压迫30min，并加压包扎。如出现腹腔内大血管破裂，应立即外科开腹止血。

3. 动脉壁损伤和夹层

当气囊导管误入夹层而撕裂不明显者，有很少的血液进入夹层，气囊仍可进行反搏，临床很难发现。当夹层进一步撕裂，血液进入夹层，反搏时表现为气囊充气不足，患者胸部剧痛。动脉夹层大多由于导丝前送不当，继而将IABP植入假腔所致。可通过超声检查诊断夹层，有夹层时需立即撤除球囊。

4. 球囊破裂

球囊破裂较为罕见，通常是由于球囊挤压到钙化斑块或长期使用IABP。球囊破裂可导致氦气栓塞或球囊表面或内部血栓形成，发现导管腔内有血液时应考虑。IABP会自动感应将气体抽出并停止反搏。如发现气囊漏气，应立即将患者头低30°，以免氦气进入脑部形成血栓，并立即拔出气囊导管，否则由破裂口进入气囊的血液凝固后气囊不能回缩而无法拔出，需行动脉切开取出气囊。

5. 感染

局部感染时可出现伤口的红、肿、热、痛，分泌物增多或呈脓性。造成全身感染症状包括发热、白细胞计数升高、患者局部热、痛感明显，并可能出现肿胀等。严格无菌操作是预防感染的有效措施。IABP置入时严格无菌操作，伤口每日更换敷料，若股动脉切口处经久不愈，需考虑重新清创缝合及股动脉整形缝合。出现全身感染者需按抗感染常规治疗。

6. 血小板减少

气囊充气放气时对血小板产生机械性破快，引起血小板减少，多在IABP置入5～7天出现。在IABP期间发生血小板减少，若病情稳定应尽快撤离IABP，或适时输入血小板，一般情况撤离后血小板可逐渐恢复至正常范围。

第四节　颅内压监测技术

一、目的

（1）颅内压监测的临床意义在于：颅内压（ICP）可影响脑灌注压，继而影响大脑血流。当严重脑损伤、蛛网膜下腔出血、脑水肿、脑肿瘤、脑炎、严重缺氧和脑缺血时，可引发颅内压升高。当颅内压升高时，脑灌注压降低，脑血流减少。通过对颅内压变化的监测，可以尽早发现临床意外事件，及时实施治疗措施，监测患者的反应，防止神经系统患者病情的进一步恶化。

（2）动态观察ICP的变化，根据ICP的高低及压力波形，可及时分析患者ICP变化，对判断颅内伤情、脑水肿情况和指导脱水药物的应用，估计预后等都有重要的参考价值。

（3）颅内压监测是将导管或微型压力传感器探头安置于颅腔内，导管或传感器的另一端与ICP监护仪连接，将ICP压力动态变化转为电信号，显示于示波屏或数字仪上，并用记录器连续描记出压力曲线，以随时了解ICP的一种技术。

二、ICP测压方式

（一）有创性颅内压监测

1. 一次性测定颅内压

通过颅骨钻孔穿刺侧脑室或侧卧位腰椎穿刺测定脑室内压力或椎管内蛛网膜下隙的脑脊液静水压。这种方法只能测定一次性的颅内压力，不能连续地观察颅内压的变化。同时，测得压力伴有部分的脑脊液流失，与实际颅内压力有一定误差。

2. 持续性颅内压力监测

优选顺序为脑室内、脑实质、硬膜下、硬膜外。颅脑外伤首选脑室内颅内压监测；脑出血首选同侧脑室内颅内压监测；大脑半球大面积脑梗死可选对侧脑室或同侧脑实质颅内压监测（图11-6）。

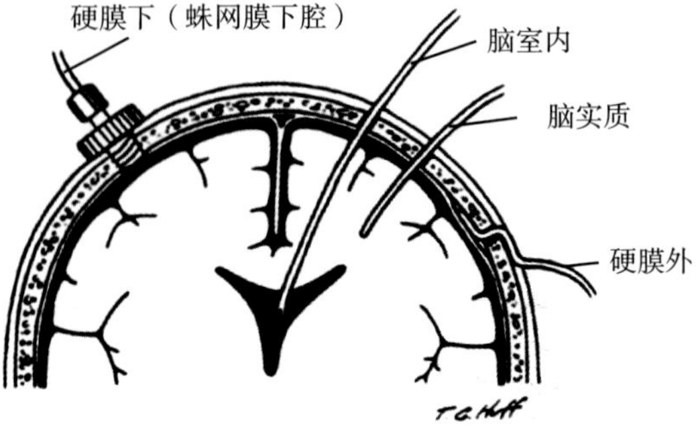

图11-6 侧脑室穿刺图示

（1）脑室内压力监测：通过经颅骨钻孔并在脑室内插入传感器来直接测量脑脊液的压力，这种方法认为是颅内压监测的金标准，能够提供非常准确的压力数值。此方法适用于需要精确监测颅内压的情况，如脑积水或脑外伤的患者。

（2）脑实质压力监测：目前国内、外使用较多的一种颅内压监测方法。操作方便，技术要求不高。在额区颅骨钻孔，将探头插入脑实质。

（3）硬膜下（或蛛网膜下腔）压力监测：用于开颅手术中，将微型传感器置于蛛网膜表面或蛛网膜下腔，可对术中和术后患者进行颅内压监测。因为没有硬脑膜的张力和减幅作用，测量结果比硬膜外压力监测更可靠。

（4）硬膜外压力监测：颅骨钻孔或开颅术中，将光纤传感器或电子传感器置于硬脑膜与颅骨之间，紧贴硬脑膜，硬脑膜外压力一般比脑室内压力高2～3mmHg（0.27～0.40kPa）。

三、物品准备

1. ICP监护仪（图11-7）

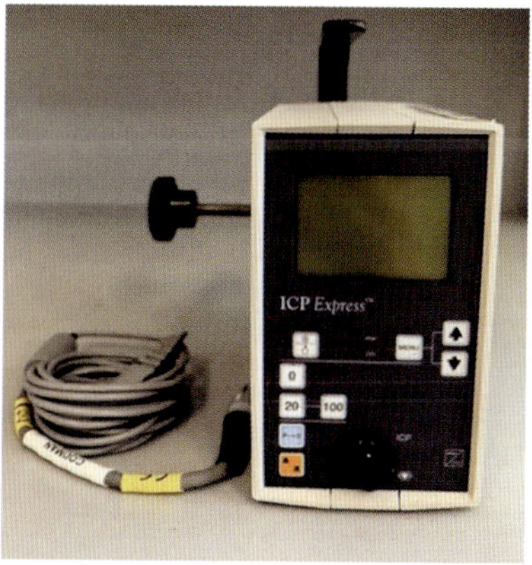

图11-7　ICP监护仪

2. 基本探头及带脑室导管探头（图11-8）

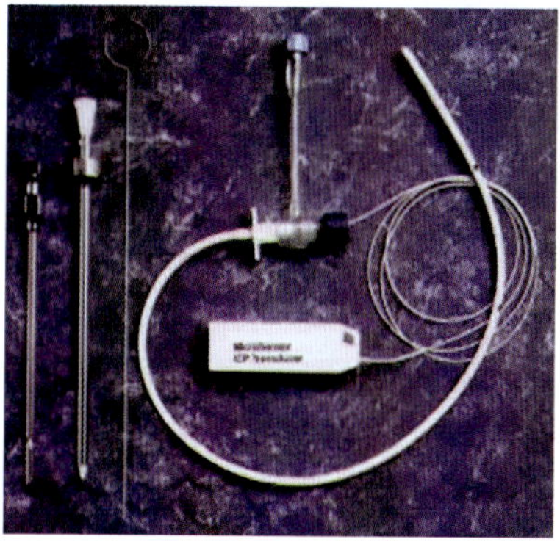

图11-8　基本探头及带脑室导管探头

四、评估

1．始终保持患者与系统的正确关系，零参考点/传感器应以患者的脑室间孔为准（外耳道、耳尖、眼睛外眦）。

2．保持系统完整、密闭性。

3．评估整个系统是否连接紧密，有无阻塞或泄漏。

4．脑脊液引流时应保持在医生要求的高度。

5．采用无菌操作过程。

6．避免导管受压、扭曲、打折或与其他管路交织在一起。

五、操作步骤及要点

1．确保所有的缆线都被连接（图11-9）。

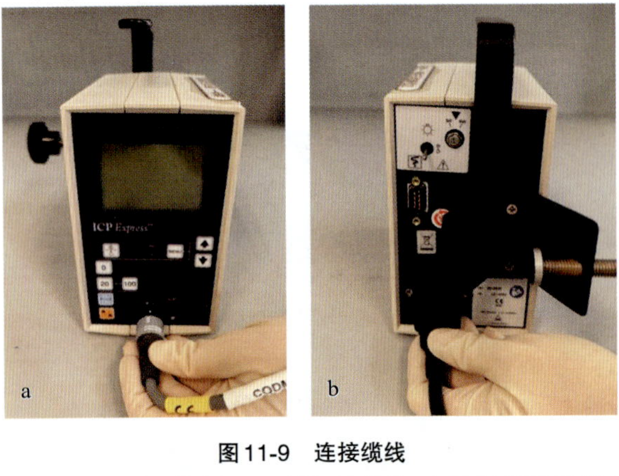

图11-9　连接缆线

注：a.将缆线正确连接主机；b.选择匹配的接口与颅内压监测仪相连。

2．打开主机上On/Off键，等待屏幕出现提示消息（图11-10）。

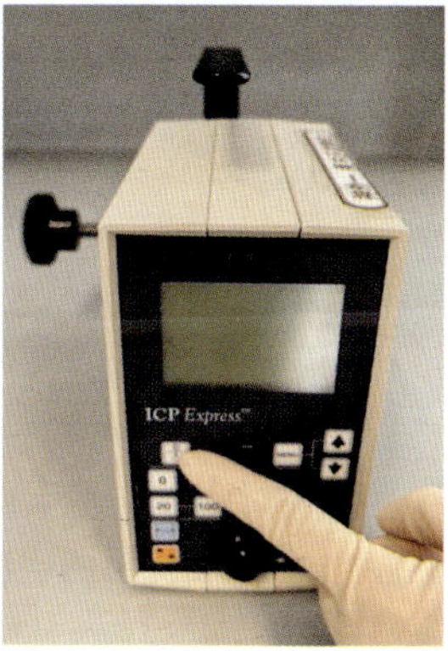

图11-10　开机

3．将监测探头与监护仪缆线相连（图11-11）。

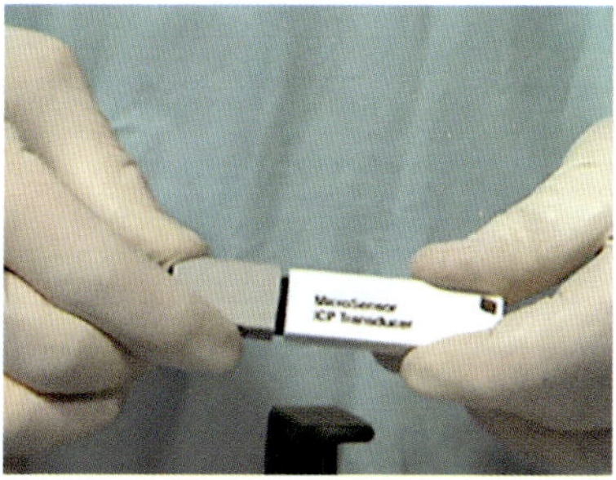

图11-11　连接探头与监护仪

4．机器自检后，提示按清零键。去灭菌生理盐水，将探头放在水平面下方，按下清零键。机器显示正在清零（图11-12）。

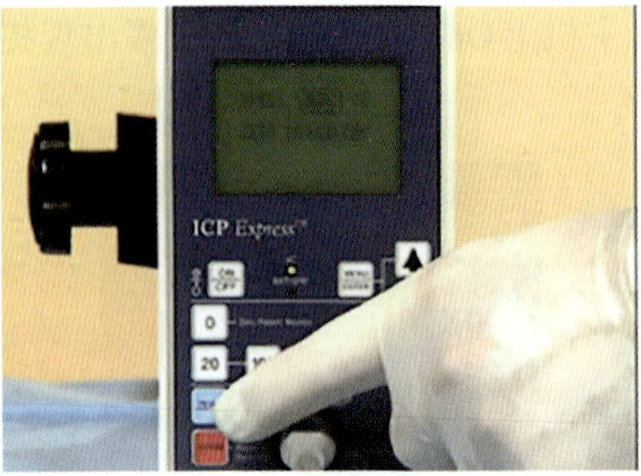

图 11-12　清零

5. 零偏移值（参考值）将显示在主机屏幕上，同时被记录在缆线的存储芯片上。请在探头的空白处记下数值备用（图 11-13）。

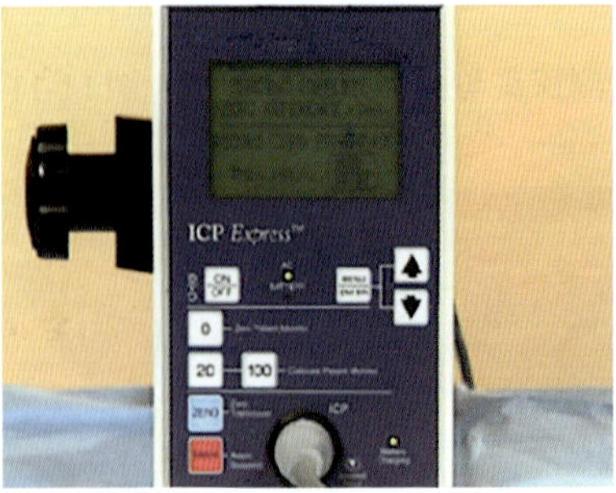

图 11-13　显示零偏移值（参考值）

6. 取下探头，将传感器植入颅内（图 11-14）。

7. 连接探头，打开电源，屏幕显示缆线所记录的零参考值。核对是否等于在探头上记录的数值，如果是，选择接受，如果不是，选择调整（图 11-15）。

8. 按下确定键，即可显示颅内压（图 11-16）

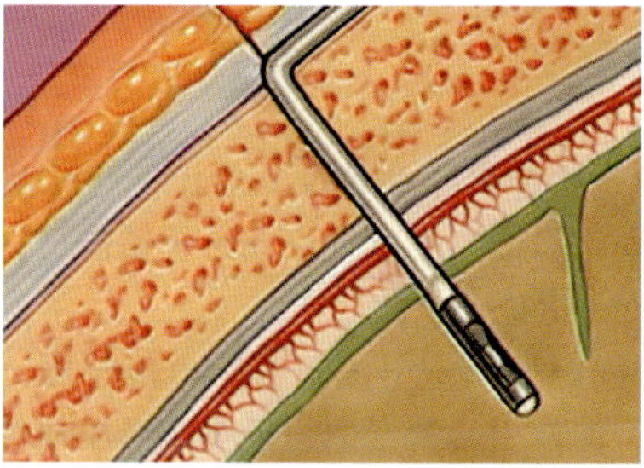

图 11-14　植入传感器至颅内

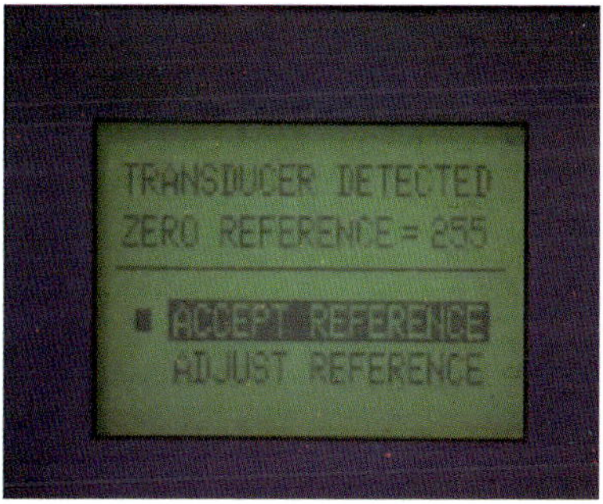

图 11-15　核对数值

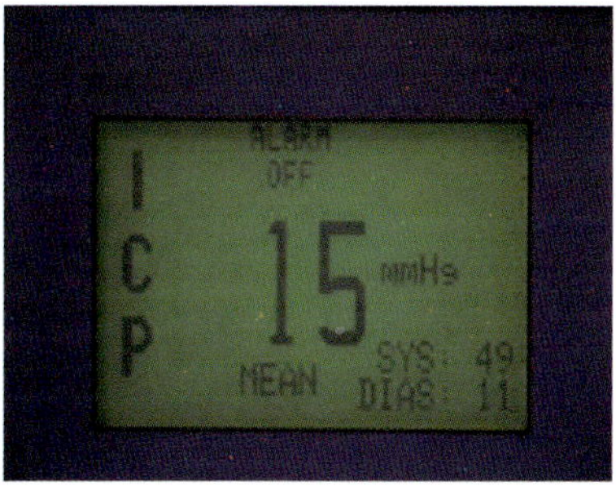

图 11-16　ICP 数据显示

六、护理要点

1. 密切观察患者生命体征，意识，瞳孔及肢体活动的变化，对躁动患者适当加以约束或给予镇静药，防止脱管或非计划性拔管，保证安全。

2. 妥善固定好脑室引流管和压力传感器，适当限制患者头部活动，勿使引流管弯曲、折叠、受压或传感器探头脱出，随时巡视，保证颅内压监护装置运行正常、安全可靠。

3. 保持脑室引流管通畅，严密观察并准确记录引流液量、颜色及性质，引流瓶应放置高于侧脑室15～20cm水平，以维持正常颅内压。

4. 密切观察颅内压的数据变化，定时校正零点，及时准确记录各项数据。当患者体位改变或抬高床头的角度有变化时，应随时调节记录仪与传感器的零点。

5. 保持监护系统引流装置的密闭性，避免漏液。并且严格执行无菌技术操作，各引流管接头处裹无菌治疗巾，保持清洁。

6. 颅内压监护一般5～7天，如超过7天，则应更换部位重新安装，预防颅内感染。

7. 做好患者及其家属的心理护理，向他们讲解颅内压监护的目的、意义、注意事项等使之配合监护。

第五节　亚低温护理

一、概述

（一）定义

亚低温通常指的是一种轻微的低温状态，其温度范围一般不高于人体的正常体温，但低于环境温度。在医学领域，亚低温通常指的是将体温降低到32 ～ 35℃。这种状态可以通过医疗设备控制性地实现，常用于治疗一些特定的医疗状况，如心搏骤停、脑损伤、癫痫持续状态等。

亚低温治疗可以减少脑组织对氧的需求，降低代谢率，从而减轻脑损伤，保护脑细胞。然而，亚低温治疗需要严格监控，因为体温过低可能会引起其他并发症，如心律失常、感染等。因此，亚低温治疗必须在专业医疗人员的指导下进行。

（二）目的

1. 脑保护

亚低温治疗最重要的目的是减少脑组织的损伤，尤其是在急性脑损伤（如卒中、脑外伤、心搏骤停后复苏）的情况下，通过降低体温来减少脑细胞的新陈代谢率，从而减少脑组织的能量消耗和氧需求，减轻脑水肿，保护脑细胞。

2. 减少颅内压

亚低温治疗可以帮助降低颅内压，这对于预防或治疗脑水肿非常关键。

3. 抗炎作用

亚低温治疗可以减少炎症反应，抑制炎症介质的释放，从而减轻炎症对脑组织的损害。

4. 抑制癫痫发作

对于癫痫持续状态的患者，亚低温治疗可以降低癫痫活动的频率和强度。

5. 改善心脏功能

在心搏骤停后，亚低温治疗可以改善心脏的复苏效果，减少心肌损伤。

6. 保护其他器官

除脑保护外，亚低温治疗还可以保护其他器官，如心脏、肝脏和肾脏，减少这些器官在缺氧或缺血状态下的损伤。

7. 促进恢复

通过减少组织损伤，亚低温治疗有助于患者从伤病中更快恢复。

（三）适应证和禁忌证

1. 适应证

（1）心搏骤停后复苏：用于心搏骤停后恢复自主循环的患者，以减少脑损伤。

（2）急性缺血性卒中：在发病早期使用亚低温治疗可能有助于减少脑损伤。

（3）重度颅脑外伤：用于降低颅内压，减少脑水肿，保护脑组织。

（4）癫痫持续状态：用于控制难以控制的癫痫发作。

（5）新生儿缺氧缺血性脑病：用于减少新生儿脑损伤。

（6）其他严重的神经系统损伤或疾病，如脑炎、脑膜炎等。

2. 禁忌证

（1）凝血功能障碍：亚低温治疗可能会加重凝血功能障碍，增加出血风险。

（2）严重感染：亚低温治疗可能会抑制免疫系统，加重感染。

（3）心律失常：亚低温治疗可能引起心电图改变，加重心律失常。

（4）低血压：亚低温治疗可能会进一步降低血压，导致循环不稳定。

（5）肝肾功能障碍：亚低温治疗可能会影响肝肾功能，加重器官损伤。

（6）对低温敏感的患者：如老年人、幼儿和体质虚弱者，可能不适宜进行亚低温治疗。

（7）孕妇：亚低温治疗可能对胎儿有不利影响。

二、操作流程与步骤

（一）评估

1. 患者病史和当前状况

（1）详细了解患者的基础疾病、既往病史、药物过敏史和手术史。

（2）评估患者的年龄、体重、整体健康状况和生命体征。

2. 病因和病情严重程度

（1）明确导致脑损伤或其他需要亚低温治疗状况的原因。

（2）评估病情的严重程度，包括脑损伤的范围和程度。

3. 实验室检查

（1）进行血常规、凝血功能、电解质、肝肾功能、心肌酶等实验室检查。

（2）检查是否存在感染迹象，如白细胞计数、C反应蛋白等。

4. 影像学检查

（1）使用CT扫描、MRI等影像学检查来评估脑损伤的程度和范围。

（2）检查是否存在颅内出血或其他颅内病变。

5. 心电图和心脏监测

（1）进行心电图检查，以评估心脏功能和是否存在心律失常。

（2）监测心脏功能和血压，以确保患者能够耐受低温治疗。

6. 体温监测

评估患者的当前体温和体温调节能力。

7. 潜在并发症的评估

评估患者是否有可能因亚低温治疗而加重的并发症，如感染、凝血功能障碍等。

8. 患者及其家属的知情同意

（1）向患者及其家属解释亚低温治疗的潜在风险、益处和替代方案。

（2）获得患者或家属的知情同意。

9. 设备和人员准备

（1）确保有适当的设备和专业人员来实施和管理亚低温治疗。

（2）准备好监测设备和急救设备，以应对可能出现的紧急情况。

（二）操作步骤

1. 准备阶段

（1）确认患者适合进行亚低温治疗，并已获得患者或家属的知情同意。

（2）准备亚低温治疗所需设备，包括降温装置（如冰毯、冰帽）、温度监测设备（如食管或膀胱温度探头）、生命体征监测设备等。

（3）确保急救设备和药物随时可用。

2. 监测和评估

（1）安装生命体征监测设备，包括心电图、血压、血氧饱和度等。

（2）放置温度探头，以实时监测患者的体温。

3. 降温阶段

（1）开始使用降温装置，如冰毯、冰帽或冷却液体的静脉输注，以降低患者的体温。

（2）缓慢降温，通常以每小时下降0.5～1.0℃的速度，直至达到目标体温（通常在32～35℃）。

（3）定期监测体温、心率、血压和其他生命体征。

4. 维持阶段

（1）一旦达到目标体温，维持该体温水平通常为24～72h，具体时间根据患者情况和治疗目的而定。

（2）继续监测患者的生命体征，调整降温装置以保持稳定的体温。

（3）管理可能出现的并发症，如感染、凝血功能障碍、电解质失衡等。

5. 复温阶段

（1）治疗结束后，缓慢复温，通常以每小时上升0.5℃的速度进行，以避免反弹性高温和心律失常。

（2）在复温过程中继续监测患者的生命体征和体温。

6. 后续护理

（1）复温后，继续监测患者的神经功能和生命体征。

（2）提供必要的支持治疗，如营养支持、感染控制和康复治疗。

三、过程管理

（一）并发症

1. 感染

亚低温治疗可能抑制免疫系统，增加感染的风险，包括肺炎、尿路感染和伤口感染。

2. 凝血功能障碍

亚低温治疗可以影响凝血机制，导致血小板减少和凝血因子活性降低，增加出血的风险。

3. 电解质失衡

亚低温治疗可能导致电解质紊乱，如低钾血症、低钠血症等。

4. 心律失常

亚低温治疗可能引起心电图改变，导致心律失常，如心动过缓。

5. 胰腺炎

亚低温治疗有时会引发胰腺炎，尤其是在使用某些药物进行降温时。

6. 胃肠道并发症

亚低温治疗可能引发胃肠道并发症，包括胃扩张、胃肠道出血或穿孔。

7. 皮肤问题

长时间使用降温装置可能导致皮肤冻伤或压疮。

8. 代谢紊乱

亚低温治疗可能导致血糖水平异常、酸碱平衡失调等代谢问题。

9. 肺水肿

亚低温治疗可能引起肺血管通透性增加，导致肺水肿。

10. 肾功能损害

亚低温治疗可能影响肾脏灌注，导致肾功能损害。

11. 神经系统问题

虽然亚低温治疗旨在保护脑组织，但过度降温或复温不当可能导致神经系统并发症，如认知功能障碍。

（二）护理要点

1. 体温管理

严格监测患者的体温，确保体温维持在目标范围内（通常32～35℃）；使用专业的降温设备，如冰毯、冰帽，并确保设备运行正常；缓慢降温，避免快速降温导致的并发症。

2. 生命体征监测

持续监测心率、血压、呼吸频率和血氧饱和度；定期进行心电图监测，以评估心脏功能和及时发现心律失常。

3. 神经系统评估

定期评估患者的神经系统状况，包括意识水平、瞳孔反应和肢体活动；记录任何神经系统变化，并及时通知医生。

4. 预防感染

保持患者清洁干燥，定期翻身和按摩，预防压疮；遵守无菌操作原则，减少感染风险；监测体温和白细胞计数，及时发现感染迹象。

5. 电解质和代谢平衡

定期检测电解质水平，及时调整电解质失衡。

6. 凝血功能监测

定期检查凝血功能，预防出血并发症；对于有出血风险的患者，采取相应的预防措施。

7. 营养支持

根据患者的营养需求，提供适当的营养支持，可能需要通过鼻饲或静脉营养。

8. 复温护理

在治疗结束时，缓慢复温，避免快速复温引起的并发症；继续监测生命体征和体温，确保平稳过渡。

9. 心理支持和沟通

提供心理支持，帮助患者及其家属应对治疗过程中的焦虑和压力；保持良好的沟通，确保患者及其家属了解治疗过程和可能的风险。

10. 记录和文档

详细记录患者的治疗过程、生命体征变化、用药情况和其他相关护理活动。

（三）治疗结束指标

1. 临床状况改善

患者的神经系统状况稳定或改善，如意识水平提高、神经功能恢复；心脏功能稳定，无新的心律失常出现；血压和其他生命体征稳定。

2. 体温维持时间

达到预定的低温维持时间，通常为24～72h，具体时间根据患者情况和治疗指南而定。

3. 影像学检查

影像学检查（如CT或MRI）显示脑水肿减少，颅内压降低。

4. 实验室检查

血液检查显示电解质平衡、凝血功能和其他生化指标恢复正常。

5. 并发症评估

没有出现严重的并发症，如感染、凝血功能障碍、电解质失衡等，或者出现的并发症已经得到有效控制。

6. 治疗目标达成

治疗目标已经达成，如心搏骤停后脑保护、控制癫痫持续状态等。

7. 医嘱

主治医生根据患者的整体状况和治疗反应，决定结束亚低温治疗。

第六节　动态血糖监测技术

一、概述

（一）定义

动态血糖监测技术（CGM）是由一个贴在手臂皮肤上的纽扣式传感器和配套扫描仪或下载配套的手机APP组成。传感器通过柔性探针轻松并稳稳地固定在皮肤上。用扫描仪或手机随时随地扫一下手臂上的传感器，就可以看到血糖即时数据。

（二）目的

1. 实时监测血糖。
2. 及时预警，避免低血糖的发生。
3. 减轻患者痛苦。
4. 实现轻松历史回顾。

（三）适应证和禁忌证

1. 适应证

（1）血糖控制不佳，需要根据血糖谱制订评估和调整治疗方案者。

（2）需要排除隐匿性低血糖或高血糖者。

（3）怀疑有“黎明现象”（清晨血糖升高）者。

（4）新发糖尿病患者。

（5）妊娠糖尿病患者。

（6）怀疑有Somogyi现象（夜间低血糖，清晨血糖反应性升高）者。

2. 禁忌证

（1）不具备自主管理意识和能力患者。

（2）得不到家庭支持、对治疗计划缺乏耐心的患者。

（3）严重的精神异常者。

二、操作流程与步骤

（一）评估

（1）评估患者的血糖指标。

（2）评估患者的意识状态和服从性。

（3）合并症的评估。

（二）准备

（1）患者暴露上臂，知晓操作流程及目的。

（2）用物准备：瞬感机完好、75%乙醇、棉签、贴膜等完好均在有效期内。

（3）护士准备：着装整洁，洗手，戴口罩。

（三）操作步骤

（1）核对：携用物至患者床旁，采用至少两种身份识别方法进行患者身份确认。

（2）准备：正确预安装瞬感装置。

（3）消毒皮肤。

（4）再次核对后，安装瞬感装置（图11-17、图11-18），贴膜保护。

（5）健康宣教，告知患者使用注意事项，并再次核对。

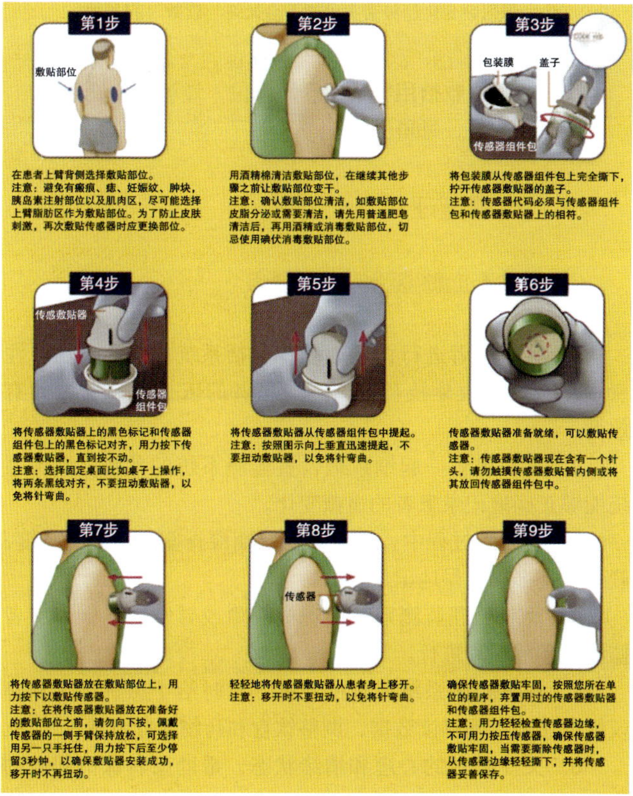

图11-17　瞬感的安装流程

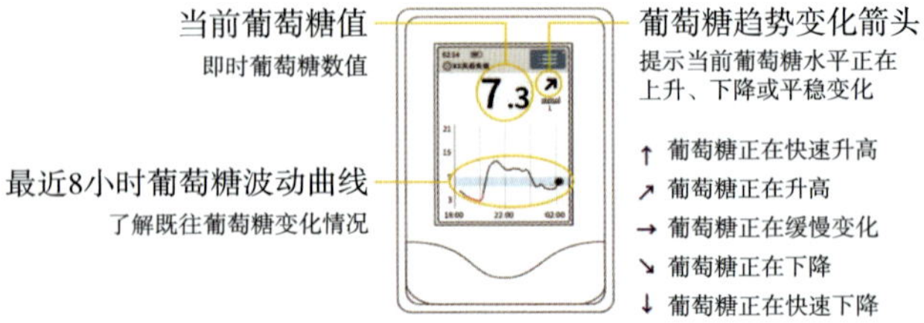

图 11-18 瞬感屏幕显示参数及意义

注：葡萄糖变化趋势箭头可能不会始终与读数一起显示。

（6）整理：收拾用物，整理床单位，垃圾分类处理。

（7）写记录，每班交接。

三、过程管理

（一）动态血糖监测的护理要点

1. 要对患者进行详细的教育包括系统的使用方法、注意事项、数据收集技巧等，保证患者的依从性和监测的有效性。

2. 要和患者一起细致地设置监测系统的参数，确保系统能够正确地记录患者的血糖变化。

3. 在监测过程中，护士需要定期检查监测系统的精度，确保系统准确无误地记录数据。

4. 及时处理监测系统出现的故障或异常情况保障患者监测过程的顺利进行。

5. 根据监测系统记录的数据，及时给予患者指导和建议帮助患者正确解读数据，调整饮食和药物治疗方案。

6. 关注患者的心理和情绪状态，帮助患者保持积极的态度，促进治疗的顺利进行。

第七节 伤口及肠造口护理

一、伤口的护理

（一）伤口护理基础

1. 伤口的定义与分类（表11-3）

表11-3 伤口的定义与分类

分类		定义
根据伤口愈合时间	急性伤口	指皮肤和皮下组织完整性破坏，以及时、简单的方式愈合的伤口。急性伤口通过一个有序和有时间的愈合过程达到结构和功能的完整，通常为一期愈合。如手术及创伤性伤口、Ⅱ度烧伤伤口。急性伤口常在1～3周内愈合
	慢性伤口	指经过处理，持续4周以上不愈合或无愈合迹象的伤口。临床上常见的慢性伤口有糖尿病足溃疡、压力性损伤和下肢血管性溃疡等
根据伤口受污染情况	清洁伤口	无污染的无菌手术切口，如甲状腺手术切口、肝肾手术切口、头颅手术切口等，或尚未被污染的水疱，如2期压力性损伤完整的水疱或Ⅱ度烫伤完整的水疱在无菌操作下去除疱皮形成的伤口
	污染伤口	被细菌污染但尚未发生感染的伤口，急性外伤伤口属于此类，涉及消化系统、呼吸系统、生殖系统或已污染腔隙的手术切口也属于此类
	感染伤口	皮肤正常的屏障受到破坏，使伤口周围细菌或者环境中致病细菌进入体内；外观有炎性分泌物或伤口局部伴随肿、热、痛出现

续　表

分类		定义
根据皮肤完整性	闭合性损伤	皮肤完整无伤口，通常表现为皮下血肿或积液，如挤压伤早期、扭伤、针刺伤感染早期
	开放性损伤	皮肤完整性和功能受损，皮下组织或支持结构暴露，大部分伤口属于此类

2. 伤口愈合过程

伤口愈合过程通常分为三个阶段：炎症期、增生期和重塑期，这三个阶段相互重叠且动态变化，恰当的护理能够促进伤口愈合并降低并发症的风险（表11-4）。

表11-4　伤口愈合过程的时间、特点与生理过程

分期	时间	特点	生理过程
炎症期	通常在伤口发生后24h内持续3～5天	伤口部位会出现红、肿、热、痛等炎症反应	血管收缩后再扩张，血液和细胞（如白细胞）聚集到伤口处，清除细菌和死亡细胞，防止感染
增生期	大约从伤后第3天开始，持续2～3周	伤口开始收缩，新的组织（肉芽组织）形成，伤口逐渐愈合	成纤维细胞增殖并合成胶原蛋白，血管新生发生，促进营养供应和氧气供给，增强伤口的强度
重塑期	可以持续几个月到数年	伤口愈合的组织逐渐成熟，颜色和质地发生变化，愈合的皮肤变得更加坚韧	胶原蛋白的重组和交联，血管密度减少，伤口强度逐渐恢复到接近正常水平，尽管通常会低于未受伤皮肤的强度

（二）伤口评估

1. 伤口的外观评估

（1）尺寸、深度：使用尺子或专用测量工具，记录伤口的长度和宽度。可用mm为单位，确保在不同时间点的一致性。观察伤口的深度，是否涉及皮肤的不同层次（表皮、真皮、皮下组织等）。使用无菌棉签或探针轻轻触碰确认深度。

（2）边缘、底部：评估伤口边缘是否整齐、平滑，或有撕裂和不规则情况。整齐的边缘通常提示伤口较新，而不规则边缘可能暗示慢性或感染性伤口。观察伤口边缘的颜色变化，红色通常表示正常愈合，而黑色或黄色可能表示坏死组织。正常愈合的伤口底部应为红色（肉芽组织），而黑色可能表示坏死组织，黄色则可能是渗出液或感染的迹象。

（3）分泌物情况：观察分泌物的颜色（如清澈、浑浊、脓性）、气味和数量。正常愈合时，可能会有少量清澈液体，而脓性分泌物通常提示感染。

2. 伤口周围皮肤评估

（1）皮肤颜色：健康的皮肤应呈现均匀的肤色。观察周围皮肤的颜色变化，红色可能表示炎症或感染，而苍白或紫色可能暗示血液供应不足。

（2）皮肤温度：触摸法——用手指轻轻触摸伤口周围的皮肤，评估温度。热感可能表示感染或炎症，而冷感可能表示循环不良。

（3）水肿情况：检查伤口周围皮肤是否有水肿，水肿的存在可能是炎症的表现或流体积聚的迹象。

（4）红肿情况：观察红肿的范围和程度，扩展的红肿区域可能提示感染或其他并发症。

（三）伤口清创与清洁

1. 清创的目的与方法

开放性创伤早期为污染伤口，采用清创术，对伤口进行清洗、扩创、直接缝合或延期缝合。清创时间越早越好，伤后6～8h是最佳时间，此时清创一般可达到一期缝合。若伤口污染较重或超过8～12h后处理，但尚未发生明显的感染，清创后伤口放置引流条并行延期缝合。缝合后消毒皮肤，外加包扎，必要时固定制动。注意观察伤口有无出血、感染征象、引流是否通畅，肢端循环情况；定时更换伤口敷料。如果伤口已感染，则拆除缝线按感染伤口处理。

感染伤口应当先引流，用等渗盐水或呋喃西林等药液纱条敷在伤口内，引流脓液；再更换敷料，是处理感染伤口的基本措施，其目的是清除伤口的分泌物、坏死组织和脓液，保持引流通畅，控制感染；改善肉芽组织状态，减少瘢痕形成。

2. 清洁伤口的技术

（1）准备工作：在进行任何伤口清洁前，务必彻底洗手，使用肥皂和水清洗至少20s，或使用含酒精的洗手液。准备无菌手套、纱布、消毒剂（如生理盐水、碘伏或氯己定）。

（2）清洁步骤：在清洁前，仔细评估伤口的外观和周围皮肤状态，以确定清洁的必要性和方法。使用无菌纱布沾取消毒剂，从伤口周围向外轻轻擦拭，避免再次接触伤口。若使用碘伏，需等待其干燥，以避免对伤口的刺激。

（3）清洁伤口：使用生理盐水或无菌水进行冲洗，目的是去除伤口内的异物、坏死组织和分泌物。可使用注射器（不带针）轻柔地冲洗，确保压力适中，以防止对伤口造成二次伤害。

（4）去除坏死组织（如需要）：使用无菌剪刀或镊子小心去除可见的坏死组织。

（5）完成清洁：用干净的无菌纱布轻轻拍干伤口及周围区域，避免摩擦。根据伤口类型选择适合的敷料，确保覆盖伤口并保持适度的湿度，有助于愈合。

（四）伤口敷料的选择与应用

1. 敷料类型

（1）吸湿性敷料。

（2）保护性敷料。

（3）特殊敷料（如水胶体、泡沫敷料等）。

2. 敷料更换与管理

（1）更换频率：根据伤口的愈合情况和敷料的类型决定，吸湿性敷料需频繁更换，而保护性敷料可适当延长使用时间。每次更换时评估伤口的愈合状态、分泌物情况及周围皮肤的健康状况，必要时调整敷料类型。

（2）敷料类型的特征与应用（表11-5）。

表11-5 不同敷料类型的特征与应用

敷料类型	特征	应用
吸湿性敷料	如纱布和非织造材料，适用于渗出较多的伤口，能够吸收多余的分泌物	需定期更换，防止渗出物对伤口的污染
保护性敷料	如水胶体和泡沫敷料，能够提供保护，防止外部刺激，适用于干燥或轻度渗出伤口	透气性好，有助于保持伤口湿润，加速愈合
特殊敷料	如银离子敷料、蜂蜜敷料等，具有抗菌、促进愈合等特性	适用于感染风险高或愈合困难的伤口

（3）敷料选择原则：根据伤口的性质（如急性、慢性、感染性等）选择适合的敷料。渗出量较大的伤口需要高吸收能力的敷料，而干燥伤口则需保持湿润环境的敷料。高风险伤口可考虑使用抗菌敷料，以降低感染概率。

二、肠造口的护理

（一）概述

肠造口（stoma）是指出于治疗目的将一段肠管拉出腹壁外所做的人工肠开口，粪便由此排出体外。造口种类或方式多样，可根据时限（临时或永久）、肠段（小肠或结肠）、方式（袢式、端式或双腔）、部位（右下腹、右上腹、左上腹或左下腹）等不同维度归类。

（二）护理措施

1. 造口评估

术后应每日进行造口评估，及时发现造口及周围有无异常情况（表11-6）。

表11-6　造口评估

评估项目	评估内容
颜色	正常造口为鲜红色，有光泽且湿润。颜色苍白提示贫血；暗红色或淡紫色提示缺血；黑褐色或黑色提示坏死
高度	造口理想高度为1～2cm。若造口高度过于平坦或回缩，易引起潮湿相关性皮肤损伤；若突出或脱垂，会造成佩戴困难或造口黏膜出血等并发症

续　表

评估项目	评估内容
形状	可为圆形、椭圆形或不规则形
大小	可用量尺测量造口基底部的宽度。若造口为圆形应测量直径，椭圆形宜测量最宽处和最窄处，不规则的可用图形来表示
黏膜皮肤缝合处	评估有无缝线松脱、分离、出血、增生等异常情况
造口周围皮肤	正常造口周围皮肤是颜色正常、完整的。若出现皮肤红、肿、破溃、水疱、皮疹等情况，应判断出现造口周围皮肤并发症的类型
袢式造口支撑棒	评估支撑棒有无松脱、移位、压迫黏膜和皮肤
排泄物	一般术后48～72h开始排泄，回肠造口最初为黏稠、黄绿色的黏液或水样便，量约1500ml，逐渐过渡到褐色、糊样便、颜色、性状和气味等；结肠造口排泄物为褐色、糊状或软便。若排泄物含有血性液体或术后5天仍无排气、排便等均为异常

2. 造口护理用品的选择与使用

（1）造口护理用品的选择。

1）手术早期宜选用透明、无碳片、开口袋，康复期可选择不透明造口袋。

2）排泄物稀薄宜选开口袋，排泄物稠宜选开口袋或闭口袋。

3）视力障碍者宜选透明造口袋，手灵活性差者宜选预开口造口袋。

4）腹部平坦或膨隆宜选平面底盘，造口回缩宜选凸面底盘加腰带。

（2）造口底盘发白或卷边时，宜尽快更换，宜在清晨空腹时进行。

（3）造口袋内1/3～1/2满时，宜排放造口袋内排泄物。

3. 造口袋更换流程（图11-19）

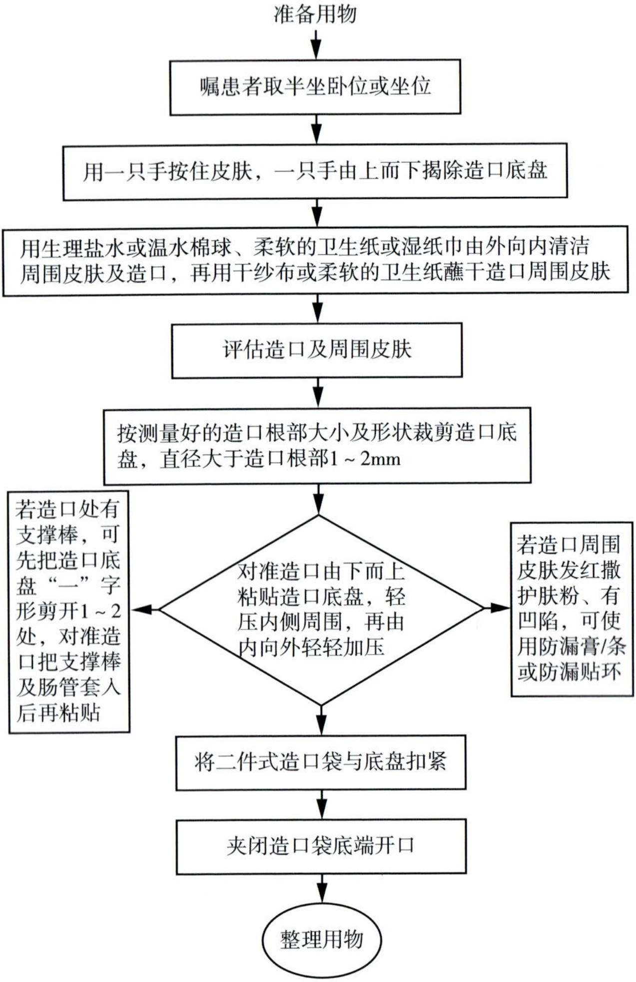

图11-19 造口袋更换流程

4. 常见造口及周围皮肤并发症的观察及护理

（1）造口出血

1）应评估出血部位、量。

2）造口浅表渗血可压迫止血，若压迫无效可撒涂造口护肤粉或使用藻酸盐敷料按压。

3）非造口肠腔出血可用浸有1‰肾上腺素溶液的纱布、云南白药粉等外敷，然后纱布压迫止血或硝酸银烧灼止血。止血无效时报告医生。

（2）造口水肿

1）应评估水肿发生的时间、肿胀程度、造口血运及排泄情况等。

2）黏膜皱褶部分消失的轻度水肿者，可放射状剪裁造口底盘，剪裁孔径比造口根部大3～6mm，并观察水肿消退情况。

3）黏膜皱褶完全消失的重度水肿者，可用3%高渗盐水或50%硫酸镁浸湿纱布覆盖在造口黏膜上，2～3次/日，20～30分钟/次。

4）合并脱垂者，水肿难以消退且脱垂的肠管无法回纳，应注意观察和保护肠管，并报告医生。

（3）造口缺血/坏死

1）应评估缺血/坏死的范围、黏膜颜色等。

2）宜选用二件式透明造口袋。

3）宜遵医嘱去除造口周围碘仿纱布，或将缺血区域缝线拆除1～2针，观察血运恢复情况。

4）造口局部缺血/坏死范围＜2/3者，可在缺血/坏死黏膜上涂撒造口护肤粉。

5）造口缺血/坏死范围≥2/3或完全坏死者，应报告医生。

（4）皮肤黏膜分离

1）应评估分离的范围、大小、深度、渗液量、基底组织情况及有无潜行。

2）浅层分离，宜用造口护肤粉喷洒局部；深层分离，宜去除黄色腐肉和坏死组织，可用藻酸盐敷料充填伤口；合并感染时，宜使用抗菌敷料。

3）上述步骤后宜涂抹防漏膏/条、防漏贴环或应用水胶体敷料隔离。

4）分离较深或合并造口回缩者，可使用凸面底盘并佩戴造口腰带或造口腹带固定。

（5）造口回缩

1）应评估回缩的程度、造口底盘和周围皮肤的浸渍情况。

2）可使用凸面底盘并佩戴造口腰带或造口腹带固定。

3）回缩合并狭窄者，应报告医生。

（6）造口狭窄

1）应评估狭窄的表现及程度。

2）若患者示指难以伸入造口，应指导患者减少不溶性纤维摄入、增加液体摄入量，可使用粪便软化剂或暂时性使用扩肛；小指无法伸入造口时，应报告医生。

（7）造口脱垂

1）应评估肠管脱出时间、长度、套叠、水肿、血供等情况。

2）宜选择一件式造口袋，并调整造口底盘的开口大小。

3）宜在患者平卧且造口回纳后更换造口袋。

4）自行回纳困难者，宜手法回纳；伴水肿时，待水肿消退后回纳。回纳后均宜使用无孔腹带包扎。

5）脱垂伴缺血性坏死或不能手法回纳者，应嘱患者平卧并报告医生。

（8）造口旁疝

1）应评估平卧时造口旁疝是否还纳、可触及的筋膜环缺损大小。

2）可使用造口腹带或无孔腹带包扎，定时松解后排放排泄物。

3）结肠造口灌洗者应停止灌洗。

4）造口颜色变暗或持续疼痛，无气体、粪便从造口排出，患者食欲缺乏、腹胀、恶心、呕吐，或突入疝环的肠管发生嵌顿时，应报告医生。

（9）造口周围皮肤损伤

1）应评估造口周围皮肤损伤的部位、颜色、程度、范围、渗液情况等，判断损伤类型。

2）若为潮湿相关性皮肤损伤，可使用无刺激皮肤保护膜、造口护肤粉或水胶体敷料，必要时涂抹防漏膏/条或防漏贴环等。

3）若为过敏性接触性皮炎，应停止使用含过敏源的造口护理用品，遵医嘱局部用药。

4）若为机械性皮肤损伤，可根据情况使用伤口敷料；黏胶相关性皮肤损伤宜选择无胶带封边的造口底盘，压力性损伤应去除压力源。

5. 心理护理

（1）应评估患者对造口的接受程度。

（2）术后首次让患者观看造口时，宜在清洁造口及周围皮肤后。

（3）宜鼓励患者参与造口自我护理，可安排同伴教育。

（4）当患者出现拒绝直视或触摸造口、不愿意参与排泄物的排放、表情淡漠、哭泣等情况时，应报告主管医师。

6. 患者健康教育

（1）识别患者在接受肠造口手术后的情绪变化，如焦虑、抑郁或自我形象问题，提供倾听和理解。鼓励患者表达感受，允许他们分享对造口的担忧与不适，提供积极的反馈。

（2）如果需要，推荐专业心理咨询或支持团体，帮助患者更好地适应生活的变化。提供心理教育，帮助患者理解心理反应的正常性，并学习应对策略。

（3）鼓励家庭成员参与护理教育，使他们了解患者的需求和如何提供支持。

（4）提供关于饮食、运动和日常活动的建议，帮助患者适应肠造口后的生活方式变化。介绍适合造口患者的产品和设备，提升他们的生活质量和自信心。教授患者应对突发情况（如造口泄漏或皮肤刺激）的处理技巧，提高他们的应对能力。

附　录

附表1 桡动脉穿刺置管操作流程

步骤	要点
1. 操作前评估	（1）核对患者 （2）评估患者的病情、年龄、意识、合作程度，肢体活动 （3）评估患者穿刺部位皮肤、血管情况（首选桡动脉部位） （4）评估患者凝血功能及穿刺部位有无创伤、手术、穿刺史等 （5）解释操作目的、操作方法 （6）取得患者配合
2. 操作前准备	（1）治疗室用物准备。医嘱执行单、输液贴，治疗车、治疗盘、无菌治疗巾，安尔碘、无菌棉签、无菌透明贴膜、胶布、动脉留置针、一次性注射器、10ml无菌生理盐水、250ml无菌生理盐水、压力传感器、压力监测模块及导线，加压袋、垫巾、手消液，医疗垃圾桶、生活垃圾桶、锐器桶，垫枕（必要时）。检查用物有效期，物品处于备用状态。根据血管情况选择合适型号留置针。双人核对医嘱，将输液卡上写清床号、姓名、日期、时间、用途，贴于250ml无菌生理盐水上。连接并预冲测压管道系统 （2）环境准备。病室温度适宜、安静整洁、光线充足，适宜操作，保护患者隐私 （3）护士准备。按要求着护士装，仪表端庄，服装整洁，佩戴手表，指甲整洁，七步洗手法洗手 （4）患者准备。患者处于安静状态，配合操作
3. 洗手、戴口罩	七步洗手法正确洗手、戴口罩
4. 解释、核对	（1）采用两种身份识别的方法进行患者身份确认（腕带、反问式核对），向患者解释操作目的，安抚患者，避免紧张 （2）核对医嘱单、药液、输液贴
5. 体位准备	协助舒适体位，保护隐私

续　表

步骤	要点
6. 操作过程	(1) 七步洗手法洗手，将测压通道系统连接加压袋，加压300mmHg、排气 (2) 铺垫巾，做改良Allen试验，再次评估血管情况，选择穿刺部位 (3) 七步洗手法洗手，第一次消毒，范围大于贴膜面积，准备贴膜、胶布 (4) 第二次消毒，消毒术者非持针手示指及中指的第1、2指节掌面及双侧面消毒2遍，自然干燥 (5) 去除针帽检查针尖有无倒钩、毛刺 (6) 再次核对患者 (7) 确定穿刺点位置。非持针手触摸穿刺部位动脉搏动，以动脉搏动最明显处为穿刺点进针 (8) 进针角度正确。桡动脉进针角度为30°～45°，进针深度正确，一针见血 (9) 压低角度，再将穿刺针送入少许，将针芯略拔出2mm，平送 (10) 将套管全部送入动脉，一次性拔出针芯，确认回血良好，关闭套管针卡扣 (11) 连接抽吸无菌生理盐水的注射器，正压脉冲封管，连接测压管道系统 (12) 有创动脉置管外露部分下垫无菌治疗巾 (13) 打开套管针卡扣 (14) 无张力贴膜，穿刺点位于贴膜中心，高举平台固定管路 (15) 再次核对患者，医嘱执行单 (16) 贴膜上注明穿刺日期、时间、导管名称，穿刺者姓名 (17) 执行单签字 (18) 操作过程遵守无菌原则

续 表

步骤	要点
7. 操作后	（1）再次核对 （2）协助舒适体位，安慰患者 （3）整理并处理用物 （4）七步洗手法洗手，记录 （5）健康宣教

附表2 桡动脉血压测量流程

步骤	要点
1. 操作前准备	(1)治疗室用物准备。医嘱执行单，治疗车、无菌治疗巾，安尔碘、棉签、一次性注射器、10ml无菌生理盐水、250ml无菌生理盐水、输液卡、加压装置，压力传感器、压力监测模块及导线。检查用物有效期，物品处于备用状态。连接并预冲测压管道系统 (2)护士准备。仪表端庄，服装整洁，自我介绍 (3)评估。了解患者病情、意识状态、合作程度，确定动脉置管位置
2. 解释、核对	(1)采用两种身份识别的方法进行患者身份确认(腕带、反问式核对)，清醒患者在操作前需向患者解释监测有创动脉血压的必要性及操作过程，以取得患者配合，消除恐惧 (2)核对医嘱单、药液、输液贴
3. 操作流程	(1)保持病室内清洁，尽量避免人员走动，减少人员数量，双人核对医嘱，将输液卡上写清床号、姓名、日期、时间、用途，贴于250ml无菌生理盐水上 (2)备齐用物，戴口罩、帽子，携用物至床旁，正确核对患者，七步洗手法洗手 (3)检查动脉留置针并消毒后，连接抽吸无菌生理盐水的注射器，检查有无回血及血栓 (4)将测压管道系统末端放在无菌治疗巾内，上端与无菌生理盐水及加压装置相连接并加压(压力为300mmHg)，排气，挂在输液杆上 (5)消手，取下与动脉留置针连接的无菌生理盐水注射器，消毒，连接测压管道系统，并保证连接紧密，连接压力监测导线 (6)有创动脉置管外露部分下垫无菌治疗巾 (7)打开套管针卡扣 (8)校准压力零点(使测压管道系统与大气相通，三通off指向压力传感器相反方向)后，开始测压，待数值保持稳定即完成测压过程

续 表

步骤	要点
3. 操作流程	（9）测压管道系统断开后再次测量时须重新校对零点 （10）监测时，注意观察有创动脉血压波形有无异常，若有异常，应立即判断管路是否通畅，可先抽管路回血，再用无菌生理盐水进行正压脉冲式冲洗后再次测量，若显示压力波形仍不正常则立即通知医生，给予相应处理 （11）测量过程中严格无菌操作，并防止空气进入 （12）测量完毕，将动脉导管及测压管道系统置于无菌治疗巾内，测压系统勿脱出治疗巾外，并妥善固定，避免牵拉以保证测压管路的安全
4. 操作后	（1）再次核对患者 （2）七步洗手法洗手，整理用物，垃圾分类处理 （3）健康宣教
5. 整理、记录	（1）整理床单位 （2）协助患者取舒适卧位 （3）七步洗手法洗手、记录

附表3　中心静脉压测量流程

步骤	要点
1. 操作前准备	(1) 治疗室用物准备：医嘱执行单，治疗车、无菌治疗巾，安尔碘、棉签、一次性注射器、肝素盐水、250ml无菌生理盐水、输液卡、加压装置，压力传感器、压力监测模块及导线。检查用物有效期，物品处于备用状态。连接并预冲测压管道系统 (2) 护士准备：仪表端庄，服装整洁，自我介绍 (3) 评估：了解患者病情、意识状态、合作程度，确定动脉置管位置
2. 解释、核对	(1) 采用两种身份识别的方法进行患者身份确认(腕带、反问式核对)，清醒患者在操作前需向患者解释监测中心静脉压的必要性、体位及操作过程，以取得患者配合，消除恐惧，并协助患者平卧位 (2) 核对医嘱单、药液、输液贴
3. 操作流程	(1) 保持病室内清洁，尽量避免人员走动，减少人员数量，双人核对医嘱，将输液卡上写清床号、姓名、日期、时间、用途，贴于250ml无菌生理盐水上 (2) 备齐用物，戴口罩帽子，携用物至床旁，正确核对患者，七步洗手法洗手 (3) 深静脉置管外露部分下垫无菌治疗巾，检查中心静脉位置及外露长度，中心静脉封管，双腔是否通畅，有无回血及血栓 (4) 将测压管道系统末端放在无菌治疗巾内，上端与无菌生理盐水及加压装置相连接并加压(压力为300mmHg)，排气，挂在输液杆上 (5) 再次洗手，用生理盐水冲洗测压管道系统管腔，取下深静脉主腔端肝素帽并消毒，连接测压管道系统，并保证连接紧密。另一人协助连接压力监测导线

续 表

步骤	要点
3．操作流程	（6）将压力传感器置于与右心房同一水平处（第4肋腋中线），另一人协助校准压力零点（使测压管道系统与大气相通，三通off指向压力传感器相反方向）后，开始测压，待数值保持稳定即完成测压过程 （7）测量时应选择患者呼气末读数，因呼气末时呼吸肌松弛且胸腔内压稳定于静息水平，当胸内血管外压力等于零时，CVP（胸腔内的大血管内压力）等于跨膜压，否则影响结果。测量时，注意观察CVP波形有无异常，若有异常，应立即判断管路是否通畅，可先抽管路回血再用肝素盐水进行正压脉冲式冲洗后再次测量，若显示压力波形仍不正常则立即通知医生，给予相应处理。测量后需及时通知医生 （8）测压管道系统断开后再次测量时须重新校对零点 （9）监测时，注意观察CVP波形有无异常，若有异常，应立即判断管路是否通畅，可先抽管路回血，再用无菌生理盐水进行正压脉冲式冲洗后再次测量，若显示压力波形仍不正常则立即通知医生，给予相应处理 （10）测量过程中严格无菌操作，并防止空气进入 （11）测量完毕后及时记录测量结果，测压系统勿脱出治疗巾外，并妥善固定，避免牵拉保证测压管路的安全，再次测量时须重新校对零点 （12）收拾用物，整理患者床单位，洗手
4．操作后	（1）再次核对患者 （2）七步洗手法洗手，整理用物，垃圾分类处理 （3）健康宣教
5．整理、记录	（1）整理床单位 （2）协助患者取舒适卧位 （3）七步洗手法洗手、记录

参考文献

［1］王铁，韩柳，袁翠，等．成人ICU患者外周动脉导管留置与维护的最佳证据总结［J］．中华护理杂志，2020，55（4）：600-606．

［2］甄严杰，侯倩，石杉杉，等．指脉氧监测下的Allen试验与经典Allen试验的一致性研究［J］．护理研究，2023，37（9）：1636-1639．

［3］SAUGEL B，KOUZ K，MEIDERT A S，et al．How to measure blood pressure using an arterial catheter：a systematic 5-step approach［J］．Critical Care，2020，24（1）：172．

［4］ZISQUIT J，VELASQUEZ J，NESEFF N．Allen Test［M］．StatPearls Publishing，2021．

［5］JONATHAN B M．心血管监测图谱［M］．北京：科学出版社，2003：13-15．

［6］刘大为，邱海波，于凯江，等．重症医学［M］．北京：人民卫生出版社，2017．

［7］蒋争艳，杨小凤．临床护理路径在PICCO护理中的应用［J］．全科护理，2018（28）．

［8］孙娜，刘宏伟，涂国红，等．PICCO技术在冠心病重症心力衰竭患者容量管理中的应用与护理［J］．中西医结合心血管病电子杂志，2020（8）．

［9］刘大为．实用重症医学［M］．2版．北京：人民卫生出版社，2017．

［10］SUSAN R WILCOX，ANI AYDIN，EVIE G MARCOLINI．Mechanical ventilation in emergency medicine［M］．单可记，梁艳，张军伟译．上海：上海世界图书出版公司，2020．

［11］北京协和医院护理部．北京协和医院护理常规［M］．北京：中国协和医科大学出版社，2018．

［12］中华护理学会团体标准T/CNAS08—2019，成人氧气吸入疗法护理［S］．2019．

［13］急诊氧气治疗专家共识组．急诊氧气治疗专家共识［J］．中华急诊医学杂志，2018，27（4）：355-360．

［14］中华医学会重症医学分会．机械通气临床应用指南（2006）

[J]. 中国危重病急救医学，2007，19（2）：65-67.
[15] 朱亚君，傅惠芳. 简易呼吸器分散与集中管理的质量比较[J]. 中华医院感染学杂志，2013，23（2）：416-417.
[16] 陈荣秀，孙玫，刘亚平. 护理管理[M]. 北京：人民卫生出版社，2017.
[17] 莫军军，戴新娥，王群，等. 简易呼吸器使用环氧乙烷和压力蒸汽灭菌的效果观察[J]. 护理与康复，2012，11（10）：962-963.
[18] 中华医学会呼吸病学分会呼吸危重症医学学组，中国医师协会呼吸医师分会危重症医学工作委员会. 成人经鼻高流量湿化氧疗临床规范应用专家共识[J]. 中华结核和呼吸杂志，2019，42（2）.
[19] 急诊氧气治疗专家共识组. 急诊氧气治疗专家共识[J]. 中华急诊医学杂志，2018，27（4）：355-360.
[20] 王莉，王向荣. POCT在重症医学中的应用[J]. 甘肃医药，2017，36（5）：341-343.
[21] 张利伟，朱立红，樊绮诗. POCT的发展及临床应用[J]. 诊断学理论与实践，2014，3（4）：25-26.
[22] 吴小敏. 分析重症医学科中床旁动脉气血分析的应用价值[J]. 中国保健营养，2015，25（11）：67.
[23] 张倩男. 床旁动脉血气分析在重症医学科的临床应用[J]. 饮食保健，2020，7（12）：42-43.
[24] 刘大为，王小亭，张宏民，等. 重症血流动力学治疗——北京共识[J]，中华内科杂志，2015，54（3）：248-271.
[25] 陈敬义，熊伟，赵成坤，等. 鄂州市居民死因调查结果分析[J]. 浙江预防医学，2016，28（5）：503-504.
[26] VAN DE WERF F，BAX J，BETRIU A，et al. Management of acute myocardial infarction in patients presenting with persistent ST-segment elevation [J]. Eur Heart J，2008，29（23）：2904-2945 .
[27] 肖华，洪长江，邱健，等. 床旁检验在急性冠脉综合征患者中的应用[J]. 实用医学杂志，2010，26（23）：4327-4329.
[28] 吴怡萍，蔡少杭. 血浆BNP在慢性心力衰竭诊断中的应用进展[J]. 实用心血管病杂志，2011，19（7）：1076-1070.
[29] 李杨. 24h动态心电图联合心肌损伤标志物放射性心肌损伤的检出情况[J]. 西藏医药，2024，45（1）：25-27.
[30] 高国利，刘娟娟，逯峰. 重症患者床旁血气分析与检验科相关项目差异性分析[J]. 系统医学，2022，7（10）：68-71.

[31] 张雪，虞雪融，黄宇光. 血栓弹力图的临床应用 [J]. 协和医学杂志，2016，7（4）：303-305.
[32] 肖飞，王银，林海焕，等. 糖化血清蛋白联合血糖变异度对老年脓毒症患者继发持续性炎症-免疫抑制-分解代谢综合征的预测价值 [J]. 中华危重病急救医学，2018，30（11）：1051-1055.
[33] 苏明茂，黎永坚，黄小桂，等. 危急值报告制度在检验科质量管理中的应用价值分析 [J]. 首都食品与医药，2021，28（18）：110-112.
[34] 俞淙轶. 临床检验危急值在重症监护患者病情评估中的意义——评《临床检验质量控制技术》[J]. 检验医学，2020，35（12）：1323.
[35] MCLLWAINE M，BRADLE J，ELBORN J S，et al. Personalising airway clearance in chronic lung disease [J]. Eur Respir Rev，2017，26（143）：160086.
[36] LEE A L，BURGE A T，HOLLAND A E. Airway clearance techniques forbronchiectasis [J]. Cochrane Database Syst Rev，2015，2015（11）：CD008351.
[37] OSADNIK C R，MCDONALD C F，JONES A P，et al. Airway clearance techniques for chronic obstructive pulmonary disease [J]. CochraneDatabase Syst Rev，2012（3）：CD008328.
[38] WILKINS R L，STOLLER J K. Egan's fundamentals of respiratory care [M]. St Louis：Mosby，2003.
[39] American association for respiratory care. AARC clinical practice guideline：postur-al drainage therapy [J]. Respir Care，1991（36）：1418-1426.
[40] RHODES A，EVANS L E，ALHAZZANI W，et al. Surviving sepsiscampaign：international guidelines for management of sepsis and septic shock：2016 [J]. Crit Care Med，2017，45（3）：486-552.
[41] CORNEJO R，UGALDE D，LLANOS O，et al. Prone Position Ventilation Used during a Transfer as a Bridge to Ecmo Therapy in Hantavirus-Induced Severe Cardiopulmonary Syndrome [J]. Case Rep Crit Care，2013：415851.
[42] VENKATEGOWDA P M，RAO S M，HARDE Y R，et al. Prone position and pressure control inverse ratio ventilation in H1N1 patients with severe acute respiratory distress syndrome [J]. Indian J Crit Care Med，2016（20）：44.

[43] HERNÁNDEZ LÓPEZ G D, GORORDO DELSOL L A, JIMÉNEZ RUIZ A, et al. Prone position ventilation for patients with severe ARDS and morbid obsity [J]. Med Intensiva, 2016 (40): 72.
[44] SUN Q, ZHU M, XI Y, et al. Effect of prone position ventilation on respiratory mechanics and prognosis in patients with acute respiratory distress syndrome concurrent with interstitial lung disease [J]. Zhonghua Wei Zhong Bing Ji Jiu Yi Xue, 2015 (27): 785.
[45] XU Y, DENG X, HAN Y, et al. A Multicenter Retrospective Review of Prone Position Ventilation (PPV) in Treatment of Severe Human H7N9 Avian Flu [J]. PLoS One, 2015 (10): e0136520.
[46] BRAZZI L, PELOSI P, GATTINONI L. Prone position in mechanically-ventilated patients [J]. Monaldi Arch Chest Dis, 1998 (53): 410.
[47] PELOSI P, TUBIOLO D, MASCHERONI D, et al. Effects of the prone position on respiratory mechanics and gas exchange during acute lung injury [J]. Am J Respir Crit Care Med, 1998 (157): 387.
[48] MURE M, MARTLING C R, LINDAHL S G. Dramatic effect on oxygenation in patients with severe acute lung insufficiency treated in the prone position [J]. Crit Care Med, 1997 (25): 1539.
[49] BLANCH L, MANCEBO J, PEREZ M, et al. Short-term effects of prone position in critically ill patients with acute respiratory distress syndrome[J]. Intensive Care Med, 1997(23): 1033.
[50] JOLLIET P, BULPA P, CHEVROLET J C. Effects of the prone position on gas exchange and hemodynamics in severe acute respiratory distress syndrome [J]. Crit Care Med, 1998 (26): 1977.
[51] GUÉRIN C, REIGNIER J, RICHARD J C, et al. Prone positioning in severe acute respiratory distress syndrome [J]. N Engl J Med, 2013 (368): 2159.
[52] 王虹，翟红丽. 程呈新型胃管固定及封口法胃管留置在喉癌患者围术期中的应用效果 [J]. 医学理论与践，2023，36 (3): 494-497.
[53] 周海绮，王佳珏. 陈强新型鼻胃管及肠管患者术后营养施救导

管固定的临床及护理效果［J］. 浙江创伤科，2023，28（1）：195-197.
［54］程婷，涂惠，熊晓云，等. 重症监护病房医生对身体约束决策认知的质性研究［J］. 全科护理，2022，20（26）：3727-3730.
［55］王俊. 基于循证构建医养结合机构老年人最小化身体约束方案及效果评价［D］. 重庆：重庆医科大学，2021.
［56］李霞，刘秀红，李改侠，等. 根因分析法在综合医院住院患者非计划拔管风险管理体系中的建立及应用［J］. 新疆医学，2021，51（4）：475-478.
［57］廖春丽，崔鹏宇，马祥萍，等. 肿瘤医院ICU病人身体约束评估方案的构建及应用［J］. 护理研究，2023，37（5）：819-825.
［58］张敏，周知. 约束决策轮联合床旁约束核查单在危重患者中应用效果研究［J］. 基层医学论坛，2023，27（6）：11-13＋17.
［59］谢红萍，陈冬梅. 保护性约束规范管理在神经外科颅脑损伤躁动患者中的应用效果［J］. 人人健康，2023（9）：120-122.
［60］相旭. 精神分裂症患者保护性约束分级管理指标体系的构建［D］. 湖州：湖州师范学院，2022.
［61］周芬，张艳，管义祥. 保护性约束路径干预在颅脑损伤躁动病人中的应用［J］. 循证护理，2021，7（16）：2221-2224.
［62］张瑞芳，牟静. 重症颅脑损伤病人住院期间近亲属心理调查和全程心理干预分析［J］. 安徽医药，2019，23（5）：991-994.
［63］朱艳，宋瑰琦，秦玉荣. 基于安全的成人约束工具设计与人文思考［J］. 当代护士（下旬刊），2021，28（4）：26-30.
［64］ELY E W，TRUMAN B，SHINTANIA，et al. Monitoring sedation status over time in ICU patients：reliability and validity of theRichmond Agitation-Sedation Scale（RASS）［J］. JAMA. 2003，289（22）：2983-2891.
［65］中华医学会重症医学分会. 中国成人ICU镇痛和镇静治疗指南［J］. 中华重症医学电子杂志（网络版），2018，4（2）：90-113.
［66］中华医学会急诊医学分会危重症学组中国急诊成人镇痛、镇静与谵妄管理专家共识组. 中国急诊成人镇痛、镇静与谵妄管理专家共识［J］. 中华急诊医学杂志，2023，32（12）：1594-1609.
［67］赵旭，王伟. 慢性心力衰竭患者出入量管理的最佳证据总结［J］. 中华护理杂志，2020，55（3）：456-461.
［68］罗桢蓝，龚静欢. 心力衰竭患者液体管理的研究进展［J］. 中华护理杂志，2021，56（3）：473-477.

[69] 徐娟，李雯．消化系统疾病出入量记录管理方法探讨［J］．医药前沿，2020，10（1）：186-187．
[70] COMPHER C，BINGHAM AL，MCCALL M，et al．Guidelines for the provision of nutrition support therapy in the adult critically ill patient：The American Society for Parenteral and Enteral Nutrition［J］．Journal of parenteral and enteral nutrition，2022，46（1）：12-41．
[71] 中华医学会肠外肠内营养学分会．中国成人患者肠外肠内营养临床应用指南（2023版）［J］．中华医学杂志，2023，103（13）：946-974．
[72] 中国医师协会呼吸医师分会危重症专业委员会，中华医学会呼吸病学分会危重症医学学组，《中国呼吸危重症疾病营养支持治疗专家共识》专家委员会．中国呼吸危重症患者营养支持治疗专家共识［J］．中华医学杂志，2020，100（8）：573-585．
[73] 中华医学会老年医学分会，中国医师协会老年医学科医师分会，《中华老年医学杂志》编辑委员会．中国老年危重患者营养支持治疗指南（2023）［J］．中华老年医学杂志，2023，42（9）：1009-1028．
[74] 中华医学会肠外肠内营养学分会老年营养支持学组．中国老年患者肠外肠内营养应用指南（2020）［J］．中华老年医学杂志，2020，39（2）：119-132．
[75] 米元元，黄海燕，尚游，等．中国危重症患者肠内营养治疗常见并发症预防管理专家共识（2021版）［J］．中华危重病急救医学，2021，33（8）：903-918．
[76] MCCLAVE SA，TAYLOR BE，MARTINDALE RG，et al．Guidelines for the provision and assessment of nutrition support therapy in the adult critically Ill patient：Society of Critical Care Medicine（SCCM）and American Society for Parenteral and Enteral Nutrition（A．S．P．E．N．）［J］．Journal of parenteral and enteral nutrition，2016，40（2）：159-211．
[77] HEYLAND D K，DHALIWAL R，JIANG X，et al．Identifying critically ill patients who benefit the most from nutrition therapy：the development and initial validation of a novel risk assessment tool［J］．Crit care，2011，15（6）：R268．
[78] YU K，GUO N，ZHANG D，et al．Prevalence and risk factors of enteral nutrition intolerance in intensive care unit patients：a retrospective study［J］．Chin Med J（Engl），2022，135（15）：1814-1820．

[79] PENG F，WANG H，LI J，et al. Best evidence summary for prevention and management of enteral feeding intolerance in critically ill patients [J]. J Clin Nurs，2024，33（3）：781-796.
[80] 袁计红，金咏梅，陆雪琴. 危重症患者肠内营养胃肠不耐受的现状及影响因素分析 [J]. 现代消化及介入诊疗，2021，26（8）：996-999.
[81] 于娣，龙玲，赵鹤龄. 血流动力学不稳定重症患者肠内营养的耐受性与安全性 [J]. 中华急诊医学杂志，2016，25（1）：113-116.
[82] 余昆容，李梅，赵淑雅，等. 注射器抽吸监测胃残余量对重症病人呕吐、摄入热量及预后影响研究 [J]. 肠外与肠内营养，2021，28（2）：95-99.
[83] 余昆容，李凡，侯青敏，等. 减少胃残余量监测频率对经鼻肠内营养患者影响的研究 [J]. 中华护理杂志，2024，59（5）：582-587.
[84] SABINO KM，FULLER J，MAY S，et al. Safety and tolerance of enteral nutrition in the medical and surgical intensive care unit patient receiving vasopressors [J]. Nutr Clin Pract，2021，36（1）：192-200.
[85] EWY M，AQEEL M，KOZENIECKI M，et al. Impact of enteral feeding on vasoactive support in septic shock：a retrospective observational study [J]. Nutr Clin Pract，2020，35（3）：540-547.
[86] 叶向红，许冰茹，王慧君，等. 重症病人早期肠内营养误吸风险评估表的构建 [J]. 肠外与肠内营养，2019，26（6）：346-350.
[87] 中华医学会肠外肠内营养学分会护理学组. 肠外营养安全输注专家共识 [J]. 中华护理杂志，2022，57（12）：1421-1426.
[88] 浙江省医学会重症医学分会. 中国重症患者肠外营养治疗临床实践专家共识（2024）[J]. 中华危重病急救医学，2024，36（7）：673-680.
[89] ZHIXIONG W，JIAO L，DONG Z，et al. Expert consensus on the glycemic management of critically ill patients [J]. Journal of Intensive Medicine，2022，2（3）：131-145.
[90] 国家卫生健康委办公厅. 血管导管相关感染预防与控制指南（2021版）[J]. 传染病信息，2021，34（4）：289-290＋295.
[91] 韩柳，杨宏艳，刘飞，等. 无针输液接头临床应用的最佳证据总结 [J]. 中华护理杂志，2020，55（8）：1239-1246.

[92] 唐映莲，邵伟萍，欧洁梅，等. 深静脉导管规范化护理流程在深静脉导管相关感染患者中的应用效果观察[J]. 国际护理学杂志，2020，39（11）：1931-1933.
[93] 陈雪仙，黄毓琼. 锁骨下静脉置管敷料更换时清洁消毒方法的改良[J]. 中国感染控制杂志，2014，13（6）：368-370.
[94] 胡必杰，刘荣辉，陈玉平. 多重耐药菌感染控制最佳实践[M]. 上海：上海科学技术出版社，2012.
[95] 医院隔离技术规范WS/T 311-2009[S]. 2009.
[96] 刘大为. 重症医学科诊疗常规[M]. 北京：人民卫生出版社，2012.
[97] 张亚仙，郭晖. 新入职护士规范化培训临床护理基本技能培训教程[M]. 北京：人民卫生出版社，2020.
[98] 李昭宇. 临床实践技能培训教程[M]. 北京：人民卫生出版社，2012.
[99] LAUTRETTE A，DARMON M，MEGARBANE B，et al. A communication strategy and brochure for relatives of patients dying in the ICU.[J]. The New England journal of medicine，2007，356（5）：469-478.
[100] AHN Y M，KIM N H. Parental perception of neonates，parental stress and education for NICU parents[J]. Asian Nurs Res（Korean Soc Nurs Sci），2007，1（3）：199-210.
[101] 吴郭，黄春华. 基于Citespace国内护理应急管理研究热点及前沿趋势的可视化分析[J]. 世界最新医学信息文摘，2022，22（86）：34-40.
[102] 谢美莲，张志云. 标准操作程序在我国护理专业实践中的研究进展[J]. 现代临床护理，2018，17（8）：79-82.
[103] 齐超，刘美娟，张春霞，等. 探讨标准化急救护理在急诊危重症患者抢救中的使用价值[J]. 医学美学美容，2021，30（10）：163.
[104] 王慧玲. ICU护士突发重大传染病事件应急能力评价指标体系的构建及实证研究[D]. 青岛：青岛大学，2021.